预防医学国家级教学团队教材

健康行为与健康教育

Health Behavior and Health Education

主 审 李 枫

主 编 余金明

编写者（按姓氏笔画排序）

王 帆	复旦大学
王继伟	复旦大学
史慧静	复旦大学
邢育健	苏州市健康促进会
李 枫	复旦大学
许洁霜	复旦大学
余金明	复旦大学
郑频频	复旦大学
侯培森	中国疾病预防控制中心
桂立辉	新乡医学院
钱海红	复旦大学
高俊岭	复旦大学
董明华	赣南医学院

秘 书 王继伟

复旦大学出版社

内 容 提 要

　　《健康行为与健康教育》分为四部分，第一章、第二章为基本概念单元，包括绪论和基本策略；第三章至第六章为基本方法单元，包括定性和定量调查方法、健康教育的阅读和撰写及健康促进工作；第七章至第十章为应用理论单元，包括行为模型及研究和实践中的理论运用；第十一章至第十七章为实践应用单元，包括健康行为和经历、场所健康促进、疾病健康促进、健康传播、健康素养、突发公共卫生事件的健康促进、健康城市等。本书引入了国内外知名高校在健康行为与健康教育领域的有关教学内容，参考了国内相关研究成果、实践经验和专著的新思想。在编写内容和结构上，考虑到教师授课的实际需要，引入大量国内外研究和实践的案例。教师使用本书进行教学时，既可按传统模式讲授，以案例作为补充，也可以案例为先导进行教学，使课堂讲解内容更加形象、生动。

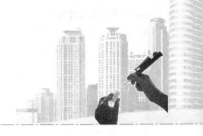

序

随着社会经济的发展,全球疾病谱已发生巨大改变,以心脑血管疾病、肿瘤、慢性阻塞性肺病、糖尿病等为代表的慢性病已经成为中国及全球的重大公共卫生问题。影响慢性病流行的行为危险因素主要包括烟草的使用、不健康的饮食、静坐的生活方式和酗酒等。其他,如不遵从医疗检查、预防和疾病管理的行为,高风险的性行为,药物滥用,家庭暴力,意外伤害等在低收入和弱势人群中有更高的发生比例。如果不能采取有效的应对措施,这些行为危险因素所导致的慢性病及其他疾病必将对我国社会和经济发展构成严峻的挑战。

2011 年 4 月在莫斯科召开了全球健康生活方式与慢性病防治部长级会议,2011 年 9 月在世界卫生组织的推动下召开了由联合国各成员国政府首脑参加的慢性病防治全球峰会,要求各成员国重视慢性病防治,并将其上升到国家战略高度。党的十八大的胜利召开,标志着我国已进入全面建成小康社会的决定性阶段,这是我国经济社会发展的重要战略机遇期,也是健康事业发展的重要战略机遇期。十八大首次将"科学发展观"确立为党必须长期坚持的指导思想。我国的"十二五"规划(2011～2015 年)更加重视人类发展,旨在实现包容、公平的发展与增长,明确指出:"普及健康教育,实施国民健康行动计划。全面推行公共场所禁烟。"

健康教育是公民素质教育的重要内容,是新医改中公共卫生服务体系改革的重要组成部分。健康教育与健康促进是动员全社会和多部门的力量,营造有益于健康的环境,传播健康相关信息,提高人们健康意识和自我保健能力,倡导有益健康的行为和生活方式,促进全民健康素质提高的活动。健康教育可以作为关注民生、改善民生、引领社会进步的重要工具。对健康行为和健康教育的深入研究和实践是当前我国公共卫生工作的重大需求。

健康教育者不仅需要考虑政治、经济和社会决定因素,还需要考虑与健康行为相关的知识、态度、观念、社会地位和文化传统等。对健康相关的社会和行为因素的干预应综合考虑多水平因素,包括个体、人际、机构、社区和政策水平,同时应考虑个体和环境之间的相互作用,即行为影响社会环境,也受社会环境的影响。

　　健康教育关注的焦点是健康行为。健康行为包含在健康教育的所有定义中,是健康教育干预策略研究中最关键的因变量。健康行为的改变通常是健康教育项目的最终目的之一,环境和政策改善的评价也应通过其对健康行为的影响来进行。健康教育和健康行为包括政策的发展进程,这对于理解和克服政策的障碍来传播基于证据的干预非常关键。健康行为和健康教育理论不拘一格、发展迅速,反映了心理学、社会学、人类学、信息学、护理学、经济学和市场营销学等诸多学科在路径、方法、策略上的有机结合。

　　《健康行为与健康教育》将突破传统健康教育教科书编排模式,在系统介绍健康行为与健康教育相关的调查、研究、实践方法的同时,注重培养读者分析问题和解决问题的能力,强调健康行为与健康教育的理论和方法在实践中的正确应用,将当前我国健康促进领域重大热点问题专编成章,并分享国内外大量案例,具有较强的针对性、实用性,与时俱进,重视基础知识、基本概念和基本原理,强调基本原理的应用,并系统介绍了相关的科学研究方法,是中国健康教育的新成果,将指引今后一定时期内中国健康教育的方向。

　　本书可作为大专院校预防医学专业、卫生事业管理专业、基础医学专业、临床医学专业、护理学专业及其他相关专业的专科、本科和研究生教学用书,同时可作为健康管理、健康促进、健康教育、其他公共卫生与预防医学领域、全科医学、临床医学和护理等相关专业工作人员从事研究和实践工作的参考书和指导用书。

胡锦华　殷大奎

2013 年 5 月

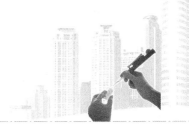

前　言

健康是最基本的人权,是社会和经济发展的基础,是人类发展的中心。为达到这一全球目标,发达国家的政府和卫生部门已普遍认识到健康教育和健康促进手段是当今社会防制因不良的行为生活方式所引起的慢性非传染性疾病的最有力手段,是一项投入最少、效益最高的活动,是降低国家巨额医疗费用的最有效措施。

健康教育学是公共卫生与预防医学领域重要的一门学科,也是临床医学、护理学等专业的重要基础学科。我国新医改方案的实施对健康教育提出了更高的要求,相关教材的建设要反映学科的发展与时代的需求。《健康行为与健康教育》旨在培养读者能够运用健康行为与健康教育相关理论、策略和方法,促进对象人群或个体改善健康相关行为,保持健康状态并提升生活质量。

《健康行为与健康教育》分为四部分:第一章、第二章为基本概念单元;第三章至第六章为基本方法单元;第七章至第十章为应用理论单元;第十一章至第十七章为实践应用单元。本书引入了国内外知名高校在健康行为与健康教育领域的有关教学内容,参考了国内相关研究成果、实践经验和专著的新思想。在编写内容和结构上,考虑到教师授课的实际需要,引入大量国内外研究和实践的案例。教师使用本书进行教学时,既可按传统模式讲授,以案例作为补充,也可以案例为先导进行教学,使课堂讲解内容更加形象、生动。

本书在编写的过程中,主审李枫教授倾注了大量的心血,各位作者在百忙之中抽出宝贵时间参与本书的编写,复旦大学公共卫生学院和复旦大学出版社给予了大力支持和指导,健康行为与健康教育教研室的研究生们也参与了大量的基础工作,在此一并致谢。

由于编者的水平有限及编写时间仓促,本书可能存在不少缺点和错误,恳请读者提出宝贵意见,以便进一步修改和完善。

余金明

2013 年 5 月

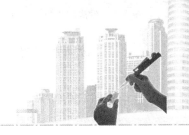

Contents

目　录

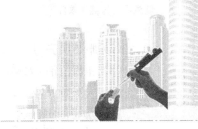

第一章

绪　论
Introduction

第一节　健康的概念

一、健康和疾病

（一）健康

1. 概念　健康（health）是基本人权，是人生最宝贵的财富，是人们从事一切活动的基石，没有健康一切都无从谈起。健康是生命存在的最佳状态，有着丰富深蕴的内涵。

20 世纪前，人们的健康观主要局限于生理健康，认为躯体发育良好，没有生理性疾病就是健康。随着社会经济的发展、医学模式的转变及人们健康观的转变，健康的基本内涵也在不断更新。1948 年，世界卫生组织（World Health Organization，WHO）在《世界卫生组织宪章》中提出"健康是指生理、心理和社会适应的完好状态，而不仅仅是没有疾病或不虚弱"。1978 年 9 月，WHO 在《阿拉木图宣言》中重申"健康不仅是没有疾病或不虚弱，而是身心健康和社会幸福的完美状态"。1989 年，WHO 对健康做了新的定义，即"健康不仅是没有疾病，而且包括躯体健康、心理健康、社会适应良好和道德健康"。也就是说，只有当人在生理、心理、社会适应、道德等多方面同时健全时才是真正的健康。

生理健康、心理健康、社会适应和道德品质是相互依存、相互促进、有机结合的。其中，社会适应性取决于生理和心理状况。心理健康是生理健康的精神支柱，生理健康又是心理健康的物质基础。良好的情绪状态可以使生理功能处于最佳状态，反之则会降低或破坏某种功能而引起疾病。生理上的缺陷或疾病往往会使人产生烦恼、焦躁、忧虑和抑郁等不良情绪，导致各种不正常的心理状态。健康不仅涉及人的生理、心理和社会适应方面，还涉及人的道德修养，即健康者不以损害他人的利益来满足自己的需要，具有辨别真与伪、善与恶、美与丑等是非观念，能按照社会认可的行为规范来约束自己，支配自己的思维和行为。

2. WHO 提出的 10 条人体健康标准

（1）有充沛的精力，能从容不迫地担负日常生活和繁重工作而不感到过分紧张和疲劳。

（2）处世乐观，态度积极，乐于承担责任，事无大小，不挑剔。

（3）善于休息，睡眠良好。

（4）应变能力强，适应外界环境中的各种变化。

（5）能够抵御一般感冒和传染病。

（6）体重适当，身体匀称，站立时头、肩、臂位置协调。

(7) 眼睛明亮,反应敏捷,眼睑不发炎。

(8) 牙齿清洁,无龋齿,不疼痛,牙龈颜色正常,无出血现象。

(9) 头发有光泽,无头屑。

(10) 肌肉丰满,皮肤有弹性。

前4条为心理健康内容,后6条为生物学方面(生理和形态)的内容。

这10条标准具体阐述了健康的定义,体现了健康所包含的生理方面、心理方面和社会方面的3个内容。首先,阐明健康的目的在于运用充沛的精力承担起社会任务,而对繁重的工作不感到过分的紧张和疲劳;第二,强调心理健康,处处事事表现出乐观主义精神、对社会的责任感和积极的态度;第三,应该具有很强的应变能力,对外界环境(包括自然环境与社会环境)各种变化的适应能力,以保持同各种变化不断趋于平衡的状态;第四,从能够明显表现体格康强的几个主要方面提出标准,诸如体重(适当的体重可体现出良好的营养状态)、身材、眼睛、牙齿、头发和肌肉等状态。

3. WHO提出的身心健康标准   1999年,WHO围绕健康新概念提出了身心健康的新标准,即"五快"和"三良好"。

(1) 五快:吃得快、拉得快、走得快、说得快和睡得快,反映生理健康状况。具体含义:①吃得快,说明消化功能好,有良好的食欲,不挑食,不厌食,不偏食,不狼吞虎咽;②拉得快,说明吸收功能好,一旦有便意,能很快排泄,感觉轻松;③走得快,说明运动功能及神经协调功能良好,步履轻盈,行走自如;④说得快,说明思维敏捷,反应迅速,口齿伶俐;⑤睡得快,说明神经系统兴奋-抑制过程协调良好,上床很快入睡,睡得沉,醒后精神饱满,头脑清醒。

(2) 三良好:良好的个性人格、良好的处世能力和良好的人际关系,反映精神健康状况。具体含义:①良好的个性人格,即情绪稳定,性格温和,意志坚强,感情丰富,胸怀坦荡,豁达乐观;②良好的处世能力,即观察问题客观现实,具有较好的自控能力,能适应复杂的社会环境;③良好的人际关系,即助人为乐,与人为善,对人际关系充满热情。

(二) 疾病

1. 概念   疾病(disease)是机体在一定条件下受病因损害作用后,因自稳调节紊乱而发生的异常生命活动过程。在多数疾病发生时,机体会对病因所引起的损害产生一系列抗损害反应。自稳调节的紊乱、损害和抗损害反应,表现为疾病过程中各种复杂的功能、代谢和形态结构的异常变化,而这些变化又可使机体各器官系统之间及机体与外界环境之间的协调关系发生障碍,从而引起各种症状、体征和行为异常,特别是环境适应能力和劳动能力的减弱甚至丧失。

2. 基本特征

(1) 病因性:疾病的病因包括致病因子和致病条件。疾病的发生必须有一定的原因,但往往不单纯是致病因子直接作用的结果,还与机体的反应特征和诱发疾病的条件有着密切关系。因此,研究疾病的发生应从致病因子、条件、机体反应性3个方面综合考虑。

(2) 规律性:疾病发展的不同阶段有不同的变化,这些变化之间往往有一定的因果联系。掌握疾病发展变化的规律,不仅可以了解当时所发生的变化,而且可以预计其可能的发展和转归,及早采取有效的预防和治疗措施。

(3) 变化性:患病时体内发生一系列的功能、代谢和形态、结构的变化,并由此产生各种症状和体征,这是人们认识疾病的基础。这些变化往往是相互联系和相互影响的,但就其性质来说,可以分为两类,一类变化是疾病过程中造成的损害性变化,另一种是机体对抗损害而产生的防御代偿适应性变化。

（4）全身性与局部性：疾病是完整机体的反应，但不同疾病又在不同部位（器官或系统）有着特殊的变化。局部变化往往受到神经和体液因素调节的影响，同时又通过神经和体液因素影响到全身，引起全身功能和代谢变化。因此，认识疾病和治疗疾病，应从整体观念出发，辩证地处理好疾病过程中全身和局部的相互关系。

（5）失衡性：患病时机体内各器官或系统之间的平衡关系、机体与外界环境之间的平衡关系受到破坏，机体对外界环境适应能力降低，劳动力减弱或丧失，是疾病的一个重要特征。治疗的着眼点应放在重新建立机体内外环境的平衡关系上，使患者能尽快恢复劳动力。

二、医学模式

（一）概念

医学模式（medical model）是人类在与疾病抗争和认识自身生命过程的实践中得出对医学本质的概括，是人们考虑和研究医学问题时所遵循的总的原则和总的出发点，是人们从总体上认识健康和疾病的哲学观点，包括健康观、疾病观、诊断观和治疗观等，影响着某一时期整个医学工作的思维及行为方式，从而使医学带有一定的倾向性、习惯性的风格和特征。

（二）发展

医学模式的发展经历了神灵主义医学模式、自然哲学医学模式、机械论医学模式、生物医学模式、生物—心理—社会医学模式等过程。

1. 神灵主义医学模式 远古时代，人们认为世间的一切是由超自然的神灵主宰，疾病乃是神灵的惩罚或者是妖魔鬼怪附身，故把患病称为"得"病，对待疾病则依赖巫术驱凶祛邪；而死亡是"归天"，是灵魂与躯体分离，被神灵召唤去了。这种把人类的健康与疾病、生与死都归之于无所不在的神灵，就是人类早期的健康观和疾病观，即神灵主义医学模式（spiritualism medical model）。

2. 自然哲学医学模式（nature philosophical medical model） 是古希腊到中世纪时期的医学模式。它是运用朴素的辩证法和唯物主义观解释健康和疾病现象，把哲学思想与医疗实践联系起来，以直观的自然因素现象说明生理病理过程的一种医学模式。它是脱离于神灵主义医学模型的自体物质平衡观。我国医学的阴阳五行学说认为，金、木、水、火、土5种元素可以相生相克，并且与人体部位对应，五行若生克适度则生命健康。在古希腊，人们依据当时自然哲学中流行的土、水、火、风4种元素形成万物的学说来解释生命现象。

3. 机械论医学模式（mechanistic medical model） 14～16世纪的文艺复兴运动期间，随着牛顿的古典力学理论体系的建立，形成了用"力"和"机械运动"去解释一切自然现象的形而上学的机械唯物主义自然观，出现了机械论医学模式，认为生命活动是机械运动，把健康的机体比作协调运转、加足了油的机械，而疾病是机器出现故障和失灵，需要修补与完善。机械论医学模式对医学发展具有双重性影响，一方面，倡导用观察实验方法来处理问题，促进了医学的分科，推动了生理学、病理学、外科移植学等学科的发展；另一方面，认为机体是纯机械的，常常用物理和化学概念来解释生物现象，排除了生理、心理和社会因素对健康的影响。

4. 生物医学模式（biomedical model） 是指建立在经典西方医学尤其是细菌论基础之上的医学模式。由于其重视疾病的生物学因素，并用该理论解释、诊断、治疗和预防疾病及制定健康保健制度，故称为生物医学模式。其基本特征是把人看作单纯的生物或生物机器，只注重人的生物学指标测量，忽视人的心理、行为和社会性。生物医学模式认为任何疾病（包括精神疾病）都能用生物机制的紊乱来解释，都可以在器官、组织和生物大分子上找到形态、结构和生物指标的特定变化。生物医学模式对现代西方医学的发展和人类健康事业产生过巨大的推动作用,特别是在针对急慢性传染病和寄生虫病的防治方面,使其发病率、病死率大幅度下降;在临床医学方面,借助细胞病理学手段对一些器质性疾病做出定性诊断,无菌操作、麻醉剂和抗菌药物的联合应用,减轻了手术痛苦,有效地防止了伤口感染,提高了治愈率。

由于受到心身二元论、疾病生源说、假说先行和集中思维等观念的影响,生物医学模式具有很大的片面性和局限性。其中,心身二元论从根本上割裂了精神与躯体的内在联系,把患者是一个完整的人这一重要因素排除在医学研究之外,疾病被看成是一种发生在躯体之上的、可以完全脱离患者而独立存在的实体。从这种观念出发,医生便只见疾病不见人,只治病不治人。

疾病生源说认为任何传染病都可以找到一种特异性的生物学致病因子,包括特异性病因观、特异性治疗观和单因单果的疾病因果观。它认为医学的任务就是寻找特异性的致病因子,采取特异性的治疗方法,最终治愈患者的疾病。虽然疾病生源说在控制急性传染病方面取得了极大的成功,却在慢性病盛行的年代走进了死胡同。因为对于慢性病来说,既找不到特异性的致病因子,又缺乏特异性的根治手段。

生物医学在临床推理中的理论基本上是关于疾病模型的假说,这种疾病模型预先存在于医生的意识中,使医生在与患者接触的初期就形成了一种或几种诊断假设,然后在这种假设的引导下收集病史或选择实验室检查,进行鉴别诊断。

生物医学模式的主要功绩为:①降低了传染病的发病率;②建立了基础与临床的各个学科;③克服了外科学的三大难关,即应用麻醉术克服了术中疼痛难关,止血术和输血术克服了止血难关,无菌术克服了感染难关。主要局限性为:①将人孤立出来,而不是从社会关系中考察疾病;②忽视病因的因果网络以及因果关系的多样性;③对人类自身所造成的健康损害估计不足;④忽视非特异性的治疗方法;⑤忽视健康与疾病之间的过渡状态;⑥将人体分得过细,缺乏整体系统的观念;⑦只重视生物因素的致病作用,不重视社会、心理和行为因素的作用。

5. 生物—心理—社会医学模式　随着现代社会的发展,医学科学有了更大的进步,一些由生物因子(细菌、病毒、寄生虫)所致的疾病已被控制,而另一类疾病,如心脑血管疾病、肿瘤、精神疾病等,已成为人类健康的主要危害。同时,人们发现曾经为人类健康做出过重大贡献的生物医学模式,在这些疾病面前显得束手无策。因为这类疾病的发生主要原因不是生物学因素,而是社会因素和(或)心理因素。

1977年,美国罗彻斯特大学医学院精神病学和内科学教授恩格尔(George L. Engel)在*Science*发表论文,指出生物医学模式关注疾病的生物化学致病因素,而忽视社会和心理维度的因素,是一个简化的近似的观点,提出应该用生物—心理—社会医学模式(biopsychosocial model)取代生物医学模式。恩格尔指出,为了理解疾病的决定因素,达到合理的治疗和卫生保健模式,医学模式必须考虑到患者、患者的生活环境以及由社会来对付疾病破坏作用的补充系统,即医生的作用和卫生保健制度。根据生物—心理—社会医学模式,医生不仅要关心患者的躯体,而且要关心患者的心理;不仅要关心患者个体,而且要关心患者的家属和后代,关心社会。

生物—心理—社会医学模式取代生物医学模式不仅反映了医学技术进步,而且标志着医学道德进步。生物—心理—社会医学模式在更高层次上实现了对人的尊重。生物医学模式重视的是人的生物生存状态,患者只要活着,只要有呼吸、有心跳,即使是低质量地活着,医务人员也应该救治。生物—心理—社会医学模式不仅重视人的生物生存状态,而且重视人的社会生存状态。人区别于狭义的动物,就在于能够以社会的方式生存,只有具有社会价值的生命才是真正的人的生命。生物—心理—社会医学模式从生物和社会结合上理解人的生命,理解人的健康和疾病,寻找疾病现象的机制和诊断治疗方法,是对人的尊重。

第二节 影响健康的因素和健康的社会决定因素

一、健康的决定因素

据 WHO 报告,健康有四大决定因素:①内因,即父母的遗传因素(占 15%);②外界环境因素(占 17%),其中社会环境占 10%,自然环境占 7%;③医疗条件(占 8%);④个人生活方式的影响(占 60%)。由此可见,内外因素共占 32%,医疗条件和个人生活方式共占 68%。

(一)遗传因素

遗传因素(genetic factor)是指人类在长期生物进化过程中所形成的遗传、成熟、老化及机体内部的复合因素。遗传因素直接影响人类健康,包括体型、特殊能力、基因疾病、一般精神状态、疾病抵抗力和易感性等,对人类诸多疾病的发生、发展及分布具有决定性影响。

(二)自然环境

自然环境(natural environment)是指围绕人类周围的客观物质世界,如水、空气、土壤及其他生物等,是人类生存的必要条件。

在自然环境中,影响人类健康的主要因素是生物因素、物理因素和化学因素。生物因素包括动物、植物及微生物。一些动物、植物及微生物为人类的生存提供了必要的保证,但另一些动物、植物及微生物却通过直接或间接的方式影响甚至危害人类的健康。物理因素包括气流、气温、气压、噪声、电离辐射和电磁辐射等。在自然状况下,物理因素一般对人类无危害,但当某些物理因素的强度、剂量及作用于人体的时间超出一定限度时,会对人类健康造成危害。化学因素包括天然的无机化学物质、人工合成的化学物质以及动物和微生物体内的化学元素。一些化学元素是保证人类正常活动和健康生活的必要元素,一些化学元素及化学物质在正常接触和使用情况下对人体无害,但当其浓度、剂量及与人体接触的时间超出一定限度时,将对人体产生严重的危害。

(三)社会环境

社会环境(social environment)是指人类在生产、生活和社会交往活动中形成的生产关系、阶级关系和社会关系等。在社会环境中,有诸多的因素与人类健康有关,如社会制度、经济状况、人口状况、宗教、种族、性别、受教育程度、职业和家庭组成情况等。一般情况下,国民健康水平会随着国内生产总值(gross domestic product,GDP)的增长而提高,经济困难时期疾病的发病率会增高。

(四)医疗卫生服务

医疗卫生服务(medical and health services)是指各类促进及维护人类健康的医疗卫生活动,既包括医疗机构所提供的诊断和治疗服务,也包括卫生保健机构提供的各种预防保健服务。一个国家医疗卫生服务资源的拥有、分布及利用情况,对其人民的健康状况起着重要的作用。

(五)个人生活方式

个人生活方式(personal lifestyles)是指人们在长期的家庭、民族习俗和规范影响下所形成的一系列生活意识及习惯。随着社会的发展、疾病谱的改变及人们健康观的转变,个人生活方式对健康的影响越来越引起人们的重视。合理的、卫生的行为和生活方式将促进和维护人类的健康,而不良的行为和生活方式将严重威胁人类的健康,如酗酒、赌博、吸毒和滥用药物等不良行为和生活方式,将导致一系列身心疾病日益增多。

二、健康的社会决定因素

健康的社会决定因素是指由社会分层基本结构和社会决定性条件产生影响健康的因素,包括经济发展、社会阶层、社会歧视、社会支持、性别、种族、居住条件和工作环境等因素。

(一) 经济发展与健康

经济发展是提高居民物质生活水平的前提,有利于增加卫生资源投入,推动医疗卫生事业发展,促进人群健康水平的提高。但是经济因素不是影响居民健康的唯一因素,尤其是社会经济发展水平达到能满足居民的基本要求后,影响健康的社会因素更加复杂。在不发达国家或地区,社会经济落后、生活贫困、营养不良、卫生资源不足、缺乏教育等社会问题严重影响着人群的健康,其主要死因是传染病和呼吸系统疾病,婴儿死亡率较高,人均期望寿命较短。在发达国家或地区,随着社会经济的发展,生活富裕、营养过剩、缺乏体育锻炼等社会问题就成为影响人群健康的主要社会因素,其主要死因是癌症和心血管疾病。

经济发展过程中伴随的环境污染加重、不良行为方式增多、心理压力过荷、社会流动人口增加等问题对人群健康具有明显的负面效应。如江苏盐城水源污染导致 20 万人饮水受到影响,湖南浏阳镉污染导致 509 人尿镉超标等因环境污染引起的公共卫生事件,对人群健康造成了严重影响。随着现代科技的发展,新的生活方式带来了一系列疾病,如肥胖症、高血压、糖尿病、高胆固醇血症、冠心病、空调综合征和电脑综合征等。

(二) 社会阶层与健康

社会阶层(social class)是指全体社会成员按照一定的等级标准划分为彼此地位相互区别的社会集团。同一社会集团成员之间态度、行为和价值观等方面具有相似性,不同集团成员之间存在着差异性。社会阶层能综合体现各种社会因素与疾病发生的关系,研究和分析社会阶层与健康及社会阶层中各种因素与疾病间的关系,有利于发现高危人群,为解决人群健康不公平性提供理论依据。

研究表明,如果在贫困线之上,社会阶层是比物质条件更为重要的影响健康和疾病的因素,每个社会阶层都有特定的疾病风险和暴露概率。例如,处于较低社会阶层的人群,在工作和生活中暴露于危险因素(如有毒物质)的机会较多,患病的可能性高于社会阶层较高的的人群。如果社会健康保障体系比较薄弱,而且卫生保健服务在较大程度上依赖于个人支付,人们的卫生服务需求和利用就会受到限制,从而产生健康的不公平性。

(三) 社会歧视与健康

社会歧视(social discrimination)是社会上某一群体或社会上人们所共有针对某一弱势群体的不公平、否定性和排斥性的社会行为或制度安排。

社会歧视不仅与收入低、贫困或获得服务的经济障碍有关,也取决于人的意识。它将部分人排斥在社会活动、权利和决策活动范围之外,不利于个人和社区的发展,危害社会群体,导致不良后果。例如,外出务工的流动人口在获得更多收入和发展机会的同时,也面临着来自各方面的不公平对待,这些歧视对流动人口的心理健康造成了诸多负面影响。由于多数人对医学知识没有系统完整的理解,因而对某些疾病尤其是一些传染病存在着不正确的认识。例如,获得性免疫缺陷综合征(AIDS)的传播途径为母婴传播、性接触传播和血液传播,一般接触,如共同进餐和握手不会传染。因此,在日常生活中患者不应受到歧视。但由于对 AIDS 的知识缺乏了解,以及无法治愈所致的恐惧等原因,造成了公众对 AIDS 患者及其家人的歧视。

（四）社会支持与健康

社会支持（social support）指一个人从社会网络所获得的情感、物质和生活上的帮助。大量的研究结果表明，在压力情境下，那些受到来自伴侣、朋友或家庭成员较多精神或物质支持的人，比受到较少支持的人身心更健康。

影响社会支持的因素：①人际关系：人类社会中人与人之间相互交往、相互联系和相互作用过程中形成的关系，是影响社会支持的主要因素；②社会网络：包括个人社会网络和服务社会网络；③社会凝聚力：综合反映人们思想道德观念、社会责任感及对社会的信心，是社会支持发生与否的决定因素。

第三节 健 康 测 量

一、健康信息来源

（一）疾病指标

1. **发病率（incidence rate，IR）** 观察期间内某病在一定人群中的新发病例数；或某病在一定时期、一定人群中发生的频率或机会大小。计算公式为：

$$某病发病率 = \frac{该期间内新发生的某病病例数}{一定时期内可能发生某病的平均人口数} \times K \qquad (1-1)$$

式中，K 为比例基数，可为 100%、$1\,000\%$、万/万等，视具体情况和习惯而定。发病率的时间范围可以是年、季、月、旬、周等时间单位，常用年和月。

2. **患病率（prevalence rate，PR）** 指某特定时间内一定人群中某病新旧病例所占的比例。如果特定时间指某一时点则称为时点患病率，如果指某一时期则称为期间患病率。计算公式为：

$$时点患病率 = \frac{某时点的新旧病例数}{同期内平均人口数} \times K \qquad (1-2)$$

$$时期患病率 = \frac{某期间的新旧病例数}{同期内平均人口数} \times K \qquad (1-3)$$

一般使用时点患病率，"时点"表示调查的期限，一般不超过 1 个月。该指标适用于病程较长的疾病或发病时间不易明确疾病的统计研究，反映某病在一定人群中流行的规模和水平。

（二）死亡指标

1. **粗死亡率（crude death rate）** 某地某年死亡人数与同期平均人口数的比值。一般按每千人平均计算。计算公式为：

$$粗死亡率 = \frac{同期内死亡总数}{某地某年平均人口数} \times 1\,000\% \qquad (1-4)$$

2. **某病病死率（case fatality）** 观察期间某病患者中因该病死亡的频率。计算公式为：

$$某病病死率 = \frac{观察期间因该病死亡人数}{同期某病患者数} \times 100\% \qquad (1-5)$$

3. **某病死亡率（mortality rate）** 表示一定观察期内因某病死亡的机会大小。计算公式为：

$$某病死亡率 = \frac{观察期间因某病死亡人数}{同期平均人口数} \times 100\% \qquad (1-6)$$

4. **婴儿死亡率(infant mortality rate,IMR)**　指某年平均每千名活产儿中不满 1 周岁的婴儿死亡数。计算公式为:

$$婴儿死亡率 = \frac{同年未满 1 岁婴儿死亡数}{某年活产总数} \times 1\,000\text{‰} \qquad (1-7)$$

5. **新生儿死亡率(neonatal mortality rate,NMR)**　指某地平均每千名活产儿中未满 28 d 的新生儿死亡数。计算公式为:

$$新生儿死亡率 = \frac{同年未满 28\,d 的新生儿死亡数}{某年活产总数} \times 1\,000\text{‰} \qquad (1-8)$$

二、健康测量

(一) 概念

健康测量(measuring health)是将健康概念及与健康有关的事物或现象进行量化的过程,即依据一定的规则,根据被测的性质或特征,用数字来反映健康概念及与健康有关的事物或现象。

(二) 任务

健康测量的任务:①健康现象的量化操作;②健康指标的选择,包括个体或群体的健康状况,以及人口学和社会学指标;③有关健康状况信息的搜集;④正确选择资料分析方法。

(三) 发展

1. **范围**　随着人们对健康和疾病认识的深入,健康测量的范围不断扩大。主要表现为:①从对疾病和死亡的负向测量扩大到以健康为中心的正向测量;②从对生物学因素的测量扩大到对心理、行为因素和社会因素的综合测量。

2. **内容**　随着健康测量范围的扩大,测量内容也有所增加。主要表现为以下。

(1) 从测量是否患病扩大到测量疾病的结局:健康测量除判定是否患病外,还应考虑生理、心理和社会因素对健康的影响或造成的后果。对此,WHO 提出了测量疾病结局的 4 种尺度:①运动性,即个体在其生存空间的运动是否受到限制;②独立性,即个体是否能够独立完成日常生活中的基本活动,如吃饭、穿衣和上厕所等;③能否完成日常工作和进行日常活动,如上班、上学和参加娱乐活动等;④社会方面的完整性,如能否承担社会角色、良好的人际关系和正常的社会交往等。

(2) 从对疾病的客观测量扩大到对疾病的主观测量:通过对主观感觉的测量,及时发现疾病。常见的主观健康测量:①症状功能测量,对一些不健康状况的体验和感觉;②满意度测量,对健康、卫生服务、生活质量的满意与否及满意的程度;③意向、意愿、倾向性或选择性测量;④个人评价,对自我健康的评价,对卫生服务水平的评价等;⑤主观期望测量,测量人们对某事或某现象未来的设想与期望。通过对症状和功能的测量,如疼痛、心理压抑、精神痛苦等,可以提供物理检查和实验室检查无法获得的信息。结合客观指标,能够全面地反映疾病对人体健康的危害。

(3) 从对疾病的一维测量扩大到对疾病的多维测量:传统的测量是从生物学角度反映健康,即从躯体健康的一维角度描述健康,忽视了健康的心理性和社会性。为能全面反映健康的实质和内涵,健康测量扩大到了对疾病的多维测量。

(4) 群体与个体并重:在以群体死亡率和发病率等指标反映群体健康的同时,强调个体健康指标(如功能能力、调整质量生存年等)的测量。

(5) 正负向指标并重:既重视健康负向指标(死亡率、发病率和残疾率等)的测量,也强调正向指标(适应能力、幸福感、无残疾期望寿命和日常生活活动能力等)的测量。

(四) 健康测量指标的体系分类

1. 健康状况的个体和群体指标体系

(1) 个体指标:①描述个体生命活动的类型及完成情况的定性指标,如老人活动项目测量、儿童发育测量等;②描述结构和功能达到程度的定量指标,如身高、体重、活动幅度等。

(2) 群体指标:①描述群体生命活动类型及实际情况的定性指标,如交往、婚姻和生育等;②描述群体素质的定量指标,包括生长发育程度、群体气质、疾病比例等。

2. 健康状况的生理、心理和社会学指标体系

(1) 生理学指标:年龄、性别、生长发育、遗传和代谢等主要反映人的生物学特征的指标。

(2) 心理学指标:气质、性格、情绪、智力和心理年龄等反映人的心理学特点的指标。

(3) 社会学指标:社会经历、人际关系、社会经济地位、生活方式、环境、物质和精神生活满意程度等指标。

3. 健康状况的直接和间接指标体系

(1) 直接指标:直接度量个人或群体的健康状况。

(2) 间接指标:①度量社会发展的指标,如国内生产总值、国民收入、人均住房面积、每千人口卫生技术人员数、安全饮水普及率等;②度量自然生态环境的指标,如人均绿化面积、土壤中元素含量、天然资源占有量等。

4. 健康状况的综合性指标体系

(1) 生活方式和行为指标:消费类指标、业余活动指标和职业指标等。

(2) 环境指标:自然环境指标、社会环境指标等。

(3) 生物学指标:生长发育指标、生理指标和心理指标等。

(4) 保健服务指标:医疗服务指标、预防服务指标等。

(5) 生活质量指标:社会健康指标、生命质量量表等。

第四节 健康教育及健康促进的定义

一、健康教育的定义

健康教育(health education)是通过有计划、有组织、有系统的社会教育活动,促使人们自觉地采纳有益于健康的行为和生活方式,消除或减轻影响健康的危险因素,预防疾病、促进健康和提高生活质量。

健康教育的目的是增进个体和群体对健康的认识,鼓励采取和维持健康的生活方式,有效利用卫生保健资源,改善生活环境和人际关系,增强人们的自我保健意识和自我保健能力。

健康教育的核心是教育人们树立健康意识,促使人们改变不健康的行为生活方式,养成良好的行为习惯和生活方式,以降低或消除影响健康的危险因素。通过健康教育,能帮助人们了解哪些行为是影响健康的,并能自觉地选择有益于健康的行为生活方式。

健康教育与卫生宣传的主要区别：①健康教育不是简单的信息传播，而是既有调查研究，又有计划、组织和评价的系统干预活动；②健康教育的目标是改善对象的健康相关行为，从而防治疾病，增进健康，而不是作为一种辅助方法为卫生工作某一时间的中心任务服务；③健康教育在融合医学科学、行为科学、传播学、管理科学等学科理论知识的基础上，已初步形成了自己的理论和方法体系。

二、健康促进的定义

1986 年 11 月，在加拿大渥太华召开的第一届健康促进国际会议上发表的《渥太华宪章》中指出"健康促进(health promotion)是促进人们提高和改善他们自身健康的过程"，并确定了 5 个健康促进行动领域，即制定健康的公共政策，创造支持性环境，强化社区行动，发展个人技能，调整卫生服务方向。

2000 年，在第五届全球健康促进大会上，WHO 前总干事格罗·哈莱姆·布伦特兰对健康促进的概念做了更为清晰的解释:健康促进就是要使人们尽一切可能让他们的精神和身体保持在最佳状态，宗旨是使人们知道如何保持健康，在健康的生活方式下生活，并有能力做出健康的选择。

健康促进的目的是促进健康的发展，获得可以达到的最高健康水平，实现健康平等。健康促进的目标在于缩小目前健康状况的差别，并保障同等机会和资源，以促使所有人能充分发挥健康的潜能，在选择健康措施时能获得支持环境的稳固基础、知识、生活技能以及机会。除非人们有可能控制这些决定健康的条件，否则不能达到他们最充分的健康潜能。在这方面男女应该平等享有。

健康促进的主要特点是：①健康促进涉及整个人群的健康和人们生活的各个方面，而不仅是针对某些疾病或者某些疾病的危险因素；②健康促进是直接作用于影响健康的病因或危险因素的活动或行动；③健康促进不仅作用于卫生领域，还作用于社会各个领域，健康促进指导下的疾病控制已非单纯的医疗卫生服务，而是多部门多学科多专业的广泛合作；④健康促进特别强调个体与组织积极有效的参与。

三、健康教育与健康促进的区别与联系

（1）健康教育要求人们通过自身认知、态度、价值观和技能的改变而自觉采取有益于健康的行为和生活方式，比较适用于通过改变自身因素就能改变行为的人群；而健康促进是在组织、政策、经济、法律上提供支持环境，它对行为改变有支持性或约束性。

（2）健康教育作为健康促进的重要组成部分，与健康促进一样，不仅涉及整个人群，而且涉及人们社会生活的各个方面。在疾病的三级预防中，健康促进强调一级预防，甚至更早阶段。

（3）健康教育是健康促进的核心，健康促进需要健康教育的推动和落实，营造健康促进的氛围。没有健康教育，健康促进就缺乏基础。而健康教育必须有环境和政策的支持才能逐步向健康促进发展，否则其作用会受到极大的限制。

（4）与健康教育相比，健康促进融客观支持与主观参与于一体，包括健康教育和环境支持。健康教育是个人与群体的知识、信念和行为的改变。

卫生宣传、健康教育和健康促进既体现我国健康教育事业发展的 3 个阶段，也是不同的促进健康策略。20 世纪 80 年代初期之前，我国处于卫生宣传教育阶段；80 年代中期开始，由卫生宣传发展成健康教育；90 年代中期以来，我国进入了健康教育与健康促进发展阶段。目前，3 种

工作模式在我国各地处于并存状态。

第五节　健康促进的发展和展望

一、国际健康促进大会

近年来,健康促进在全球发展很快,其重要性越来越受到各界人士的重视。1986～2005年,先后召开了 6 届健康促进国际会议。

1986 年 11 月,第一届健康促进国际会议在加拿大渥太华召开并发表了《渥太华宪章》,以期到 2000 年和更长时间达到"人人享有卫生保健"的目标。会议主要是对全世界新公共卫生运动的期望日益增长做出反应。讨论的主题是关于发达国家的需求,但也考虑到其他地区的相似问题。会议的基础是通过对 WHO 提出"人人享有卫生保健"的文件——《阿拉木图初级卫生保健宣言》及最近世界大会在卫生领域中多部门合作行动的讨论所取得的进展。

1988 年,第二届健康促进国际会议在澳大利亚阿德莱德召开并发表了《阿德莱德宣言》。以健康的公共政策为主要议题的阿德莱德会议继承了阿拉木图和渥太华会议的精神并以其为契机。来自 42 个国家的 220 名代表互相交流了有关制订和实施健康公共政策的经验体会。通过会议,大家达成共识,对健康的公共政策行动提出了建议。

1991 年 6 月,第三届国际健康促进大会在瑞典松兹瓦尔召开并发表了《松兹瓦尔宣言》。会议主题是创造健康的支持环境。此次大会是为实现 1977 年 WHO 提出的"人人享有卫生保健"全球目标的系列事件之一。这些系列会议包括 1978 年联合国儿童基金会/世界卫生组织在阿拉木图召开的初级卫生保健会议;1986 年在渥太华召开的第一届国际健康促进大会;1988 年在澳大利亚阿德莱德召开的第二届国际健康促进大会;1989 年在日内瓦召开的发展中国家健康促进"行动纲领"会议等。这些会议进一步阐明了健康促进的含义。与健康领域发展相应的是,公众对于全球环境恶化的关注与日俱增。世界环境和发展委员会在其报告"我们共同的未来"中清楚地表达了这种忧虑,它对于迫在眉睫的如何持续发展的问题提出了一种新视野。

1997 年,第四届国际健康促进大会在印度尼西亚雅加达召开并发表了《雅加达宣言》。会议主题是"新世纪中的新角色——健康促进迈向 21 世纪"。这次会议是在 WHO 成员国做出"人人享有卫生保健"的全球策略的庄严承诺,在《阿拉木图宣言》提出初级卫生保健原则之后近 20 年,又是在加拿大渥太华召开第一届国际健康促进大会 10 年之后召开的。在渥太华会议上发表了健康促进的《渥太华宪章》,该宪章成为健康促进的指导依据和精神力量。此后各种大大小小的国际会议都进一步明确地阐述了健康促进中主要策略的意义,其中包括健康的公共政策(阿德莱德,1988)和健康的支持环境(松兹瓦尔,1991)。第四届健康促进大会是第一次在发展中国家(印度尼西亚雅加达)召开的,也是第一次有私人部门参与支持健康促进。它也提供机会以阐明什么是有效的健康促进,再次检验了健康的决定因素,并确定了面向 21 世纪健康促进挑战所需的方向和策略。

2000 年 6 月,第五届国际健康促进大会在墨西哥城召开。会议主题是"健康促进——建立公平的桥梁",目的是展示健康促进如何改善人们的健康状况和生活质量,尤其是那些生存环境恶劣的脆弱人群。在国家和地区的发展议程中,把健康置于优先地位,促进社会不同部门及各个阶层间建立密切的合作关系。

2005 年 8 月,第六届国际健康促进大会在泰国曼谷召开并发表了《曼谷宪章》。《曼谷宪章》确定通过健康促进处理全球化世界中健康决定因素所必需的行动、承诺和保证,确认授权于社区并改善健康和卫生保健平等性的政策与伙伴关系应当是全球和国家发展工作的核心。《曼谷宪章》补充并基于渥太华健康促进宪章确立的健康促进观念、原则和行动战略以及会员国通过世界卫生大会确认的随后各次全球健康促进会议的建议。《曼谷宪章》涉及对实现健康至关重要的人群、团体和组织,其中包括各级政府和从政人员、民间社会、私立部门、国际组织以及公共卫生界。

自通过《渥太华宪章》以来,在国家和全球签署了数量众多的决议以支持健康促进,但并非随后都有行动。不论是发展中国家还是发达国家,健康促进都是初级卫生保健策略的组成部分。当今之际,应呼吁所有国家立即和持久地开展活动,把健康促进的概念变为现实。

二、WHO 在国际健康促进中的角色

为实现健康为人人的宏伟目标,根据初级卫生保健的《阿拉木图宣言》和《渥太华宪章》的精神,以及 WHO 第九个工作总规划(1996~2001 9GPW)的行动计划。1996 年,WHO 的健康教育与健康促进科(HEP)在与 WHO 总部、WHO 地区办事处、WHO 驻各国办事处、WHO 合作中心、联合国系统的其他组织、其他政府间组织和非政府组织合作中,通过了 5 年行动计划(1996~2001 年),并建立了相关目标:①制定健康教育和健康促进的政策;②通过信息技术拓展健康教育和健康促进新的方法学;③通过学校促进健康;④增强所选定场所、组织和健康教育、健康促进网络的能力;⑤促进健康行为和生活方式的监测及相关评价研究。

（余金明）

思考题

1. 你如何描述自己的健康?
2. 生物医学模式向生物—心理—社会医学模式转变有何意义?
3. 好的健康依赖于足够的收入,你同意吗?
4. 社会决定因素与健康有哪些联系?
5. 健康测量有何意义?
6. 健康的测量与健康的定义、影响健康的因素有何联系?
7. 健康教育和健康促进能够完全区分吗?
8. 你会有区别地使用"健康教育"与"健康促进"这两个词吗?
9. 如何理解健康促进在当前公共卫生工作中的重要性?
10. WHO 在国际健康促进中扮演着哪些重要的角色?

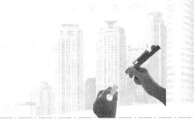

第二章

策　略
Strategies

第一节　健康伙伴关系——合作

一、与"合作"有关的定义

1. **伙伴关系**　指合作者(国家部门、地方部门和公众)之间的联合行动,意味着平等分享权力。

2. **服务协议和契约**　在促进健康合作者之间列明相互的责任。

3. **多机构**　指属于同一部门,如健康、社会服务、教育等法定的公共服务提供者的多个组织。

4. **跨部门**　超出任何一个部门,可包括公共团体、私人(商业和贸易)团体和志愿者团体。

5. **学科内或多学科间的工作**　有时用于描述同一组织内或跨部门的不同作用与职责人们的联合工作。

6. **联合计划**　部门间或者部门内的组织对目的持相同意见,而且为发展和执行一个联合的计划而定期会面。

7. **团队**　通常有一个共同的任务,选择具有相关专业知识的人组成。他们可能是多学科的,如一个初级卫生保健团队,或者在同一个组织工作的人们,或者跨部门的,如 AIDS 团队或者儿童保护团队。

当涉及合作时,应该思考的问题包括:①谁应当成为团队的成员? 为什么选择他们? ②每个人都理解自己的作用和其他人的作用吗? ③每个人对于任务和要用的方法都坚定吗? ④你们多久见一次面去计划和回顾任务? ⑤团队有讨论它的进度和发展吗? ⑥谁领导团队? 为什么?

你可能不在一个已建立的团队或项目中工作,但无论如何要与其他人一起促进健康。有没有任何方式能够在你自己或其他的组织中与其他同事发展更紧密的联系? 有没有机会去实现共同的目的和目标,实施合作计划?

二、合作的政策背景

合作(corporation)是健康促进中常见的术语,人们早已认识到合作需要大范围内的、国家级别和地方级别的机构的主动参与。WHO认为医疗服务对健康促进只有有限的贡献,因此跨部门合作才是至关重要的。WHO指出"'人人享有卫生保健'需要所有相关部门的协调行动,卫生部门只能解决部分问题,多部门的合作才是有效确保健康条件、促进健康政策、减低物质、经济和社会环境中的风险的唯一途径"(WHO,1985)。WHO 21 世纪的新目标包括调动健康合作伙伴。

英国的全民健康策略提出建立健康联盟,定义为"形成个人和组织的合作使人们增加对于影响他们生理、精神、社会和环境良好状态的因素的应对能力"。该联盟明确各部门职能如表 2-1 所示。

表 2-1　健康合约

政府职能	团体职能	民众职能
1. 提供国家的领导和协调 2. 确保政策制定是政府全面考虑健康,而且是由研究决定及可干预的 3. 为促进健康和其他国家进行国际合作 4. 评估风险并清楚地告知公众 5. 确保公众等拥有他们需要的促进健康的信息 6. 必要时实施立法和控制 7. 解决影响健康的深层次原因	1. 通过开发和执行健康促进项目为当地的健康策略提供指导 2. 通过合作促进当地居民的健康 3. 制订计划并提供高质量的服务给每个需要的人	1. 对自己的健康负责并且选择更健康的生活方式 2. 确保自己的行为不会伤害他人的健康 3. 通过教育、培训和就业等机会来改善他们及其家庭的生活

三、合作的优势

合作是一个艰巨的任务,但合作能创造"额外性"。它带来优势也带来缺点,并且让一些事情超越各部分的总和。团队的决定相较于个人的决定往往带来更多的智慧,人们合作总是能做出更好的决定。

以下的参与者希望扩展自己的作用,而不仅仅做客户保健的服务,他们可能和哪些合作者工作:①一个心理健康护士,关心有心理健康问题的客户的高自杀率。②一个病房护士,关心老年妇女的骨折率。③一个养老院的看护工人,关心大部分老人无法自主站立。

1. 合作的优势　可以总结为以下几点。

(1) 汇集了通常不会认为自己有促进健康作用的组织和团体,从而意味着健康被整体的定位,而不是单独在以治疗为导向的环境中。

(2) 增加了这些组织相互间的理解和信任,帮助阐明作用、克服竞争。

(3) 合作服务计划以全面了解当地需求为基础,将帮助消除差距。

(4) 以广泛的咨询、汇集的知识和对社区需求的认识为基础,确保了准确设定服务目标。

(5) 在合作关系中工作可通过共同分配服务等对资源进行更有效的利用,并避免重复工作。

(6) 确保公众得到的是同样的,而不是矛盾的信息。

(7) 不健康状况的根本原因可被处理,而不是只针对症状,从而能够提高处理不健康状况决定因素的能力。

2. 合作带来的障碍　合作也往往不成功,成为"清谈俱乐部",或者只取得很少的成就。以下列举一些合作时常常出现的障碍：

(1) 在高级层面缺乏承诺。

(2) 前景上的差异。

(3) 专业上的冲突。

(4) 对联盟资源贡献的不均衡,如志愿组织不能在部门间合作的花费上做出贡献。

(5) 排斥新的合作者。

(6) 缺乏适宜的技能。

(7) 缺乏共享的、可及的目标。

(8) 缺乏对不同组织文化以及其他组织限制的理解。

(9) 不同的地域限制,比如地方部门和卫生部门之间。

(10) 缺乏真正的成绩。

3. 成功的联合工作的特点　健康促进需要同你自己部门的同事及其他学科和专业之间的很好的团队合作和协调,部门间良好的沟通和协调尤其重要。联合工作非常困难,可能涉及竞争对手、竞争利益和不同模式的健康或者不同方式的工作。另外,人们会感觉自己的工作受到联合工作的威胁。

当人们提到一个"好的团队",通常意味着成员们以合作关系融洽地朝着相同的目标一起工作,并且优势互补。一个理想的团队具有特定的基本特征：

(1) 一个共同的任务或目的。

(2) 成员因为有特定的专长而被选择。

(3) 成员知道自己的作用和他人的作用。

(4) 在工作中成员相互支持。

(5) 成员在技能和性格方面相辅相成。

(6) 成员承诺完成任务。

(7) 有领导者协调并承担责任。

(8) 团队可能有一个基地。

另外,有一些有助于成功合作关系的与其他人一同工作的一般性技巧,包括沟通、参与会议、管理文书工作和时间、成为并以团队的形式工作。

四、健康联盟

(一) 健康联盟的特征

健康联盟(health alliance)一般具有以下重要特征：

(1) 成员必须有充足的时间致力于机构间的活动。

(2) 一个协调者可以帮助维护承诺及识别潜在的资源。

(3) 成员必须在所在组织中具有足够的地位和监督权来影响决策,否则合作会仅仅变成交流的过程。

(4) 必须有一个共享的健康视野和理念,为达到这个目标,健康联盟必须是最初的任务之一,大多数卫生部门有一个疾病相关的焦点,大多数地方部门强调行为方法。

(5) 必须有促进健康的共享目标,一些机构可能不清楚它们潜在的贡献或者有它们自己的目的、兴趣和能力,团队花费数年时间制定经营目标并不罕见,经营目标是要与当地需求有关的、现实的并且与有兴趣参与机构的商业目的相符。

(6) 必须有合作的支持和执行的机制,切实的结果能鼓励人们保持合作。

(7) 展现成果很重要。这可能包括检查联盟的进程,包括承诺和参与的水平以及行动的水平;也可能包括衡量对最初目的的结果和成就。

(二) 健康联盟的效果

若能达到下列 3 种结果,会使伙伴关系的结盟或运作最好。

1. 越多越好　在健康促进的行动中,社区表现得越积极或是越多人参与,干预的影响效果就越好,也越能持续。

2. 要有当地的声音　设定的议题必须具有代表性,这是非常重要的,不管是地区议题还是国家议题。这样的行动意味着公共和主要的倡导者(可能是学者、企业家、健康服务提供者、组织或是政策制定者)必须要彼此分享权力和控制权。因此,一个可以持续协助权力分享的决策过程的架构,如工会、学校和社区合作协调会、志愿者组织等是地区成功的伙伴关系或结盟很重要的决定因素。此外,建立让地区居民参与计划、维护和发表不同意见的机会,这样的机制是十分重要的。

3. 政策参与与应用　无法让市民参与健康和社会福利政策的制定过程,被视为澳大利亚和加拿大健康城市计划最大的缺点之一。居民对政策决策过程的参与,被视为社区发展重要的成功因素之一。地方政策的发展常以单一议题为主,单一议题比综合广泛的议题更容易引起一般市民的参与,因为市民会有立即的切身感以及关注的焦点。然而,如果缺乏加强民众参与制定政策过程的机制,一开始倡议的议题就很难被长期讨论。这个机制必须要能跨越社会不同层次,以及正式、非正式网络的限制,才能建立对等互惠的结果。

(三) 健康联盟的运作

1. 如何找更多人参加

(1) 领导者最好熟悉社区资源、正式和非正式的沟通网络。

(2) 参与者的信任感、对其社区的影响力会极大影响他的社区参与度。

(3) 领导风格扮演了催化剂和驱动的角色。

2. 如何维持他们持续参加

(1) 建立归属感。

(2) 组织支持。

3. 为什么找不到人参加

(1) 缺乏合作的经验,尤其是和卫生部门合作。

(2) 对计划目标/议题缺乏共识。

(3) 角色定义不清楚。

(4) 缺乏计划活动的回馈或是成果评估。

4. 有助于健康合作伙伴关系发展的因素

(1) 一个合作建立过程。

(2) 刺激和支持改变的网络。

(3) 支持进程的物质资源。

(4) 一个专职的中心协调人员或机构。

(5) 一个交流计划。

(四) 初级卫生服务团队

一个初级卫生服务团队(the primary health care team)可能由全科医生、接待员、地段护士、卫生随访员、助产士、社会学工作者、心理健康或社区精神病学护士、营养师、卫生监督员、理疗师、咨询者和残障服务者等组成。

思考这些专业人员在一个团队中合作可能存在的困难：

（1）没有共同的任务。每个人发挥各自的作用，但行动却覆盖从个体疾病发作、慢性疾病保健、整个人群的预防行为的各个领域。

（2）成员身份会随着任务而变化。例如全科医生和地段护士可能会涉及老年糖尿病患者的服务，而大多数成员都会涉及整个社区人群。

（3）工作界限可能存在问题。工作频繁的交叠，群体和个人保健的某些方面看起来也是所有成员的职业事务。

（4）可能存在地位问题。在一个初级卫生保健团队内，在培训的程度、薪资水平、专业自治程度和权力方面存在很大的不同。

（5）成员有不同的雇主，可能产生不同的目的。

五、关键的利益相关者

更广泛的政策环境、地方结构及资源和技能将决定哪些人和哪些组织会对健康合作关系做出贡献，促进健康的关键利益相关者（key stakeholders）包括：①政府部门；②卫生专业部门；③初级卫生保健团队；④医学相关专家；⑤社区团体和志愿组织；⑥工作场所和雇主；⑦大众媒体。

第二节　公共卫生工作

一、什么是公共卫生

公共卫生与普通意义上的医疗服务是有一定差距的。为了能够公平、有效率、合理地配置公共卫生资源，必须要明确什么是公共卫生，可以从 3 种视角解读。

1. *西方主流的医学/科技视角*　该视角对有关公共卫生的理解，是一种强调西方医学科技不断克服传染病和改善公共卫生的历史观。这种视角认为，人类社会是不断进步的。过去造成人口大量死亡的流行病或传染病，与当时的人们缺乏科学的知识和公共卫生环境落后有关，结果只能以求神问卜等不科学的方式去处理流行病或传染病，结果自然差强人意。相反，随着西方医药知识的增长，以及卫生观念的普及，再加上经济和科技的发展，使人们的医疗设备、居住环境、水源食物、粪便垃圾等卫生状况，以至个人不良饮食和卫生习惯大大改善，基本上控制了很多曾在过去杀人无数的传染病，也增强了个人和社区的健康，令社会的公共卫生变得愈来愈完善。这种视角提出的一个有力的证据，是随着医疗和公共卫生的进步，人类的平均寿命也得以延长。

2. *社会、政治和文化视角*　另一种对公共卫生的重要理解，源自对上述的西方主流医学/科技视角的批评。社会史学者指出，西方社会人口平均寿命的提升，尽管与过去 1 个多世纪的公共卫生发展同步出现，但在不同社群之间却产生了不同的影响。对于低收入工农人口、妇女、移民劳工，在 19 世纪到 20 世纪初，他们的平均寿命与高收入阶层相差甚多；而公共卫生和医疗服务的改善，针对的主要是西方主要城市的高收入阶层，或殖民地的官员与驻军，而非各种西方本土和殖民地内的弱势社群。甚至到了今天，医疗和公共卫生条件改善的好处，主要仍然是高收入国家/地区所享受,但经济以至医疗和公共卫生发展所带来的负面影响,却主要由低收入国家/地区承担,造成分配不均。

另外,社会建构论不同意把公共卫生的发展理解为一种不断进步的单向历史,而是把公共卫生的变化,理解为在不同时代和不同地方,不同的社会群体、政治力量和知识系统之间互动争持的结果。例如,学者Lupton把西方过去1个多世纪的公共卫生发展理解为3种对身体和环境的管理方式,包括分割和管理人与环境的隔离措施和清洁卫生运动,分割和管理人与人之间的关系以减少细菌传染的疫苗接种和都市卫生行为的要求,以及针对个体的规管和监控(如禁烟和个人饮食的节制)。在不同的时代和不同的地方,这些管理公共卫生的方式,或会轮流以主导的地位出现。

3. 中医和民间视角　东方、原住民和民间医学并不采用类似西方医学的公共卫生观念,但却有自己的一套认知方式和具体实践去处理有关公共健康的议题。以中医为例,传说中医源出于伏羲、神农和黄帝的中医药传统,在周朝逐渐系统化。根据中国传统医学中的养生保健理念,以阴阳和五行学说作为主要的原则,并从丰富的试错经验中归纳出中医药学的健康/卫生观念:"个人的养生保健除了与饮食行为有关外,同时也与气候变化、情绪平衡相通,而疾病的出现,与阴阳五行失调、饮食配搭失衡、情绪大起大落等息息相关。"与西方主流医学的分割式专科诊治不同,中医强调身心的统一和联系;而有别于强调杀灭细菌和清洁环境以减少身体接触外部危机的西方卫生观,中医知识更重视固本培元,认为首要的是调理和强化身心。在香港地区,各种源自中医药知识的民间保健实践,包括日常食用的搭配、各式汤水凉茶、气功太极、静坐灵修、喜葬礼仪、家庭护理等,都是过去以至现在维持社区健康的重要元素。

实际上,早在1923年,耶鲁大学公共卫生学院的Winslow教授就对公共卫生下了一个比较完整的定义:"公共卫生是一门通过有组织的社区活动来改善环境、预防疾病、延长生命和促进心理和躯体健康,并能发挥个人最大潜能的科学和艺术。"WHO于1952年采纳了这一定义。至今为止,仍认为这是最为全面和有远见的定义。

公共卫生服务是一种成本低、效果好的服务,但又是一种社会效益回报周期相对较长的服务。在国外,各国政府在公共卫生服务中起着举足轻重的作用,并且政府的干预作用在公共卫生工作中是不可替代的。许多国家对各级政府在公共卫生中的责任都有明确的规定和限制,以利于更好地发挥各级政府的作用,并有利于监督和评估。公共卫生的几项特点包括:①关心人群整体;②关心疾病的预防;③认识到很多对健康有作用的社会因素。

当代公共卫生问题可以分为以下几类。

(1) 以人群划分:①儿童疾病与死亡;②孕产妇疾病与死亡;③老年人生活质量……

(2) 以健康问题划分:①传染病:急性呼吸道窘迫综合征(SARS)、禽流感、流行性感冒、疯牛病、获得性免疫缺陷综合征(AIDS)、登革热等;②慢性非传染性疾病:肿瘤、糖尿病、高血压等;③意外伤害:车祸等;④不健康的行为和生活方式:吸烟、酗酒、吸毒、不安全的性行为等;⑤精神及心理卫生:忧郁症等;⑥老年人生活质量……

(3) 以专业问题划分:①健康保险;②健康促进;③食品卫生;④环境卫生;⑤职业卫生;⑥卫生政策……

公共卫生专业分类包括:①流行病学;②预防医学;③卫生统计;④环境卫生;⑤职业卫生;⑥医院管理;⑦卫生经济;⑧行为科学;⑨健康教育……

公共卫生工作意味着从所有层面上对使人们和环境更加健康的因素发挥作用,同时政府层面的活动被要求解决众多环境因素,如空气和水污染水平、食品安全等。

以下是香港地区公共卫生工作的例子:

(1) 社区护士在属地开展工作。

(2) 针对残疾人群的自助团体游说政府提出全面的反歧视法案。

(3) 卫生官员建立当地的奖励计划以鼓励餐食管理员制造更健康的餐食。

(4) 儿童事故预防联络团体确认要引导一个当地的策略模式,成员包括健康促进专家、社区护士、警察、教师、环境健康官员、父母和当地非政府组织的代表。

公共卫生工作包括提升社区内健康问题的影响力,引起注意并进行调查研究,在自己的组织内建立健康意识或者与人合作确定共享项目。因此,公共卫生工作包括调查研究、合作和跨部门合作及为政策改变的倡导。

公共卫生一直被定义为既是一种资源,也是一项活动。公共卫生作为一种资源包括流行病学数据的汇集以支持影响健康状态的决定和干预。流行病学有很久的历史和较高的可信度,现在一些人关心使流行病学的基础变宽到包括放置观点和优先权、承认社会因素对健康的作用。公共卫生行为指由机构、组织、专家、社区、家庭和个人进行的促进健康活动。

在 21 世纪,世界各地面临许多新的公共卫生问题,包括新的疾病谱变化,生活模式改变所带来的各种问题以及因人口老龄化所导致的日渐增加的慢性疾病负担等。随着城市化进度加速,市民生活面对很大压力,精神健康愈来愈值得关注。WHO 正极力推动创新的公共卫生行动,寻求新的模式,以便更有效地应付这些新挑战。

WHO 在 2008 年即将结束之际,对全球重大卫生问题进行了回顾。其中,因奶粉和奶制品受到三聚氰胺污染而暴露出的食品安全问题是一个关注焦点。

WHO 回顾的全球重大卫生问题包括:初级卫生保健、气候变化与卫生、金融危机与健康、冲突和自然灾害导致的人道主义危机、社会因素导致的卫生问题、烟草使用、食品安全、精神卫生保健、结核病的再度抬头及非传染性疾病的流行。

(1) 初级卫生保健:在阿拉木图初级卫生保健国际会议 30 年之后,WHO 在"2008 年世界卫生报告"中对世界范围的初级卫生保健作了基本评估。报告指出,初级卫生保健方面惊人的不平等以及缺乏组织和投资对全球健康构成威胁。

(2) 气候变化与卫生:WHO 总干事陈冯富珍在 2008 年世界卫生日时说:"气候变化威胁人类健康。"为此,WHO 正在协调和支持研究工作,探讨采取何种最有效的措施保护健康,尤其是保护发展中国家的妇女和儿童等弱势人口的健康不受气候变化影响,并向会员国建议其卫生系统为保护人口应做出何种必要变革。

(3) 金融危机与健康:全球经济衰退很可能波及卫生和社会开支,尤其是在发展中国家。保护卫生投资和社会结构对维护稳定与安全,加速经济复苏至关重要。陈冯富珍呼吁各国政府和领导人继续努力,加强和改善其卫生系统,保护人民健康。

(4) 人道主义危机:WHO 的使命包括向受冲突和自然灾害影响的人口提供紧急卫生救援。2008 年,中国的大地震,缅甸的纳吉斯风暴,海地的热带风暴,西非和也门的洪水,以及埃塞俄比亚、苏丹和刚果民主共和国东部的战事致使千百万人陷入危险境地。WHO 对应对这些人道主义危机的国际努力进行了组织和协调。

(5) 社会因素导致的卫生问题:今年 8 月,WHO 的一个专门委员会在对卫生问题的社会决定因素进行了长达 3 年的调研后,提交了调查报告。报告指出,社会不平等在国与国之间及国家内部造成民众在享有卫生保健服务方面存在巨大差距,是人类的"一大杀手"。

(6) 烟草使用:WHO 今年发布有关世界烟草使用及控制状况的报告指出,由于人口增长以及烟草商采取的营销手段，吸烟这一"流行病"正由发达国家向发展中国家转移。其中，越来越多的年轻人，特别是年轻女性成为烟民的趋势格外令人担忧。WHO及其伙伴为制止这种人为的流行病，投入了大量资源并制定了一份路线图。WHO敦促各国政府禁止各类烟草广告、促销和赞助，以保护世界18亿青年人。

（7）食品安全：中国有4.7万多名婴幼儿因食用含有三聚氰胺的婴儿配方奶粉和奶制品引起尿道感染和可能的肾结石住院，其他国家也报告了三聚氰胺污染病例，这显示了全球食品链的脆弱性、世界各国在卫生问题上的相互关联性及在各国加强食品安全的必要性。

（8）精神卫生保健：发展中国家在精神健康障碍治疗方面存在的巨大差距是一个亟待解决的卫生问题。在发展中国家，需要接受治疗或护理者当中，有75%以上不能得到治疗或护理。WHO呼吁各国和伙伴增加用于精神健康的资金，使之成为初级保健的基本组成部分。

（9）结核威胁：WHO 2008年发布的《全球结核控制》报告指出，2006年控制结核流行病的进展略有减缓。另一份报告，即《世界抗结核药物耐药性》发现，全球每年新增将近50万例耐多药结核病例，极难治愈的广泛耐药结核已在45个国家出现。

（10）非传染性疾病的流行：WHO在世界范围搜集和比较健康数据，以描述问题、查明趋势、帮助决策者确定重点。《2008年世界卫生统计数字》揭示了全球疾病负担从传染性疾病向非传染性疾病转变的趋势，心脏病和脑卒中（中风）是人类的主要杀手。

二、公共卫生与健康促进

渥太华宣言定义健康的公共政策为健康促进的核心组成部分，其中一个健康促进的目的是"在诸如污染、职业危害、住宅住房的公共卫生问题上集中精力"。渥太华宣言确定了以下健康的基本资源：和平、庇护、教育、食物、收入、稳定的生态系统、可持续性资源、社会公正和平等。

阿德莱德会议定义健康的公共政策为对所有领域的政策中的健康和平等的明确关注，以及对健康影响的明确问责。健康的公共政策的主要目的是创造一个使人们健康生活或使健康的选择成为一种简单选择的支持环境。松兹瓦尔会议集中精力于促进健康的全球的、相互关联的环境变化的性质，雅加达宣言专注于相互关联的社会、经济和政策方面的健康发展的本质。

不同于19世纪公共卫生的视野被物质环境对健康的作用所主导，新的公共卫生是积极的生态学的。经济、环境及社会因素都是相互联系的，当它们相互间是充足的、公平的、平衡的，人群就是健康的。公共卫生的责任取决于公众而不是医学专家，公共卫生是"技术上的专家"，但根植于中央和地方的各级的政体。

可持续发展一直被定义为"满足现代人们的需求而不危害对后代需求满足的能力"。1992年，联合国环境和发展里约地球峰会制定的21世纪议程，陈述了21世纪可持续发展行动项目，以解决环境、社会、经济方面的发展。里约宣言声明"人们正处在对可持续发展的关注的中心，他们有权在与自然保持和谐的状态中享一个健康的、高产的生活"（联合国，1992）。

地方21世纪议程目标包括：①满足健康的基本需求，如安全的食物和水，环境卫生和居住条件；②控制流行病；③保护易感人群，如儿童；④降低由污染、过度能量消耗和废水引起的健康风险。

地方 21 世纪议程发展为里约峰会的成果,是一个针对地方政府的全面的计划,旨在联合地方政府、企业、志愿组织和社区等部门以可持续的方式评估和满足当地的需求。

公共卫生的原则包括:①人人享有卫生保健——对所有市民平等;②健康策略;③涉及公众和患者;④监控和监督;⑤需要以有利证据;⑥教育、研究和伦理学考虑的重要性。

健康促进的原则包括:①授权;②参与;③公平;④合作。

公共卫生新的重要议题包括:①更广泛的理解:人们和组织如何为卫生做出贡献;②更好的协调:促进公共卫生的不同参与者和从业人员、学术人员、管理者和政治家们的交流;③能力和资源的增长:涉及各种各样的专业背景的公共卫生专业人员的发展;④可持续发展:公共卫生的成果能被保护并以之为基础;⑤有效地合作:不同的组织和专业之间。

三、公共卫生的原则

公共卫生和 WHO"人人享有卫生保健"项目的 3 个核心原则是参与、公平及合作。

1. 参与(participation)　现在普遍认为公众有权利参与政策制定的过程。任何增加公众参与和投入的活动都可以被称为公共卫生工作。

确定在你的工作中可以促进公众参与和承担责任的方式,你是否考虑到以下几点:①支持患者对社区卫生档案给予评价;②从社区服务提供中寻求反馈,并应用于改善实践;③支持社区自助团体;④在卫生问题上和社区团体合作;⑤在卫生问题上和学校以及青年团体合作。

2. 公平(equity)　现有充分的证据显示,社会和经济不平等将导致健康不平等。与富裕和优势人群相比,贫困和弱势人群承受着严重的不健康以及过早死亡负担,和平等社会相比在较不平社会中的人均健康状况较差。公平是促进健康的一种策略,倡议更多的社会平等和经济平等,并提供有说服力的证据。公平不仅指物质资源,而且指能力(完成任务的能力)。公平或公正和平等不一样。平等是指相等的状态,平等可能无法完成,同时为每个有相等需求的人提供相等的服务并努力降低健康中的不平等才是现实的目标。

3. 合作(collaboration)　合作意味着和其他人在共享的项目中一起工作。因为很多不同的因素影响着公众健康,任何一个机构或组织对健康只有有限的影响,因此合作是必要的。通过合作,更多基本的改变能够落实,更大的促进健康的潜力能够发挥。

设想在你的健康促进实践中制订一个青春期少年健康促进计划:

(1) 思考为什么这么做及做什么?

(2) 你能做一些与众不同的事情么?

(3) 其他健康促进者已经做的可能跟你相同么?

(4) 如果你在工作中采用一种公共卫生方法,干预的哪些方面会改变?

(5) 你如何做到:①增加参与度?②促进公平?③提高合作和伙伴关系工作?

四、公共卫生决策框架

在建立促进健康和预防慢性病的计划时,通常需要做出 4 种基本的决策:①是否应该做些什么?②应该做什么?③应该如何做?④这么做是否有效,是否需要做出改进?我们可以在各种类型的健康促进计划模型和工具中,如 PRECEDE－PROCEED 模型中,找出做出这些决策的方法,表 2－2 将列出做出这些决策的证据类型。

表 2-2　利用不同类型的证据进行公共卫生决策的框架

决　策	证　据　类　型
是否应该做些什么? 疾病的负担是什么	监测数据(发病率、患病率、死亡率、潜在寿命损失年) 调查数据 人口统计数据 医疗服务利用率数据 成本数据
紧急问题是什么	基本医疗数据 趋势数据
这是社区应予有限考虑的问题吗	问题被理解的程度
认知风险需要什么	来源于调查、重点群体访谈、主要知情人访谈或其他资料的对风险感知的关注和重视程度
应该做什么? 问题的本质是什么	从概念或经验性资料中收集到的关于问题的起因、自然发展和可能的干预点的信息 对有效性进行评价的一些个别的研究 评价研究的系统综述
什么是社区可以接受的	关于社区成员对可能的干预措施的理解和认同的信息,来自: 焦点群体访谈 重点对象访谈 居民社区会议 传闻 主要知情人访谈
社区能够提供什么	来源于对有代表性的成本和成本效益比较(从经济分析数据中收集)的信息,以及当地的资金财力
什么是可行的	组织层面的评价 经历、访谈等
应该如何做? 实施这项干预需要多少个步骤	来源于之前某个特定的干预和其他相关干预的实施记载 "最佳过程"的资料 其他已经实施过干预的人的传闻体验
实施这项干预需要克服哪些障碍	来源于之前的干预的记载 其他已经实施过干预的人的传闻体验 复杂的系统建模 重点群体访谈
这么做是否有效果? 是否需要做出改进? 实施过程良好吗? 社区对此如何想	从"清单"、访谈和其他数据收集工具对"过程"进行衡量 从项目评价和项目监测工作中得到的措施和达标情况 重点群体访谈 询问 多渠道的资料收集 主要知情人访谈
改善的是健康风险还是健康结果	从项目评价和项目监测工作中得到的措施达标情况或健康结果

来源:Gard B, Zaza S, Thacker SB. Connecting public health law with science. J Law Med Ethics, 2004,32(4 Suppl):100~103.

　　当前公共卫生是一个备受瞩目的问题,关键原则是用社会模式替代医学模式。负责提供公共卫生广泛议程的国际的和国家的机构,已经发表和制定了各种各样的支持性宣言、宪章和法规。对很多人而言,公共卫生意味着政府公共卫生政策的制定和实施。有一个支持性的公众议程是很重要的,但是真正的挑战是把这种崇高的理想转化到日常实践中,这需要一系列的各个层面的活动。这项任务的核心是旨在促进参与、公平和合作。

第三节　与社区和社区发展合作

社区发展是一种旨在使人们获得对影响健康的因素的控制权的重要策略。和社区合作以增加影响健康决定中的社区的参与,是健康促进的一个重要方面。

一、社区

社区(community)的概念在本书中被频繁的应用。有很多不同方式定义社区,但是最常被应用的条件是地域、文化和社会阶层。

1. 地域(geography)　社区可以定义在地域的或者邻近地域的基础上,但是社区的应用不应被限定于某一人群或者城市地区,社区可以产生"以片为基础的工作",如社会工作者、警察或者健康随访这一类的人员按地域被分配至一个界定的区域,居住在同一区域的人们有着相同的关注。这一假设归功于地域上的接近。

2. 文化(culture)　社区可以从文化方面来定义,如"华人社区"或者"犹太社区",这一假定是相同的文化传统可以超于地域或其他障碍,联合分散的和不同的人群。期望文化社区的成员会互帮互助、共享资源,最常被提及的共同文化传承元素是种族本源、语言、宗教和习俗。

3. 社会阶层(social stratification)　社区可以以共同持有的兴趣作为基础,这通常是社会阶层的产物。因此,我们有"工人阶层社区"或者"同性恋者社区",这个定义意味着社区的成员分享超越其他界限,甚至国家界限的支持网络、知识和资源。

大多数社区的定义趋向于提出它是一个同质的实体。然而,显而易见的是任何地域社区都将包括基于各种特征的人群,如阶层、种族、性别、教育、职业等。通过共同的兴趣连接起来的人们,如领养老金者或者失业人群,也可是其他社区的成员。人们可以属于几个不同的社区,有一些特征可能对个体比其他社区更显著。实际上,人们会发现对不同社区的拥护会随着他们人生不同阶段的时间点而转变。

对社区的定义将影响着如何认定社区代表及与之沟通。

二、社区发展

工业革命以后,欧洲工业国家为了应付当时工业发展带来的一系列社会问题,在社区内开展了一系列社会工作。对原有的社会福利制度和社会救济制度进行了改革,越来越多地注重调动社区居民的积极性,增进社区居民参与社区福利的主动精神。20世纪初期,在英国、法国和美国等国出现了"睦邻运动",宗旨是充分利用社区的人力、物力资源,培养社区居民的自治精神和互助精神,动员社区居民参与改造社区生活条件的活动。第一次世界大战期间,美国政府为了适应战时的需要,在全国普遍开展了"社区组织运动",改进社区工作,开展战时服务。社区工作的迅速发展,引起了社会学家的关注与研究。美国社会学家 F·法林顿于 1915 年首先提出了社区发展这一概念。1939 年,美国社会学家 I·T·桑德斯和波尔斯在其合著的《农村社区组织》一书中,对社区发展的基本理论和方法作了较为详细的论述。

第二次世界大战以后,世界各国,尤其是非洲、亚洲、中南美洲的发展中国家,面临着贫穷、疾病、失业、经济发展缓慢等一系列问题。要解决这些问题,仅依赖政府的力量是远远不够的。于是,一种运用社区组织方法,合理利用民间资源,发挥社区自助力量的构想应运而生。1951年,联合国经济社会理事会通过了390D号议案,计划建立社区福利中心,推动全球经济、社会的发展。不久又将"社区福利中心计划"改为"社区发展计划"。1954年,联合国改组社区组织与发展小组,建立联合国社会事务局社区发展组,在世界许多国家和地区积极推动社区发展运动,并得到了一些国家和地区政府部门的重视。例如,印度政府较早地接纳了联合国的社区发展计划,在全国数十万个村庄推广社区发展运动。社区发展已在许多国家实施,并已由乡村扩展到城市。

联合国在1963年对社区发展作出的定义是"人民与政府群策群力的过程,目的在于改善社区的经济、文化及社会状况,对国家的进步作出贡献。"根据联合国的定义,社区发展包括几个重要的意义:第一,社区发展是一群社区成员所进行的社区行动的过程;第二,社区发展是社区成员为策划与行动的自我组织;第三,社区必须清楚界定它们的公共与个人的需求及所待解决的问题;第四,执行计划时社区必须善用社区自身的资源以投入,唯当所需的服务与物资不足时,才由社区外之政府或非营利组织扮演补充性的角色;第五,社区发展最终的目的是要协助人们在经济面及社会面上成为活跃的社区,并且适当地提供协助以强化或支持个人与家庭的成长,达到生命质量的提升。从上述对于社区发展的定义,明确表明社区行动的终极目标就是要追求人类向上与生活质量的力量。社区健康发展是"一个社区定义它自己的健康需求、考虑如何满足这些需求及集体决定行动的优先次序的过程"。

1. 社区发展的关键特征　社区发展是一种理念也是一种方法,作为一种理念它的关键特征如下:

(1) 承诺平等、打破等级和权力关系。

(2) 强调参与,使社区的所有声音被听见。

(3) 强调基层知识以及重视人们自己的经验。

(4) 经验集体化以及问题共享化。

(5) 通过教育、技能发展以及合作来增强个体和社区联合行动的能力。

2. 社区发展的原则　社区发展的原则分为基本原则和工作原则。1955年联合国在《通过社区发展促进社会进步》的文件中提出的10条基本原则是:①社区各种活动必须符合社区基本需要,并以居民的愿望为根据制订首要的工作方案;②社区各个方面的活动可局部地改进社区,全面的社区发展则需建立多目标的行动计划和各方面的协调行动;③推行社区发展之初,改变居民的态度与改善物质环境同等重要;④社区发展要促使居民积极参与社区事务,提高地方行政的效能;⑤选拔、鼓励和训练地方领导人才,是社区发展中的主要工作;⑥社区发展工作特别要重视妇女和青年的参与,扩大参与基础,求得社区的长期发展;⑦社区自助计划的有效发展,有赖于政府积极的、广泛的协助;⑧实施全国性的社区发展计划,须有完整的政策,建立专门行政机构,选拔与训练工作人员,运用地方和国家资源,并进行研究、实验和评估;⑨在社区发展计划中应注意充分运用地方、全国和国际民间组织的资源;⑩地方的社会经济进步,须与国家全面的进步相互配合。实际应用的社区发展基本原则,常因各国或各研究者的不同而相异,不可强求一律。

社区发展的工作原则是具体工作时遵循的技术和行动原则。美国社会学家罗斯在《社区组织:理论与原则》一书中认为,社区发展的工作原则应当是:①从发现社区问题入手;②将不满情绪导入行动;③社区发展工作要符合社区多数人的利益;④工作组织应具有社区各方面的代表；⑤利用社区感情推动社区发展工作；⑥了解各团体和阶层的文化背景；⑦加强社区内部的沟通；⑧注重长期规划的制订。社区发展的工作原则同样因国家、地方和学者的不同而有所差别。

三、社区发展和健康促进

社区发展是健康促进中反复出现的主题。20 世纪 60 年代，妇女运动强调利用知识掌控生活、分享个人经验以引起对健康问题的新理解并且凝聚新的参与者。

20 世纪 80 年代后期，社区发展概念被 WHO 广泛提倡。社区发展已经被看做健康促进的核心典型策略。

"人们有权利和义务以个人和（或）集体的形式参与卫生保健的计划和执行"（WHO，1978）。

"人人享有卫生保健将会被人们自己实现，积极地参与社区活动是公共目标达成的关键因素"（WHO，1985）。

"健康促进通过具体和有效地社区活动建立优先项、做决定、计划决策并执行它以实现更好的健康。这一过程的核心是赋予社区所有权和社区对自己的努力和命运的控制权"（WHO，1986）。

"社区活动是培养公共卫生政策的核心"（WHO，1988）。

"健康促进是由人们执行，而不是被执行给予人们。它促进个体采取行动、提高团体、组织或社区影响健康决定因素的能力。提高社区健康促进的能力要求实施教育、加强领导力培训和扩充其对自身资源的权限"（WHO，1997）。

四、与社区发展合作

社区发展实施的方式多种多样，但所有社区发展工作有 3 个共同的因素。

1. **社区主导** 与专业人员决定的优先项不同，社区发展的优先项由社区确定。这意味着更广泛的代表性。

社区发展工作者的关键任务是明晰社区的特征，确定关键个人、团体和资源。社区工作的作用是以最初的研究为基础，和居住或者工作在社区的人们接触，这样被确定的需求能被扩展、解决方案能被制定。工作者的整体作用应该是支持并使这一过程便利，尤其是在存在着的组织性结构和新的组织结构的建立方面。

2. **专注过程** 使社区能够促进健康的过程被看做是在它自己的权利中的积极的活动。社区发展需要更多地参与，而且这一过程本身提高了自信、自尊和控制感，这些本身就是健康促进的因素。不论这一行为是否针对某一特定健康问题，如冠心病或者常见的运输或住房，对在获得的可转移至不同环境中技能都是不重要的。

社区发展工作者的作用可包括：①鼓励个人发展，如通过自助团体；②发展技能，如游说或者和委员会合作；③提供实际支持，如儿童保育设施、集会的场所、培训或者运输。

在社区发展工作中识别出社区中的工作知识和经验，并试图积累建立社区的能力，这将意味着给人们时间去发展这些技能，所以社区发展工作可能没有立即的或有形的成果。

3. **专注弱势群体** 社区发展承认健康不平等并把活动优先给予弱势群体。社区发展专注于不健康的社会决定因素，而不是专注于个人生活方式，目标是使人们能够一起行动以解决在社会、经济、政治和环境等方面影响着人们的问题，这可能意味着：

（1）致力于促进弱势群体的健康。

（2）提高服务的可及性。

（3）改进服务的实施。

（4）作为弱势群体利益的代表和支持者。

（5）建立社区的社会形象，强调社区和健康状态的关系。

社区发展方法是具有挑战性的，它为健康提供了变化的前景，但是还存在很多实际困难要克服（表 2 - 3）。

表 2 - 3　社区发展方法的利与弊

优　势	缺　点
从人们的关注开始，所以更容易得到支持	耗费时间
专注于不健康状态的根本原因而不是表面	结果常常不可及或不能量化
建立对不健康状态的社会原因的认识	评估困难
参与的过程能够导致更加自信	没有评估，就难以得到资助
参与过程包括获得可转移的技能，如沟通技巧、游说技巧	健康促进者们可能发现他们的角色相矛盾，他们最终对谁负责：雇主还是社区
如果健康促进者和人们能够平等的接触，它扩展了民主问责的原则	工作常和一小群人开展
	把注意力从宏观问题中吸引走，可能专注于当地邻近区域

4. 各种类型的社区发展活动　大量不同的活动都可以被概括在"社区发展"这一术语中，Smithies and Adams(1990)提出 5 个不同种类的社区健康行动，它们是：①正式参与决策机制；②社区行动；③促进社区发展的过程；④专业和社区对口；⑤策略支持。

五、社区发展实践中的困境

社区发展工作者是从事于积极的实践还是维持现状源于对困境的考虑。社区发展工作者面对的困境涉及经费、责任、可接受性、专业人员的作用及评估等。

1. 经费　大部分社区发展项目由法定机构资助，如卫生局，有时通过联合资金合作资助。其他项目可能归入"社区发展"标签的自愿组织，其资金来自各种不同的来源，包括政府直接资助和独立筹款。大部门社区发展工作只在短期内被资助，这增加了计划和评估这类工作的困难，不稳定的资助安排也能破坏一个项目的焦点，导致工作人员花费时间筹资而不是解决已经确定的问题。

2. 责任　所有社区发展工作者都有双重的责任，包括对他们的雇主及对他们的社区。基金资助机构要求工作者负起责任，这可能导致社区和社区发展工作者在优先项目的选择上不同。

社区和社区发展工作者对问题的反应也可能不同。例如，可能都把安全定义为一个优先项，然而社区发展工作者可能通过提倡优化照明之类的结构改变和共享地区的共同责任来做出反应，社区可能通过增加警惕性或者排除特殊组织、家庭或个人来做出反应。

社区发展工作者可能感觉他们自己被困在调解员的角色中，把社区需求告知法定服务项目、告知社区服务工作如何这样使人们能够参与。

3. 可接受性　用人机构通常认为社区发展不是相当体面的,社区发展可能被看做为了不明确的结果吸收了大量时间和资源。社区发展趋向于聚焦少数人群然而雇主趋向于对大量人群负责。社区发展的长期性质和分散的成果与以可论证的结果作为基础来分配资源的组织需求不吻合。

通过社区发展方法被提出的问题(如服务提供中的歧视)可能不被用人机构所接受,把自己和异议联合起来使社区发展工作者可能被看做与组织未保持一致。

社区发展工作者也可能发现在他们被社区接受之前需要建立并协商他们的作用,工作者的作用模糊不清,他们的状态和工作使他们和工作所在的社区分离,信任的关系需要在其他任何工作进行之前建立。

4. 专业人员的作用　专业培训中设想的和社区发展工作中的不同类型的客户-工作者关系可能产生问题,专业工作者被传授某一特定领域的专业知识,易于假定他们知道什么对客户是最好的。他们可能对个人情况是敏感的,但在专业培训过程中遇到的次级社会化强化了专业的概念。

社会学家认为专业化实际上是用于提高专业群体的地位和回报的职业战略。通过学到专业术语、专业知识和资格,专业人员可以证明他们实践的权利并捍卫他们的工作领域。

相比之下,社区发展工作者把他们的作用看成催化剂和促进者,而不是专家。他们的任务是使社区能够表达自己的需求并且支持社区自己满足这些需求,这要求一个不同的工作者-客户关系,以平均主义和知识的共享为基础。

社区工作中设计的技能也趋向于和专业培训(除非包括社区发展)中学到的技能不同。关键的技能关注过程而不是内容,包括:

(1) 组织技能:如制定合适的管理结构,如管理委员会或指导小组。

(2) 沟通技能:如和包括社区团体、基金机构和合作者在内的各种各样不同团体进行咨询和沟通。

(3) 评估技能:如监督干预和自我评估的影响。

5. 评估　对社区发展工作的影响的评估面临很多问题。令人印象深刻的是从涉及围绕健康问题的社区发展的社区和工作者中得到的积极反馈,尽管当地规模的这种工作意味着这种发现不容易被散播到更广泛的群众中,但积极的反馈是从不同项目中得到的一致的发现。

作为培养个人、社会和经济力量的理解和影响的一种过程,授权很难衡量。评估可以集中在:

(1) 成果:如服务提供的改变,增长的社会网络、教育资格的获得、行为改变、更公开的决策。

(2) 过程:如权利意识的转变、自尊的发展、提高的协商技能。

一项对超过 40 个社区发展项目的回顾发现了一系列的评估方法,制定出作为调查者在评估的设计中及在发展未来工作中涉及社区的很多新方法。

尽管有这些困难,评估社区发展是很重要的。持续的和形成的评估为结果和成果被反馈到项目中提供一种方法,如果有必要的话允许评估被修改。

社区发展不能合适地融入大多数健康促进者的工作,与大多数健康促进工作者如何培训相比,社区发展依赖于关于健康特性的一组不同的假设和一组不同的技能。这可以使它在进行中成为一个有问题的活动。然而,支持社区发展的从业者对它的潜力和成果充满热情,社区发展被认为是最伦理的和最有效的健康促进的形式,而且对人们的生活会造成真正的影响。

　　社区发展确实似乎解决了很多更传统的健康促进模式的内在问题,它避免了受害人职责、解决了健康不平等的结构原因、寻求赋予人们权利,这在某种方式上解释了社区发展在健康促进者中受欢迎的原因。

（余金明　王继伟）

思考题
1. 成功团队有哪些特征?
2. 健康促进的主要利益相关者有哪些?
3. 在你的工作中和他人合作会存在什么前景和可能遇到什么问题?
4. 在你的工作中与你相关的公共卫生工作有哪些方面?
5. 在你的工作中谁会是你的同伴? 为什么他会成为你的同伴?
6. 你会考虑在你的工作中运用社区发展方法吗?
7. 你认为社区发展比其他健康促进策略有优势吗?

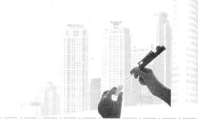

第三章

定性和定量调查结构

The Structuring of Inquiry：Quanlitative and Qualitative

第一节　研　究　设　计

一、研究目的

医学和健康领域的研究目的是通过定性和定量的研究方法，描述疾病的频率与分布及其流行规律，探索其发生的原因与影响因素，解释疾病和健康的现象，借以制定相应的健康促进措施，并对措施的效果进行考核和评价。

(一) 描述

许多健康教育和健康促进领域研究的主要目的是描述(description)情况及事件。研究者对感兴趣的现象进行观察测量，然后把观察到的现象通过文字图像等描述出来。

流行病和健康教育领域一个最好的例子就是中国居民健康素养调查。本次调查的目的是为了了解我国居民的健康素养状况，调查覆盖全国 31 个省、自治区、直辖市及新疆生产建设兵团，调查对象为 15～69 岁的常住人口，样本量近 8 万人。结果显示，我国居民具备健康素养的整体水平为 6.48%，结果提示我国应大力推进健康促进和健康教育工作，提高全民的健康素养水平。其他以描述为主要研究目的的例子还有，中国居民营养与健康状况调查和全国人口普查等。

需要注意的是，这里的"描述"是针对研究目的的分类而言，而描述性研究是针对研究类型的分类而言。另外，描述性研究和分析性研究均是专业名词，两者要区分开来，一般的现况调查就是描述性研究之一。当然，并不是说描述性研究不进行分析，描述性研究也可以对病因假设提供线索。但是不能把对描述性研究进行的分析看成是分析性研究，因为分析性研究主要是指流行病学中的病例对照研究和队列研究。

(二) 探索

医学和健康促进领域研究的第二个目的是探索(exploration)疾病发生的原因和危险因素。例如，在中国居民健康素养调查中，结果显示，我国居民健康素养水平与国外相比处于较低的水平。为何健康素养水平在不同人群中有差别，健康素养水平高的人群与健康素养水平低的人群在哪些因素上有差别，找出与这种现象有关的因素，也是研究的目的之一。

当然，不同类型的研究设计验证病因的强度不同。一般情况下，描述性研究只能提示病因线索，而病例对照研究和队列研究可以检验病因假设，实验性研究可以验证病因假设。一般认为，验证病因最强的设计类型是随机对照试验。

（三）评价

健康促进领域第三个研究目的是评价（evaluation）健康教育和健康促进措施的效果。通常，一项健康教育项目实施之后，较早出现的是知识水平的提高和态度、信念的变化，然后才是行为的改变，而疾病和健康状况的改变则是远期效应。因此，可以对健康教育的效果进行近期、中期和远期评价。

在对远期效果进行评价时，需要考虑社会的政治、经济和文化状况的变化对人群健康所产生的作用。不能简单地将人群健康状况的改善和生活质量的提高归结为健康教育的干预作用，而必须考虑其他混杂和影响因素后，客观地做出结论。

二、因果推断和假设检验

在上面的讨论中，我们对什么样的因素可能影响健康素养水平感兴趣。通常情况下，我们会运用统计的方法拟合一个模型，通过这个模型试图找到一些因素可以解释健康素养水平在不同人群中变异。然而，统计模型中的变量或者因素是否会导致所关心的结局变量，还需要从生物学等专业角度讨论其可能的作用机制。这就涉及因果推断和假设检验的问题。

（一）因果推断

从统计学上的相关到病因论中的因果推断（causal inference），这涉及复杂的逻辑推理。自古以来，探讨事务之间的因果关系几乎是自然科学、社会科学、哲学和医学的最终研究目的。有很多不同的病因模型来解释这种现象，如流行病学中的确定性或虚拟现实模型、充分病因模型和人群系统流行病学模型等。一般而言，因果推断遵循这样的标准：①变量之间存在相关性；②病因先于结果发生；③排除其他混杂因素的影响。

需要注意的是，相关与因果是两个不同的概念，仅凭观察性研究得不到因果关系。无因果关系也可能表现出虚假的相关性，同样，有因果关系也可能表现出虚假的独立性，甚至会得出相反的结论。例如，在既往体质指数（BMI）与外周血管疾病（PAD）的研究中，从横断面的调查发现，BMI越大的人患PAD的可能性越小，也就是说较高的BMI可能是是否罹患PAD的保护性因素。显然，这与既往的BMI与心血管疾病的研究和临床实践经验相违背。这其中的原因可能是，高BMI的人在罹患PAD之后，因为某些原因开始减肥，而同时其PAD还未治愈。这样，在一个横断面的调查中，就可能造成混杂，最终导致错误结论。

在进行因果推断时，建议同时使用有向无环图（directed acyclic graph），读者可以参阅相关文献。

（二）假设检验

目前统计学教科书中的假设检验（hypothesis test）是由 Jerzy Neyman 和 Egon Pearson（Karl Pearson 之子）创立的，同时代的 Ronald Aylmer Fisher 也创立了自己的显著性检验方法（significance test）。关于假设检验，不是本书的重点，可以参考其他书籍。

这里需要指出的是，Neyman-Pearson 的假设检验和 Fisher 的 P 值是互不相容的，读者可以参阅关于两者起源的文献。近年来，医学领域也有很多滥用和误用，学界对假设检验有很多批评和指责。在今后的学习工作过程中，Bayesian 统计推断方法可能会更多的替代以上统计推断方法，Bayes 因子也可以替代 P 值，帮助研究者更方便地对结果进行解释。

三、研究对象

大多数公共卫生领域教科书中都会提到研究对象的选择的问题，一般情况下，研究对象需要有明确的纳入标准和排除标准,然后运用某一种抽样方法选定由这些研究对象组成的样本。在传统流行病学研究中,这里的研究对象,通常是指个体。然而,在健康教育领域,研究对象的范围更为广阔,除了个体之外,还包括社区、社会网络等。

(一) 个体

在定性研究和定量研究中,将个体作为研究对象均非常普遍。研究者通常通过观察和测量个体的某些指标来解释整个群体的特征和行为。

在定性研究中,可以对个体进行访谈;在定量研究中,更可以测量个体的生理生化指标、行为指标和认知等。当然,在实践中研究者很少去调查研究所有的人群。一般情况下,会将研究限制在特定时间范围和特定地点的某一特殊群体,然后通过科学的抽样方法,对获取的目标人群的一个样本进行详细的调查研究。这样的结果可以推广到研究者所感兴趣的目标人群。

(二) 社区

将社区作为研究对象,将是以后公共卫生和健康教育领域研究的重点。相比对个体进行的研究,国内学者在社区层面进行的研究较少。然而,对个体健康可能造成影响的因素,除了个体自身所具备的影响因素之外,还受到个体所在社区的某些特征的影响。

某地区青少年吸烟的比例很高,其可能的原因除了该地区的青少年个人某些因素影响之外,更多的可能是受到其所在社区环境的影响。例如,该地区有很多销售香烟的小商店、所在地区学校老师数量少、教育支持不足、所在社区经济水平较低等更高层次的影响因素。分析社区层面的特征对个体健康和行为的影响时,通常需要用到多水平分析的统计分析方法。

(三) 社会网络

过去我们的研究中,统计分析处理的都是属性数据,如年龄、性别、态度、是否患某种病等。但每一个个体都是生活在一个社会环境当中,个体的行为都受到他人的影响。传统的抽样技术,把个体都当成是随机的,这就人为地把个体与个体之间的联系割裂开来,好像个体之间不存在任何关系。社会网络研究的是"关系"数据,从关系的角度去研究社会现象和社会结构。

不仅成功受到关系的影响,个人的健康也会受到关系的影响。例如,在社区糖尿病同伴教育的干预项目中,某个人的同伴们经常参加干预组的培训课程,那么这个人也很可能会经常参加此类课程。此人的朋友中参加此类课程的人数越多,他得到的直接或者间接教育机会也就越多,接受到的糖尿病知识也越多,可能会更加注意自己的血糖监测和治疗。当然,这只是社会网络研究的冰山一角,读者可以参阅相关书籍。

四、时间

到目前为止,已经讨论了研究目的、研究的因果推断和假设及研究对象。现在,我们将从时间的角度,对前面讨论的问题再思考。在前面的讨论中,发现事件与状况的时间顺序在因果关系的确定中至关重要。除此之外,时间因素还影响研究发现能推广到何种程度。例如,所描述和解释的问题是代表几年前或者几年后的情形,还是现在的情况呢?针对研究中的时间问题,研究者通常进行两种研究设计:横断面研究和随访研究。

(一) 横断面研究

横断面研究(cross-sectional research)又称现况研究,是在特定的时间(或在较短的时期内)收集特定范围人群某一时点信息的现况调查。研究过程中通常收集以下几个方面的信息:人口学基本特征、患病状况及与疾病和健康有关的因素(生理生化、行为指标和认知状况等)。

由于该研究方法调查的是当时的状况,故应尽可能在较短的时间内(1个月内)完成,如果调查时间过长,有关情况可能发生改变,将会对结果分析带来困难。现况研究也可以分析与疾病有关的因素,但由于不能确定因素与疾病发生的先后顺序,故其研究结果只能提示病因假说。

(二) 随访研究

随访研究(follow-up research)主要包括流行病学中的队列研究和实验研究,实验研究包括临床试验、社区试验和现场试验等。其共同特征都是对选定的某一人群进行追踪随访,这其中可能有新个体加入,也有可能原有的研究对象退出。

随访研究由于可以确定暴露和疾病的发生时间先后顺序,故其对病因假说的检验能力很强,尤其是随机对照试验。

除了以上两大类研究设计外,还有病例对照研究、回顾性队列研究、巢式病例对照研究等衍生的研究设计,读者可以参阅其他书籍。

五、研究计划的设计

前面讨论的内容都是研究计划中需要考虑的一些事项,比较分散,这里我们把这些分散的东西整合起来,设计一个完整的研究计划。

(一) 确定研究目的

在开始之前,首先要有一个需要解决的问题。这个问题可以由大医院临床医师提出,也可以由社区医师提出,当然,也可以由本人通过阅读文献、专家访谈等任何一种渠道获得。同时,也要确定研究目的,是要描述一个现象,还是探索疾病发生的原因,或者评价健康教育的干预效果等。

(二) 选择研究方法

每一种研究方法都有其优缺点,在选择研究方法时,首先要确定是选择定性研究方法还是定量研究方法,是访谈法还是调查法,观察法还是实验法。很多研究设计通常同时采用多种研究方法,定性与定量同时使用,更加全面地完善研究设计。

(三) 确定研究对象、抽样方法和样本量

由于普查需要花费更多的人力、物力、财力等资源,故大多数研究都是抽样研究。目标人群的确定需要制定详细的纳入和排除标准,之后通过适当的抽样技术选取一定样本量的人群。

(四) 确定测量指标和资料收集方式

在研究的计划阶段,需要详细考虑研究中可能需要收集的指标变量,以及变量的收集方式。例如,对于年龄、性别等人口学资料可能通过查阅档案获取,而吸烟饮酒等行为指标可能通过调查问卷获得,患病状况通过查阅病史资料,生理生化指标可能通过实验室检测等获得。

(五) 统计分析和撰写报告

研究计划中要确定对主要研究目的和指标的统计分析方法、结果汇报需要遵循的格式,如观察性研究需要遵循 STROBE 等。

六、研究计划书

在设计研究计划的时候,必须写出计划的详细细节,以便向他人证明研究的可行性。一份详尽的研究计划书对于研究资助的申请和研究的实施都是必需的。虽然不同的研究计划书有不同的要求,但一般都需要具备下列基本的要素。

(一) 题目和研究背景

研究的题目应该简洁明了,包含研究的主要议题。研究背景主要包括:研究议题是如何提

出的,国内外类似研究如何开展以及结果如何。

(二) 研究目的和意义

详细描述研究的主要目的,有些研究包括主要研究目的和次要研究目的。阐述开展本研究的意义,尤其是公共卫生意义。

(三) 材料和方法

方法部分是计划书的核心,主要包括:研究设计类型、研究时间地点、研究对象的选择标准、抽样方法、样本量计算、各种变量的测量方法和定义、潜在的偏倚处理方法以及统计分析方法等。

(四) 时间表和经费

提供一个研究时间表,说明研究的不同阶段如何进行。如果研究者需要经费资助,还需提供经费计划,并且注明经费的用途。

第二节 测 量

WHO 在 1948 年对健康的定义为:"健康是身体上、心理上和社会交往中的良好状态,而不仅是没有疾病或虚弱。"从这一刻开始,研究者就对健康在身体、心理和社会交往方面进行测量,以便较好的评价个体的健康状态。然而,并不是所有存在的事物都像年龄、性别等可以进行明确的测量,诸如满意度、抑郁和社会支持等存在于头脑中的"观念"测量方式就比较复杂。然而,即使测量这些"观念"很复杂,研究者仍然有一些标准来判断对这些事物的测量是否是成功的。

一、准确度

与准确度(accuracy)有关的是点估计,如何选择一个准确度高的点估计呢? 如果要描述某人群年龄值的平均趋势,选择哪一个指标呢? 我们知道,描述一个样本统计量的指标有平均数、众数、中位数、分位数、最大值和最小值等。现在大家都知道,要选择平均数来描述年龄值的平均趋势指标,但是选择该指标的原因是什么? 与其他指标相比,平均数受到样本中每一个数据的影响,而其他指标仅受到某一部分数值的影响。也就是说平均数作为点估计,很敏感,是反映整个分布的。当然,平均数还与中心极限定理有关,读者可以参考其他文献。

二、精确度

与精确度(precision)有关的是区间估计。区间越小,精确度越高。通常情况下,研究者希望得到精确度高的研究结果。尽管如此,高精确度也不是绝对必要的,这要根据研究者的研究目的确定。需要注意的是,在报告研究结果时,增加区间估计和确切的 P 值会使研究结论更有说服力。

三、信度

信度(reliability)是指测量的一致性。如果研究者希望得到某研究对象的体重值,其中一个办法是找课题组的两个人来估计一下该研究对象的体重。如一个估计 65 kg,另一个人估计为 75 kg。同样,可以采用另外一种办法,该研究者使用体重计,让研究对象在体重计上测量两次,并记录每一个测量结果,两次记录均为 62.30 kg。这样,在测量体重方面,第一种测量方法的结果变动很大,可信度较差,第二种测量方法结果稳定,可信度较高。

然而,信度好并不能一定保证准确度高。例如,体重计在使用之前没有进行校正,结果刻度调低了 10 kg。虽然两次测量的结果一致,但是每次测量均有很大的测量偏差。流行病学上称此为系统误差,也叫偏倚(bias),读者可以参阅相关文献。

如何建立有效的信度测量呢? 如果研究设计想得到受访者的某些信息,研究者应该谨慎地设计量表中的问题。这些问题应该是受访者可能知道如何回答的问题。不要询问与受访者无关的事情,每一个问题都应与受访者有关,并且让其清楚研究者到底在问什么。如果设计的问题与受访者无关,或者受访者不关心,他们在不同时间回答此问题时就可能有不同的答案。这样,量表就会因为这个与受访者无关的问题而导致信度下降。

当然,这不可能解决所有的信度问题。幸运的是,研究者已经创立了许多方法来检查和处理调查量表的信度,如重测信度法、分半信度法、克朗巴哈(Cronbach's)α 信度法及利用已有的量表等。

(一) 重测信度法

用同样的方法对同一组被调查者重复进行测量,如果预期得到的信息不应该有变化,那么重复测量就应该得到相同的结果;如果两次测量的结果有出入,并且差异较大,那么测量方法就可能有问题。用两次测量各项得分之间的相关分析或者差异的统计学检验结果来评价量表信度的高低。这种方法特别适用于事实性的量表。相关分析得到的相关系数也称为重测信度系数,一般要求达到 0.7 以上。

重测信度法(test-retest method)理论上简单易懂,但实际操作时有几点缺陷。这种方法要求对同一样本测定两次,两次测定的间隔时间不宜太长也不宜太短,一般以 15～30 d 为宜,但是很多情况下难以实现。另外,调查对象的情况可能会随着时间推移而发生变化,那么两次测量之间的差异就不是单纯由随机误差造成的。除此之外,第二次调查会受到第一次调查的影响,调查对象可能会回忆起第一次调查的答案,这样第二次调查结果就不一定能反映真实的情况。

(二) 分半信度法

一般来说,对复杂的问题在同一个量表中多进行几次测量总是好的,如满意度、抑郁和社会支持等,这样提供了另外一种检验信度的方法。例如,研究者设计了一个问卷,共有 20 个问题测量社会支持。当采用分半信度法时,可以将这 20 个问题分成 2 组,每组 10 个问题都对社会支持提供测量,然后计算这两部分得分的相关系数 r,整个量表的信度系数 R 可以利用 Spearman-Brown 公式计算:

$$R = \frac{2r}{1+r} \tag{3-1}$$

一般要求 R 达到 0.7 以上。

分半信度法(split-halves method)测量信度的优点在于:其仅在一个时间点上进行,不受记忆的影响,在重测信度法中出现的误差项之间的相关在分半信度法中不易出现;分半信度法无需进行重复测量,比较经济便捷。不足之处在于:将所有的问题条目分为两半的方法有些武断,不同的分半方法可能得到不同的结果。

(三) Cronbach's α 信度系数

Lee Joseph Cronbach 是美国著名的教育心理学家,被认为是历史上最杰出的和影响力最大的教育心理学家之一。他于 1951 年发表了 α 系数的论文,由于其计算简单、容易理解,很快便在相关领域广泛应用起来。一般认为α系数也应在 0.7 以上。

分半信度法和α系数法实际上都是测量量表的内部一致性(internal consistency),前者指的是两半个量表所测分数之间的一致性,后者指的是量表中条目与条目间的一致性。为了提高量表的信度,在设计量表时要注意各种条目之间的同质性,即是否都在同一方向上描述了某种特征的程度。对于可能表现异质性的条目要尽量排除。

(四) 利用已有的量表

另外一种处理信度的方法就是采用他人使用过的、经过检验的、很可信的量表。然而,即使某量表已经被大量使用,也不能保证其信度高;即使在某人群中某量表信度很高,在另外的人群中该量表也不一定适用。例如,很多量表来源于国外,在国外部分人群中有较高的信度,但当其应用于中国人群时,通常需要进行修订以提高量表的信度。

在健康教育领域中,测量信度是一个十分重要的基础议题,在以后的研究中会多次提及。然而,即使量表完全达到了信度的要求,也不能确定研究者真正测量了应该测量的东西,这就是接下来要讨论的效度问题。

四、效度

效度(validity)是指量表在多大程度上反映了概念的真实含义。这里的概念是指人们就某个问题达成的共识。很多概念的定义都缺乏一致的认同,这给研究者定义概念和测量与之相关的指标造成了困扰。但是,在社会生活中,大多数人认同的规则会逐渐演变成规范和共识,概念就是基于这样的共识形成的。

心理测试量表是否真正测量了心理状况,生存质量量表是否真正测量生存质量,甚至高考考试是否真正测试了学生的智力和学业水平,这些都是关于效度的问题。但是,这些量表不可能有绝对的肯定答案。那么如何评价量表的效度呢?研究者设计了以下几种标准来评价量表。

(一) 表面效度

表面效度(face validity),又称逻辑效度(logical validity),即量表的测量表面上与我们的共识或头脑中的印象是否吻合,是一个定性的评价量表效度的指标。换句话说,如果量表"看上去"像是测量它应该测量的事物,那么这个量表就有表面效度。或者说,表面效度是指量表"看上去"将来可以用于某项测量,而不是已经表明了用过某项测量,这要与内容效度区分开来。

(二) 内容效度

内容效度(content validity),即量表在多大程度上涵盖了所要测量的抽象概念的各个方面,也是一个定性的评价量表效度的指标。例如,要测量一个人的数学能力,设计的量表不能只测量加法能力,还应该包括减法、乘法和除法等。在临床实践中,要测量代谢综合征,如果量表中只包括血糖和肥胖的条目,没有血压和血脂条目,那么这个量表就没有内容效度。缺乏内容效度会对测量的事物造成歪曲,正如利用不具有代表性的样本来对总体进行推断时,得到的结论不可靠。

(三) 标准相关效度

标准相关效度(criterion-related validity),又称预测效度(predictive validity),是指测量与标准测量之间接近的程度,常常用两者之间的相关系数来表示。例如,执业医师考试的效度在于考试分数与医生实际诊疗水平之间的关系。如果分数高,医生的诊疗水平也高,说明执业医师考试可以预测医生的诊疗水平,这个考试量表的效度也较高。但是,标准相关效度有一个缺陷。有时候"标准"很难确定,也很难量化。例如,如何定义和测量医生诊疗水平较高呢?

（四）结构效度

有时候很难找到一些行为标准来有效地直接测量以上 3 种效度。这种情况下，通常考虑把研究变量与其他变量在理论上的关系作为大致标准。结构效度（construct validity）的基础就是变量之间的逻辑关系。通常借助因子分析来评价结构效度，可以分为探索性因子分析和证实性因子分析两种。证实性因子分析更适合评价量表的结构效度，请读者参阅相关教材。

（五）区分效度

区分效度（discrimination validity）即量表区分不同种类事物的能力。例如，用量表分别测量健康人和患者，计算量表各个条目的得分总和，然后进行 t 检验等统计分析，如果两种人的得分差别有统计学意义，就表明量表有区分健康人和患者的能力，也就具有区分效度。

（六）反应度

反应度（responsiveness）又称敏感度，常被看做是效度的另一个方面，指内外环境变化时，被测对象有所变化，那么量表的测量结果也应该敏感地对此变化做出反应。一般使用量表分别在变化前后测定研究对象，然后计算变化前后量表的得分是否有统计学差异，从而判断量表的反应度。

显然，研究者希望量表既有信度又有效度。然而，实际情况有时并不如此，研究者常为了信度而牺牲效度，或者为了效度而牺牲信度。一般认为定量研究的量表更可信，而定性研究的量表更有效。那么如何应对这个问题呢？如果就测量某个概念无法达成共识，就用多种方法进行测量；如果某个概念有多个方面，那么就测量所有的方面。需要指出的是，概念的含义完全来源于人为的定义。以多种方式测量概念可以帮助我们更好地了解周围的世界。

第三节　指数和量表

第二节中提到，健康教育领域的很多概念具有复杂的含义，设计一种能够准确测量这些概念的技术的确是很大的挑战。回想有关内容效度的讨论，其要求涵盖概念的各个方面。定量分析技术可以将多个指标整合成一个测量，这个测量通常为指数或量表。本节主要讨论指数和量表的构建，以便针对某些变量进行综合测量。

一、指数和量表的比较

指数（index）是通过把一组测量行为、态度或感情等概念的若干方面的条目综合成一个指标或数值的测量。量表（scale），是一组挖掘行为、态度或感情等概念的某一个单一方面的若干条目的组合。

在社会科学领域中，指数和量表常被错误使用。虽然两者之间有很多共同点，但是不同之处也显而易见。

指数和量表都是典型的对变量的有序测量，都对具体变量（如宗教虔诚度、社会经济地位或者智商）的分析单元进行排序。例如，通过指数或者量表测量某个人的虔诚程度，并且计算指数或者量表的得分，这个得分可以表明这个人与其他人比较的相对虔诚程度。另外，两者都是变量的综合测量指标，即都是基于一条以上的条目。

然而，指数往往通过对单个属性的分值累积来建立，而量表通过对问题的不同反应模式赋予相应的分值，使不同的选项反应变量的变异程度的强弱。即量表利用了任何存在于各种属性之间的强弱结构来确定受访者的类型。

二、指数的构建

构建指标主要有如下几个步骤：选择可能的条目；考察他们之间的经验关系；将多个条目赋值合成指数；最后进行验证。

(一) 选择条目

选择条目是建立指数的第一步。以下几条标准可以用来判断候选条目是否符合构建指数的要求。

(1) 选择条目的首要标准就是表面效度，也就是说，所选择的每一个条目在字面上都应该与研究目的有关。

(2) 指数和量表的测量都应该是单一维度的。例如，测量社会经济状况的指数所包含的条目中不能包括测量生存质量的条目。

(3) 虽然测量应该沿着同一个维度进行，但是对于需要测量的一般维度的微小差异也应该多加注意。如果要一般地测量社会经济状况，就要选取收入、教育程度和职业等多个条目，以代表不同类型的社会经济状况；如果要探讨收入状况，就应该选择与收入有关的条目。因此，选取条目的基本原则，要取决于是要对变量进行具体的还是一般的测量。

(4) 在选择条目时，还应该注意条目的区分度和条目之间区分度的变异。例如，要测量调查者的收入状况，设计的条目是"您是否月收入 100 万元以上"。由于现实中很少有人能够月入百万元，所以调查结果中很可能是样本中所有人都回答否，这样的条目无法区分调查对象，对于指数的建立而言没有什么用处。另外，还应该注意条目之间区分度的差异，如有的条目可以区分社会经济状况高和低的对象，而有的条目可以区分社会经济状况高、中和低的对象。

(二) 检验经验关系

建立指标的第二个步骤就是检验条目之间的经验关系，如果两个条目之间是经验相关的，我们就可以认为两者都反映了同一变量，我们也就可以将它们放在同一个指数里。

在二元关系中，我们应该检验所有指标之间的二元关系，以便了解成对条目之间的关系强度。如果某个条目与其他条目之间的关系均很弱，这个条目就应该考虑排除。同样，如果两个条目完全相关，在建立指数时，只需要保留其中一个条目，因为被保留的条目可以完全覆盖另外一个条目的表达意思。

(三) 指数赋值

在选定了指数的适当条目之后，就可以对不同的答案选项赋予分值，以建立单一的复核指标。例如，一项工作满意度调查中，构建一个指数测量"与工作有关的沮丧感"，这个指数由以下 4 个条目组成：①我觉得无精打采，而且十分忧郁；②我无缘无故就会感觉到十分疲劳；③我觉得自己不能安定下来；④我比平时更容易动怒。这项研究的负责人 Amy Wharton 给每个条目的选项赋值如下：4＝经常；3＝有时；2＝很少；1＝从不。

(四) 缺失数据的处理

研究中经常会遇到缺失数据，一般而言，缺失数据的处理方法有如下几种：①如果缺失数据很少，样本量够大，在建立指数和分析时可以剔除这些缺失数据。②根据既有的回答来处理缺失数据。例如，询问调查对象是否经常参加体育活动的条目，部分对象回答了"是"，而部分对象没有回答，有时可以推测，没有回答的问题可以将其视为"否"。③根据统计学处理缺失数据的技术进行填补，请参考相关文献。

（五）指数的验证

构建的指数是否可以实际地测量变量还必须对指数进行验证。验证的方法一般有条目分析和外部验证。条目分析是一种内部验证方法，是检验指数的每一个条目和构建的指数之间的相关性来评价指数的方法。外部验证是通过检验其他类似条目与指数之间的关系来评价指数的方法。

三、量表的构建

量表能通过指标之间的结构，提供更有保证的排序。在测量某个概念时，被列入综合测量的多个项目可能有不同的强度。以下将讨论 4 种量表，以展示其中的不同技术。

（一）鲍氏社会距离量表

假设要探讨美国人与阿尔巴尼亚人交往的意愿，我们可能会询问美国人如下问题：

（1）你愿意让阿尔巴尼亚人住在你的国家吗？

（2）你愿意让阿尔巴尼亚人住在你的社区吗？

（3）你愿意让阿尔巴尼亚人住在你家附近吗？

（4）你愿意让阿尔巴尼亚人住在你的隔壁吗？

（5）你愿意让你的孩子与阿尔巴尼亚人结婚吗？

上述问题逐步加强了受访者对阿尔巴尼亚人的亲近程度，设计了这样的一些交往程度不同的条目。像这样建立起来的条目，就称为鲍格达斯（鲍氏）社会距离量表（Bogardus social distance scale）。

该量表是用于判断人们进入其他类型的社会关系的意愿的一种测量技术，它的条目在强度上有明显的差别。如果有人愿意接受某种程度的条目，那么他就应该愿意接受该条目之前的所有条目，因为这些条目的强度更弱。或者，受访者一旦反对某个条目，那么他也将反对比该条目更困难的条目。

（二）瑟斯东量表

有时候条目之间的逻辑结构并不是很明显，鲍氏量表就不合适这样的变量的测量。瑟斯东量表（Thurstone scale）就试图在量表的条目之间建立一种经验型结构，其中最长出现的是"等距"结构。

选择大约 100 个候选条目交给一组专家，要求专家对 100 个条目打分。假设这些条目用来测量偏见，要求专家对条目测量偏见能力最强的记 13 分，最弱的记 1 分。专家评判结束后，选出专家共识最多的条目，并剔除没有得到共识的条目。在得到共识的条目中，选择代表 1～13 分的一个或者多个条目。

现在，瑟斯东量表的使用频率并不高，主要原因在于条目的选择必须要有专家打分，这需要花费很大的时间和精力。并且，为了使量表有效，必须每隔一段时间进行更新。

（三）李克特量表

大家可能见过一些问卷要求从以下几个选项选择答案：非常同意、同意、不同意和非常不同意，这就是李克特量表（Likert scale）。

李克特量表的优点在于它清楚的顺序回答形式。如果受访者的回答可以有类似于"有点同意"、"十分同意"和"真正同意"等不同的答案，那么研究者就很难了解到受访者的真实同意程度。

当然，李克特量表实际上比这种回答形式更复杂。但是，目前在实践中，研究者很少用到李克特量表的复杂形式,而仅仅使用了其条目格式,这种格式也变成了目前调查问卷中最常用的1种。例如,5种回答类型的得分可以是4～0分,也可以是1～5分等。

(四)哥特曼量表

哥特曼量表(Guttman scale)可用来判断一组指标或测量问项之间是否有关联存在。哥特曼量表的问题条目之间的逻辑关系是有层级的,如果调查对象同意高层级条目的陈述,一般也会同意低层级条目的陈述,低层级条目是高层级条目存在的必要条件。所以如果一组条目存在一种层级模式,则这些就是可量化的条目,具有形成哥特曼量表的基础。

哥特曼量表是测验题目少,但结构比较复杂、效果较好的测验方法。它的条目通常不超过10个,是同质的,而且量表是单向的。可以直接根据被测者所同意的陈述的数目及其量表分数,来决定他对这一概念或事物的赞成程度,这是哥特曼量表的最大优点。但是,我们对一组陈述具有单维性的假设是有局限性的,这种单维性往往只是某一部分人的态度模式,一组特定的陈述可能在某一群体中表现出单维模式。同样,在一个时期中是单维的模式,但到了另一个时期却不一定还是单维的,并且,单维的领域往往难于找到。

第四节　抽　样　方　法

研究者如何通过选择一小部分人来将结论推及千百万人呢?这里涉及概率抽样的逻辑和技巧。抽样技术的发展是与大选民意测验的发展齐头并进的,并且大选民意测验是研究者验证其结果准确度的难得的机会。美国 *Literary Digest* 杂志因其在 1920 年、1924 年、1928 年和1932 年正确预测大选结果而名声大震,之后 1936 年该杂志进行了一次最具雄心的民意测验:选票寄给从电话簿和车牌登记号名单中挑选出来的 1 000 万人。最后收到了 200 万人以上的回应:57%的人支持共和党候选人阿尔夫·兰登,43%的人支持富兰克林·罗斯福。然而,最终的投票结果显示罗斯福获得 61%的人支持,赢得了第二届任期。

为什么从 200 万的样本量得到的结果还不正确呢?问题的症结在于该杂志使用的抽样框架:电话和汽车的拥有者。在当时,这种设计只选择了不成比例的富人人群,排除了穷人,而穷人几乎都支持罗斯福。所以该杂志的抽样设计有很大的选择偏倚,不能将结论推广到所有美国人,1938 年该杂志也被并到了 *Review of Reviews*。

抽样设计主要分为概率抽样和非概率抽样。虽然多数研究者采用概率抽样的研究设计,但是很多研究情境概率抽样(probability sampling)不合适,非概率抽样(non-probability sampling)倒是比较合适的方法。

一、非概率抽样

假设研究者要对露宿街头流浪者的健康状况进行调查,这种情况下,很难获得流浪者的名单,也就无法通过概率抽样的方式进行调查,只能选择非概率抽样了。以下几种非概率抽样比较常见:就近抽样、目标式或判断式抽样、滚雪球抽样和配额抽样。

就近抽样,例如在街道拐角或在其他场所拦下路人做问卷调查。尽管这种方法的使用在可行性上具有合理性,但是根据这类数据作出推论时必须非常小心。只有研究目的是要了解在某些特定的时间内通过抽样地点的路人的一些特征,或者其他抽样方法不可行时,这种方法才具有合理性。

目标式或判断式抽样,即根据自己对总体的知识(如对总体构成要素和研究目标)的认识和判断来选择的抽样方法。例如,在问卷设计初期,应选择多元化的总体作为抽样的基准,并对问卷进行检验。虽然研究结果不能代表任何有意义的总体,但是这种检验能够有效地暴露出问卷的缺陷。可以作为前期检测,不是最终的研究。

滚雪球抽样,这是在艾滋病患者调查研究中经常采用的调查方法。这种抽样是先收集目标群体少数成员的资料,然后通过这些成员找到他们认识的其他成员。也就是根据既有研究对象的建议找出其他研究对象的积累过程。

配额抽样,从建立描述目标总体特征的表格开始。研究者必须事先知道目标总体中男性占多少比例,女性占多少比例;在不同的年龄阶层、教育程度等的比例等。

二、概率抽样

非概率抽样尽管适合于某些研究,但是其样本却不能保证代表了总体。大型的调查一般都利用概率抽样的方法。概率抽样要么很简单,要么极为复杂,但无论如何,这是选择样本的最有效的方法。其核心在于随机抽样。

首先,概率抽样能够使研究者在选取要素时,避免有意或者无意的误差。如果总体中所有的要素都有相等的机会被选中的话,那么所选出来的样本,必能充分代表整个总体的要素。

其次,概率抽样可以估计抽样误差。虽然任何概率抽样的样本都不具备完全的代表性,一定程度的抽样误差总是存在的。但是利用设定的抽样方法,能使研究者估计出抽样误差。

常用的概率抽样方法一般有:单纯随机抽样、系统抽样、分层抽样、整群抽样和多阶段整群抽样。

(一) 单纯随机抽样

单纯随机抽样(simple random sampling),也称为简单随机抽样,是最常用的概率抽样方法,指在总体中以完全随机的方法抽取一部分观察单位组成样本。例如,利用随机数字表或者计算机产生的伪随机数的方法从目标人群中抽取研究样本,使目标人群中每个人被选入样本的概率相等。该方法简单,但是需要对总体中的全部观察对象编号排序。在抽样范围较大时,因工作量大而难以采用;在个体差异大,抽样比例小和样本量小时,用该方法所得的样本的代表性差。

(二) 系统抽样

系统抽样(systematic sampling),又称机械抽样或者等距抽样,即先将总体的观察单位按照某一顺序分成 n 个部分,再从第 1 部分随机抽取第 k 号观察单位,依次用相等的间隔,从每一部分各抽取一个观察单位组成样本。例如,从大小为 10 000 的总体中抽取大小为 1 000 的样本,可以分成 1 000 组,将每组编号为 n(n 在 1 和 10 之间)的个体作为样本。

为了避免使用本方法造成的人为偏差,必须以随机的方式选择第一个组的第一个个体。如上例中,如从 1~10 中随机选择一个号码,然后每隔 10 个号码选择一个作为样本。

该方法简单易行,抽样误差一般小于单纯随机抽样。但是如果总体中观察单位的排列顺序有周期性或者单调增加趋势变化时,可能产生明显的抽样误差。

(三) 分层抽样

先将总体中的观察单位按照对主要研究指标的影响较大的某种特征分为若干类型或层,再从每一层内随机抽取一定数量的观察单位,合起来组成样本。例如,根据人群的人口学特征(年龄、性别、职业和教育程度等)将总体分为若干层,然后再各层中随机抽取若干比例的人,组成调查的样本。分层抽样(stratified sampling)要求层内的变异越小越好,层间的变异越大越好,它是从分布不均匀的研究人群中抽取有代表性样本的常用方法。

分层抽样可以分为两种：①按比例分层随机抽样，即按照总体各层观察单位的多少，成比例抽样，各层内抽样比例相同，如每层均选择5％的研究对象；②最优分配比抽样，即不同层的抽样比例不同，除考虑各层的观察单位数外，还考虑各层的标准差大小，可使抽样误差进一步减小。

分层抽样有如下优点：①抽样误差较小，分层抽样增加了组内的同质性，使观察值的变异度减小，各层的抽样误差减小。在样本含量增加时，分层抽样的抽样误差小于单纯、系统随机抽样和整群抽样。②抽样方式灵活，可以根据各层的具体情况采用不同的抽样方法，如调查某地居民高血压的患病率，将居民分为城乡两层。城镇人口集中，可以利用门牌号进行系统抽样；农村人口分散，可以按照行政村整群抽样。③信息量丰富，除了能估计总体的参数外，还可以对各层做独立的分析及层间的比较分析。

（四）整群抽样

整群抽样(cluster sampling)是将总体分成 n 个群，随机抽取其中若干群组成样本。抽样时不以个体为抽样单位，而是由个体组成的群，如村、街道、工厂等为抽样单位。这些群是从相同类型的群体中随机抽取的，被抽到的群中的所有成员均作为研究对象。整群抽样便于组织和质量控制，由于在同一地区进行调查工作，可以节省人力、物力和财力。缺点是抽样误差大，抽取的群数越少，群间的差异越大，抽样误差也越大。若精确度一定时，样本量大约是单纯随机抽样的1.5～2倍。

（五）多阶段整群抽样

该方法先从总体中抽取范围较大的单元，称为一级抽样单元(如省、市、县)，再从中抽取范围较小的二级单元(如乡镇、街道)，这是二级抽样。还可以再抽取范围更小的单元(如村、居委会)，这便是多级抽样。多级抽样是大型流行病学调查中常用的方法，常与整群抽样结合使用。例如，调查某地区在校学生的身高，先抽取学校，然后从抽取的学校中再抽取年级或者班级，然后抽到的班级中的所有学生作为研究对象，这就是多阶段整群抽样(multiple-stage cluster sampling)。在相同样本含量时，多阶段抽样的观察单位在总体中的分布均匀，其统计学精确度要高于抽样单位较大的整群抽样。

（余金明）

思考题

1. 什么是好的研究问题？研究问题从哪里来？
2. 尝试完成一个你所关注的问题的研究设计方案。
3. 测量误差的类型与来源各有哪些？
4. 测量信度的影响因素有哪些？如何进行控制？
5. 测量效度的影响因素有哪些？如何进行控制？
6. 问卷与量表的区别是什么？
7. 建立量表时哪些问题需要避免？
8. 相较于普查，抽样调查有哪些优点？
9. 比较概率抽样和非概率抽样的特点，指出各自适用情况。
10. 影响抽样调查结果准确度的因素有哪些？

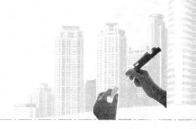

第四章

定性和定量数据分析
Analysis of Data：Qualitative and Quantitative

第一节 定性数据分析

定性数据分析(qualitative data analysis)是对观察、内容分析、深度访谈和其他形式的定性研究技术所获得的资料进行非数字化的考察、解释和评估,其目的是发现内在的意义和关系模式。

一、理论与分析的关联

相对于定量研究方法,定性研究方法的资料收集、分析与理论之间互动更加紧密,往往需要在资料和理论之间进行来回多次探讨。理论是我们对资料所展示现象的一种理解和解释,但这往往只是"概念和概念组之间的可能关系"。也即理论是我们对生活的"可能的"最好理解。我们的研究和分析越是证实了特定概念之间的特定关系,我们就越有信心说我们对社会现实的理解是正确的。定性研究许多时候都是在寻求对现实现象的解释模式。下面我们来看一些寻找这些模式的方法。

(一) 发现模式

分析资料的时候,最重要的是要找出适用于多个不同的研究个案的解释模式。有两种进行跨个案分析的方法:变量导向分析和个案导向分析。

变量导向分析(variable-oriented analysis)是描述和(或)解释特定变量的分析方法。例如,我们要预测高血压患者对降压药物治疗的依从性,可以分析一些变量,如性别、社会经济地位、年龄、高血压严重程度、服药计划复杂性(与作息的配合程度、服用方便性如药物数量、服药次数、不同药物的配伍禁忌、持续时间、饮食限制等)、社会支持、治疗效果、对疾病的认知、医患关系等。这样,我们就可以判断究竟是哪种特征的人更可能漏服或减服药物。我们分析的焦点是变量之间的相互关系,而被观察的人则主要是这些变量的载体。变量导向分析的目的是想通过相对少的变量来达到部分解释。但并不是说研究者能够借此预测每个人的行为,甚至也不能说全面地解释了每个人的动机和原因。不过,有时候,还是可以进行部分解释。

个案导向分析(case-oriented analysis)是试图通过探讨每个细节从而充分、全面地理解某个或几个个案的分析方法。我们会更细致地探讨一个具体的个案。例如,某男性患者,46 岁,1年前诊断为一级高血压,妻子无业,有上高三的儿子,父母退休,母亲体弱多病,工作繁忙应酬多;妻子要照顾母亲和关心儿子的功课,对其缺乏关心,他经常忘记吃降压药。当然一个完整的分析比这个案更详尽,而且更为深入。不过,这种全面的、个案式的解释不能提供一般法则。在人们为什么漏服药物这个问题上,它没有提供任何理论解释。即便这样,除了深入理解某个个人之外,这种方法还可以让研究者认识到研究对象的经历中的关键因素,而这些因素就可能会构成更为一般性的概念或者变量。例如,上述案例中妻子对其缺乏关心可以看成是"家庭的支持"。整体的家庭状况可以看出其负担和压力较大。这些都可以看做是影响其依从性这个因变量的自变量。

当然,一个个案不能构成一个理论,所以才需要跨个案分析(cross-case analysis)。在跨个案分析中,研究者还会涉及其他研究对象,并会考察他们生活中的全部详细信息,不过特别关注那些首要个案中的重要变量。其他对象的家庭支持如何? 其负担和压力如何? 后继个案的主要影响变量可能会和首要个案很相似。有些个案则可能和首要个案完全不一样。这些就需要研究者挖掘其他重要变量,同时探索为什么一些个案反映了某种模式,而另一些个案又反映了另一种模式。

(二) 根基理论方法

根基理论(grounded theory method, GTM)与上面的跨个案分析类似,试图在纯粹的归纳的基础上建构理论。这种方法从观察而不是假设入手。在没有任何预设的前提下,从资料中寻求发现模式并自下而上发展理论。而一般的演绎方法会假定一种解释,然后经过演绎,预测一种结果,然后再去观察这种结果是否出现来证实或者推翻原先的假设,所以是自上而下发展理论。

除了在资料的基础上进行归纳的原则之外,GTM 还使用持续比较法(constant comparative method),将观察之间相互比较,并将观察和建构中的归纳理论进行比较。一般说来 GTM 包括以下 4 个阶段:

(1) 将适用的事件和每个范畴进行比较。在研究医护人员对她们照料下的患者的可能死亡的反应时,研究者发现医护人员将患者的逝世归因于"社会过失"。在某个个案中出现这个概念的时候,研究者开始在其他个案中搜寻相同的现象;当好几个个案中都发现相同的概念时,就比较对不同的事件的反应。即明确得自资料的概念的本质和维度。

(2) 合并分类及其特性。注意分析概念之间的关系。例如,在对社会过失进行衡量时,研究者发现医护人员尤其注意患者的年龄、教育及家庭责任。一旦这些关系显露出来,研究者就要注意了。

(3) 划定理论的界限。最后,随着概念之间的关系模式清晰化,研究者就可以忽视最初关注的但又和研究显然不相关的概念,同时对关系模式所适用的范围进行界定。例如,对社会过失的分析中,发现评估过程可以概化到医护人员和患者之外:所有的医院人员都是以这种方式对待所有患者的(不管死的还是活的)。

(4) 组织理论。最后,研究者必须将发现变成文字以和他人分享。

(三) 符号学

符号学(semiotics)是对符号及与符号有关的意义的研究,通常应用于内容分析中,也可以应用在很多研究背景中。

任何符号本身并没有内在意义,意义只存在于思维之中。所以符号的特定含义都是对于特定的人而言的。如数字"8"对中国人来说代表"发",但是对其他文化背景下的人来说,就没有这种意义。符号与其意义之间的联系都是社会的、任意的,所以在内容和表达形式之间也存在多种关联。如"棺材"对某些人来说代表"死亡",但对另一些人来说代表"升官发财"。毫无疑问,这些关联背后都有一个故事,你我所"了解"的意义都是社会建构的。符号学分析包括了对有意识地或者无意识地附在符号上的意义的寻求。

（四）会话分析

会话分析（conversation analysis，CA）通过对谈话细节的仔细分析试图揭示社会生活中隐含的假设和结构。

会话分析的 3 个基础假设如下：

（1）会话是一种社会建构的活动。会话建构了行为规则。例如，对方都期待我们作出回应，而且不要打断人家说话。在电话会话中，接电话的人一般应该先说话（如"喂"）。

（2）会话必须放在背景中来理解。在不同的背景下，同样的话语会有完全不同的意义。例如，"你也一样"跟在"我不喜欢你的外表"或"节日愉快"之后就会有完全不一样的含义。

（3）会话分析的目的要通过分析精确、详尽的谈话记录来理解谈话的意义。这种记录需要精确地记录词语、休止符、感叹词、支吾声等。

这种分析的实际应用有很多，如研究者分析人类免疫缺陷病毒测试中心的职员和患者的谈话，以探索人们是如何交流关于安全性生活的信息的。研究者发现职员倾向于提供标准化的信息而不是直接针对患者实际的具体情况。而且，他们还不太愿意就性问题给出直接建议，而仅满足于信息。

以上讨论简单介绍了定性分析方法的大概，接下来我们看一些在定性研究中通常会用到的资料处理技术。

二、定性数据处理

（一）编码

不管你是在观察、深度访谈还是其他形式的定性研究，你都要面对大量的资料，而且基本上都是文本形式的素材，你该怎么办？

在分析定性的研究资料过程中，一个关键的过程就是编码——对个体的信息进行分门别类，此外还有一些检索系统，可以帮助你快速定位资料位置。同时编码还有另外一个更为重要的目的。资料分析的目的是要发现资料之间的关联模式——帮助对社会生活进行理论性理解的模式。编码和概念之间的关联对于这一过程来说相当关键。

1. 编码单位　在编码之前先明确分析的标准化单位。在定性分析的资料编码中，概念是定性编码的组织原则。在一个给定的文档中，适合于进行编码的文本单位也有多种。在一项组织研究中，"规模"的每个编码单位可能只需要几个字，而"任务"则可能有好几页。同时既定的编码分类可以应用到长短不一的文本素材。例如，关于"任务"的一些介绍可能很简短，而有些则很长。

2. 手工编码　在计算机普及之前，编码都是手工操作，将包含内容的纸片放在相应的文件夹中，如果一段内容有两个编码，就复印成两份分别放在代表两种编码的文件夹里。在计算机环境下的编码与其没有本质上的区别，只是工作量大大减少。

3. 建立编码　你该如何分类？

较为普遍的是开放编码（open coding）。这是定性资料分析中，对概念的初始分类和标注。资料被分解成不连续的各个部分，并进行严密的分析、比较异同，研究者还会进而质疑资料所反映的现象。借助这个过程，个人和他人关于现象的假设就受到了质疑和探究，进而引向新的发现。这个过程中，研究者更关注于资料本身。

轴心式编码（axial coding），这是出于检验从已有理论推论出的假设的目的，而对资料进行编码的方法。在这种情况下,编码由理论决定,而且通常是以变量的形式出现。在此方式中,研究者更为注重的是主题,而不是资料,即研究者的头脑中带有基本的或初步的编码主题去看待资料,阅读资料。

(二) 备忘录

在根基理论方法中,编码过程不止包括对文本的简单分类。当你对资料进行编码时,你还需要用到备忘录(memorization)——为自己和项目中的其他人撰写备忘录或者记录。你在分析中所写的部分内容还可能成为你最终报告的一部分。根据备忘录所涉及的内容,可以分为 3 种类型:编码记录、理论记录和操作记录。

编码记录将编码标签及其意义对应起来。编码记录相当重要,因为我们所用到的每一个名词的意义都可能不同于其日常意义。所以就很有必要记下你的分析中所用到的编码所对应的清晰含义。

理论记录覆盖了很多主题:维度和概念的深层含义的反映,概念之间的关系,理论假设等。我们需要不断地思考事物的本质,并试图发现本质、理解其中的意义。在定性资料的分析中,记下这些想法至关重要,即使是那些后来被发现是无用的东西。它们在长度上也会有很大差异,但是为了能够分类和组织,应该将其归纳为单一的主要想法。

操作记录所关注的主要是方法论问题。其中部分会关注资料收集环境,这对后面理解资料也很重要。还有一些则是为以后的资料收集指明方向的记录。

备忘录的撰写贯穿于整个资料收集和分析过程。这样,当你重读记录、编码或者讨论方案的时候,以前的想法又会浮现。要养成这样一个好习惯:一有想法就马上记下来。

根据备忘录的规模和与最后的写作阶段的联系程度,可以分为:基础性备忘录、分类备忘录和综合备忘录。

基础备忘录是相对具体的事件的详尽分析透视图,建立在选择性代码和编码的基础上,是整个方案的弹药库。

分类备忘录是建立在几个基础性备忘录基础之上,并代表了分析中的核心主题。一旦有想法,我们就可以建立基础性备忘录;而我们撰写分类备忘录则是要发现或者建立资料之间的关系。一个分类备忘录能将一组相关的基础备忘录联结起来。而几个不同的分类备忘录也就可以对应方案中的不同方面。

综合备忘录将几个分类备忘录串联起来,并由此突现整个研究的内在逻辑。它讲述一个连贯的、全面的故事,并将其投影在理论背景上。不过,任何一个真实的计划都可以有很多不同的结果,所以,资料分析也可以有好几个综合备忘录。

注意:虽然我们常将协作看做是一个从开始到结论的线性过程,但备忘录却不是这样,它实际上是一个创造争议的过程,通过对这些争议的讨论和梳理最终发现其中的规则。

要想进一步讨论这个过程,就需要参阅大量相关资料。当然,要想真正把握这个过程,最好的途径还是实践,可以先写写课堂记录或者找一些期刊文章并对其进行编码和撰写备忘。

(三) 概念构图

在定性资料分析中需要花费大量的时间将想法记录下来,不过这个过程还不仅限于文字。概念构图(concept mapping)就是将一些概念及概念之间的关系放在一个图表上,从而帮助我们更好地发现概念之间的关系,从而形成相应的理论。

三、定性数据的计算机处理

计算机为定量研究带来极大的好处,同样也给定性研究的方法带来了很多便捷的工具。目前已经出现了很多支持中文的专门处理定性资料的软件,如 ATLAS. ti、MAXqda 和 QSR Nvivo。其中,Nvivo9 提供一个试用序列号供试用,ATLAS. ti 提供一个限制项目规模的试用版本。

四、定量数据的定性分析

尽管我们需要在定性研究和定量研究之间做出适当的区分,并经常分别讨论两者,但是这两者之间不是不相容或者对立的。实际上很多定量资料最终用定性的方式来说明往往比直接提供定量结果更加直观和清楚。例如,描述某健康教育项目执行效果的定量分析结果,没有比某个健康行为执行率逐年升高的曲线图更好的表达了。

第二节　定量数据分析

研究资料通常都要转变成数值形式之后才进行统计分析。在这一节,我们会先讨论资料的定量化过程,然后转入分析。定量分析可以是描述性的或者解释性的,可以是单变量的,也可以是双变量或者多变量的。

一、数据的定量

用 SPSS 或者 SAS 等统计分析软件处理研究中所收集的资料,首先要使这些资料定量化,便于机器的读取。例如,你进行了调查,你的部分资料本来就是数值形式的,如年龄或者收入。对问卷的回答本质上却是定性的,不过大部分都很容易转化成定量资料。其他资料也同样很容易定量化:将男性和女性转化成“1”和“2”,这在科学研究中是司空见惯的了。研究者还可以轻易地将数值指派给如政党、地区等的变量。

不过,有些资料比较有挑战性,如果一位受访者告诉你说,你们这个活动的最大问题是来讲课的老师太少了,讲的次数也太少了,电脑是根本不会明白这类问题的。因此你必须将这个问题转换,以便电脑能够读懂,这个过程就是“编码”。

当搜集完资料以后,常要给资料进行编码,而在量化分析时,往往还要采用一些其他的研究方法。例如,开放式问卷所得到的非数字化答案,必须进行编码,然后才能用来做进一步的分析。就内容分析来说,这时候所要做的工作,就是将所搜集的资料按照不同的特质,把他们归类为一些变量,而每个变量则包含了一套有限的属性资料。例如,假设研究者问受访者从事什么职业,他所得到的答案可能有很多种。这种情况下,一种做法是将每一位受访者所报的职业都分别给予一个编码,然后,这种做法还是无助于分析工作。既有的职业变量编码方案可能有许多种,也许没有一种称得上理想。例如,有的将职业区分为专业技术类、管理类、职员类、非熟练技术工人类等。另一种职业分类的方法则是依照不同的经济部门来划分,如制造业类、服务业类等。使用既有的编码方案可以将自己的研究和其他人的相关研究进行比较。选择职业类别的编码方案,需要和研究中所使用的理论概念相符。对于有些研究来说,只要将所有职业区分为脑力劳动者和体力劳动者就已经足够了,而对于另外一些研究,如阳光暴露时间对皮肤癌的影响,也许只需要分为户外劳动者和室内劳动者。虽然编码方案必须配合研究的特别需要,但其中有一个总的原则,即编码时要把资料分得很细,一般不再需要这么细的分类时,我们仍然可以把这些资料进行重新的归并,但若资料一开始便粗略地编了较少的类别,那么分析时有很多细节性的信息将因此而完全丧失。

编码有两种基本方法:第一种,可以根据研究需要,设计出一种相对容易的编码方案,如前面提到的脑力劳动者和体力劳动者,或者利用既有的编码方案这样就可以与先前的研究进行比较。第二种编码方案来自于研究者的资料。如上一节所描述的那样,对一套资料的编码,有多种可行的方案可供选择,要选择与研究目的相匹配、并反映资料本身所呈现逻辑的方案。通常,在编码过程中,还会修订编码类别,这就需要经常回顾一下以前的资料,判断新的类别是否合适。

编码工作的质量控制同样非常重要,而且贯穿整个工作过程:编码前仔细并严格地界定编码类别;培训编码人员,说明设计编码的理由、每个类别的意义;小规模的案例编码实践并进行双人比较,保证不同人之间完全一致;编码过程中也应经常性的抽样检查。同时还需要警惕调查员偏倚,比如在对一个健康教育项目成果评估的调查中,急需得出较好的结果。这时就会出现一种危险的情形,研究者会下意识地试图从调查对象的叙述中寻求任何微小的证据以证明假设。这种情况下,必须尽可能找另外与项目无关的人帮助研究者进行编码,然后再进行核对。

编码的最终产物,便是将资料中所有项目转换成数字码。这些数字码代表了每个变量的不同属性,然后以列表的形式把他们归为资料文档。一本编码簿(codebook)就是相关变量的记录本,它具有两个基本功能:①它是编码过程中的基本指南。②在分析时,它标示着每个变量在资料文档中的位置和每个代码所代表的意思。编码簿中每个变量需要有比较简短、意义明确的变量名,变量的完整定义,变量的取值列表及其标签——指出变量的每个取值代表的意义。

最后,将资料录入计算机。目前,在线调查等工具可以直接将资料录入数据库,这省下了资料录入人员很多的工作量,但在线调查在对象选择上无法做到控制。医学研究和很多社会学研究都会采用一些专用的录入工具。Epidata 和 Epi info 就是流行病学研究中经常用到的数据录入软件。界面亲和、操作简单、免费共享让其成为研究工作的重要助手。

二、单变量分析

顾名思义,单变量分析(univariate analysis)是一次只检验一个变量的分布情形。例如,测量了性别之后,分析对象的性别分布情况。

(一) 分布

表示单变量资料的基本形式是将所有的个案都报告出来,也就是按照问题中的变量列出研究每一个案的取值。频数分布是对一个样本中变量的不同取值出现次数的描述。有时,以图形表示更容易看出频数分布。

因为变量的不同分布往往决定了对其进行分析所能采取的方法,所以在做进一步分析之前,你需要弄明白该变量的取值分布情况。

(二) 集中趋势

除了简单报告取值的总体分布情况以外,你还可以用平均数或者集中趋势方式来呈现资料。数学上有很多种平均数,可在大多数分布情况下代表样本取值的集中趋势:算术平均数(means,总和除以案例总数)、众数(mode,出现次数最多的取值)和中位数(median,按顺序排列后观察取值最中间的那个值)。目前的统计软件都可以很简便地计算这 3 种代表集中趋势的统计量。而对研究者来说,究竟哪个能最好地代表"典型"值? 我们应该使用哪个测量? 答案取决于资料的特性和分析目的。一般来说满足正态分布样本的定量资料可以提供算术平均数,而非正态分布的资料或者需要排除极端值影响的研究则往往需提供中位数。

(三)离散趋势

均值的优点就是将原始数据简化成易操作的形式:用单一数值来表示某变量的详细资料。当然,也付出了部分信息损失的代价,因为读者无法从平均值来重新得知原始资料。但是这个缺点多少可以用"离散趋势"来弥补。

离散趋势指的是测量值围绕中心值(如平均数)的分布情况。最简单的离散测量是极差:最大值和最小值之间的差距。另一种较为复杂的离散趋势测量方式是标准差(standard deviation)。这种测量的计算公式就不详细列举了。本质上,标准差是某套资料的变异程度的指标。高的标准差意味着资料比较离散;低的标准差意味着资料比较聚集。另外,还有许多其他方式可以测量离散趋势。例如,四分位数间距,即调查对象取值顺序排列,处于 75% 位置的取值减去 25% 位置的取值。一般来说,非正态分布的变量需要提供中位数和四分位数间距来表达其集中趋势和离散趋势。

(四)连续变量和离散变量

要了解不同的变量可以采用什么样的表示方式,就必须要考察两种不同形式的变量:连续的和离散的。连续变量(continuous variable)在一定区间内可以任意取值,也即数值是连续不断的,相邻两个数值可作无限分割,如人体测量的身高、体重等。离散变量(discrete variable)取值只能用自然数或者整数单位计算,从一个类别跳到另一类别,中间没有联结,如性别、年级。

在分析离散变量时,均数等统计量就不适合,这时百分比等率的统计量才是合宜的表示。

(五)子群比较

单变量分析描述了研究的分析单位。如果资料来自某一个更大规模的人群,我们可借此对这个更大的人群做出描述推论。双变量和多变量分析的主要目的在于解释,然而,在我们进入解释之前,必须先考虑对子群的描述。

我们可以描述样本内部的子集。在某些情况下,研究者提出子群比较(comparison of subgroups),完全是为了描述。更常见的情况是子群的描述是为了做比较:女性漏服降压药的次数比男性少。在该例中,假定了某些与女性自身有关的因素造成了她们漏服较少。在这种情况下,所作的分析是依据某种因果关系的假设:某一变量影响另一变量,就如性别影响依从性一样。

三、双变量分析

和单变量分析比起来,子群比较构成了一种包含两个变量的双变量分析。正如我们前面所看到的单变量分析纯粹是为了描述。比较子群的目的主要也是为了描述。在分别描述各子群的同时增加了比较性质。大多数研究中的双变量分析还加入了另外一项:变量之间的关系。因此单变量分析和子群比较集中在描述研究中的对象,而双变量分析(bivariate analysis)则集中在变量及其相互关系上。

表 4-1 可以作为一种子群比较。它描述了 2008 年对全国心内科医师的调查中男性和女性吸烟的情况。它同时比较和描述了男性吸烟比女性严重。然而,同样的表格也可视为解释性双变量分析,反映了一些不同的关系。该表表示性别变量对"吸烟"变量有影响。吸烟行为在此是因变量,它部分地被自变量——性别所决定。

表 4‑1 中国心血管内科医师吸烟状况

分 类	男 性		女 性	
	数量	比例(%)	数量	比例(%)
正在吸烟	609	29.8	3	0.2
重度吸烟	142	6.9	0	0.0
已戒烟或偶尔吸烟	59	2.9	4	0.2
从不吸烟	1 376	67.3	1 981	99.6

资料来源:余金明,胡大一,姜庆五,等.2008 年中国心血管专科医师的吸烟状况.中华医学杂志,2009,89(34):2400～2403.

在这样的解释性双变量分析中,我们不再把男性和女性当做不同的子群来讨论,而是将性别当做一个变量:一个对另一个变量有影响的变量。

变量间因果关系的逻辑,对于理解百分比表格有重要意义。对于资料分析新手而言,一个主要的困扰就是如何确定表格正确的"百分比方向"。在表 4‑1 中,我们把对象分为两个子群,然后描述每个子群的行为。这是建立这种表格的正确方式。然后我们也可以用不同的方法来建立表格,如可以首先按照吸烟的频率把受访者分为数个子群,然后再按照男女性别比例来描述各个子群。但这个方式对解释来说没有意义。如表 4‑1 所示,性别会影响吸烟。假若我们用另一种方式来建立表格,它显示的是吸烟的频率会影响你的性别——这显然不合理。因为行为不可能决定你的性别。

还有一个问题也会使资料分析新手感到困难。那就是如何解读百分比表格? 表 4‑1 常会被解释成:"在女性心内科医师中,有超过 99%的人从不吸烟。"然而这并不是正确的解读方式。对于吸烟有影响时,你必须依据男女性别的比较结果来下结论。特别是,我们应该拿 99.6%与67.3%比较。这时你便会注意到女性比男性更可能不吸烟。对理解解释性双变量表格而言,子群比较是很有必要的。当然这个例子有可能比较不是那么严格。但也可能在一定程度上帮助你树立这样一种思路。

每个表格中百分比的方向是主观确定的,形式有可能有所不同,但内在逻辑应该是一致的。因此,在读表格时,你需要找出该表百分比的方向。通常从表头或变量分析的逻辑中便可以很明显地看出。最后,你应该在每行和每列加总百分比。例如,是各列加总为 100%,那么该表便是纵向百分比,反之为横向百分比。规则就是:如果表格是纵向百分比,按行横向来读;反之按列纵向来读。

在介绍多变量分析之前,我们回顾一下制作解释性双变量表格的几个步骤:①按照自变量的取值将样本分组;②按照因变量的取值来描述这些分组好的子群体;③按照因变量取值将自变量的子群相比较,来解读这个表格。

双变量分析往往表现很典型的因果解释。而我们之前所考察的表格通常被称为列联表(contingency table):因变量值必须依靠自变量值而定。虽然并没有一个标准说列联表应该怎么制作,但是医学领域的研究文献一般都会有如下一些原则性的规则需要遵守:

(1) 表格必须要有表头或标题,以简洁地描述表中的内容。

(2) 变量原来的内容必须清楚说明——如果可能的话,尽量呈现在表格中,或者写在正文中,再外加一段附于表中。当变量是取自于对态度问题的回答时,这个信息尤为重要,因为答案的意义主要取决于问题的问法。

（3）每一个变量的取值必须说明清楚。尽管需要简化复杂的类别，但在表中其意义必须很清楚，当然，完整的描述必须在正文中有所说明。

（4）当在表中使用百分比时，必须要说明计算基准。

四、多变量分析

多变量分析（multivariate analysis）是同时对超过两个的变量进行分析，可以看作是对双变量分析的扩展。我们可以在对子群进行较复杂的描述基础上建立多变量表格。其步骤基本和前述双变量表格的建立是相同的。不过，将会有不止一个自变量。在解释上也不再是用一个自变量来解释一个因变量，而是运用多个自变量来解释。一般可以以这样的方式来描述：在一个自变量假如是 X_1 的取值固定为某一个值的条件下，另一个自变量 X_2 对因变量 Y 的影响。这种解释的逻辑是：X_1 和 X_2 都有可能对 Y 产生影响，那么我们仅考虑其中一个自变量的影响而忽略另外一个就不能全面地了解这几个变量之间的关系。但当我们将 X_1 固定在一个值上，去考察另一个自变量与因变量的关系就排除了 X_1 的干扰。结果也将更加可信。

第三节　精　化　模　型

观察到两个变量之间的经验性关系之后，我们的目标就变为通过引入其他变量造成的影响，来了解这种关系的本质。从技术上来说，为完成这一目标，我们首先要将样本按照检验变量，或者说控制变量，分成几个子变量。然后，两个原始变量的关系在两个分样本中被分别重新计算。按照这种方式所建立的表格被称为分表，而在该表中发现的关系则称为净关系。接着，再将这个净关系与在所有样本中发现的原有关系——即所谓的零阶关系，表示还没有控制其他变量时两变量之间的关系——进行比较。

首先，我们要了解，对于其他两个变量而言，检验变量时先导性的（在时间上更早）还是中介性的，因为位置的不同在多变量模型中所暗示的逻辑关系是不同的。假设检验变量是中介性的，那么分析就该是建立在图 4-1 中所示的模型基础上。这其中多变量关系的逻辑是自变量影响作为中介的检验变量，中介变量再影响因变量。

假设检验变量先于自变量及因变量，则必须使用另一个完全不同的模型。如图 4-2 所示，此时，检验变量同样影响自变量及因变量。当然，应该意识到，在这里用"自变量"和"因变量"这样的名称，严格地说是不正确的。事实上，这是一个自变量（检验变量）和两个因变量。"自变量"与"因变量"之间显示经验上的关联性，由于都与检验变量有关，所以两者之间并没有任何因果关系。也就是说，他们之间的经验性关系，纯粹是他们各自与检验变量间同时存在的关系的产物。在流行病学研究中，这种情形通常被称为"混杂"，而在此的检验变量通常被称为"混杂因素"。这在流行病学病因分析中是必须要避免的情形。

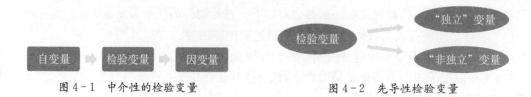

图 4-1　中介性的检验变量　　　　　　图 4-2　先导性检验变量

一、复制

复制(replication)指净关系基本上和原有关系相同,而不论检验变量是先导性的还是中介性的。这意味着原有关系在测试情况下被复制了。也就是说不论检验变量取值如何,自变量都同样影响因变量。这也就进一步加强了原关系为真的信心。

研究者经常使用精化模型,希望能在分样本中复制原有的发现。例如,假如我们发现某项健康教育和健康行为的形成存在相关关系,我们会引入一些检验变量,如年龄、地区、种族、宗教等来测试原有关系的稳定性。假使原有关系重复出现于年轻人与老年人、全国各地的人之中等。那么,便可据此认定原有关系是真实而普遍的。

二、说明

说明(explanation)这个名词是用来描述一个虚假关系;一个原有关系被后来引入的检验变量所解释了。这种情形的产生必须具备以下两个条件:①检验变量必须先导于自变量和因变量;②净关系必须是零或者明显小于原有关系。

一个简单的例子可以说明这种现象:在火灾现场消防车的数量和火灾损失间存在正相关关系。到现场的消防车越多,火灾的损失越大,似乎如此。然而一个先导变量——火灾的大小就解释了原有的关系。大火灾比小火灾造成更大的破坏,同时,大火灾比小火灾需要更多的消防车。如果考察大火灾,到现场的消防车数量与火灾的损失没有明显的相关,甚至可能有相反的关系——到场的消防车数量越多,救援力量越大,火灾的损失越小。考察小火灾时,结果也一样。

三、解释

除了引入检验变量的时间不同及由此带来的含义不同以外,解释(interpretation)和说明是很类似的。在“解释”这种精化模型中,我们引入一种中介性质的检验变量。自变量通过影响检验变量来影响因变量。也就是说自变量对因变量的作用并没有被其他因素解释掉,它仍然是一个真实的关系。只不过中介变量帮助阐明该关系借以产生的机制。因此,解释并不是否定原有因果关系的有效性,而是澄清这一关系运行的过程。

四、详述

有些时候精化模型会产生一些互相有显著差别的净关系。例如,一个净关系与原有的双变量关系相同或者更强,而另一个净关系却小于原有关系而且可能降至零。这种情形在精化模型中被称为详述(specification)。即详细说明初始关系存在的条件,如存在于男性间,而不存在于女性中间。

“详述”这个名词用于精化模型,它不管检验变量是先导性还是中介性的。不论是哪种变量,其意义是相同的。我们要详细说明的是在何种特定情形下,原有关系仍存在。

五、优化

基本精化模型可能存在的变化如下:

(1)基本的模型假定两变量间有一个初始关系。但即使初始关系为零,也可以运用精化模型。如果在这种情形下引入检验变量,结果显示各子群中显现一个明显的关系。那么引入的检验变量就是一个抑制变量,它使得初始关系不能显现。

(2)基本模型的焦点在于净关系是否与原有关系相等或比其弱,但它没有提出任何指导原则以辨明是什么构成了原有关系与净关系之间的显著差异。当你使用精化模型时,就会经常发现自己在武断地决定某个净关系是否明显弱于原有关系。这一点暗示了可以给这个模型加入新的维度。

(3)基本模型局限于认为净关系等同或弱于原有关系,这就忽略了另外两种可能性。净关系可以比原有关系更强,或者,就根本与原有关系相反。这种时候引入的检验变量即为曲解变量,它颠倒零阶关系的方向。

所有这些新的维度,进一步深化了"详述"这一概念。假使某一净关系与原关系相同,而另一净关系却比原关系强。这时候,你就要指出,在某种状况下,原有关系得到保持;还要指出另外一种状况,在这一个状况下,原有关系显得更强。

(4)基本模型主要着重于二分式检验变量。实际上,精化模型并非局限在此。如果检验变量将样本分成3个或更多个子样本,则基本模型会变得更复杂。此外,同时使用一个以上的检验变量,模型也会变得更复杂。精化模型并非是一种简单的演算法则,它是一种逻辑设置,用来帮助研究者理解其资料。我们希望引导你采用一种分析的思路去看待你的资料,而不要被表面的结果和结论所迷惑。在面对一个看起来荒谬的结论面前,我们很容易去思考是哪些原因,或者哪些变量造成了这种情况,但是在一个看起来有道理的结论面前,我们往往会失去进一步探究的动力。我们并不能告诉你该引入哪个变量作为控制变量,我们能告诉你的就是,时刻对你的结论保持警惕。

六、事后假设

"事后假设"意味着"马后炮"。当你观察到两个变量之间经验的关系后,简单地提出一种原因来说明该关系,这种做法有时就被称为事后假设。我们知道所有的假设都有被证伪的可能。因此,除非你能找出一些经验发现可以证伪你的假设,否则这个假设就不是真正的、研究者惯常意义上说的那种假设。

每个人都可以从一堆资料中构想出一些假设来解释观察到的经验性关系。精化模型的方法为各种假设提供了检测的逻辑工具。当你提出了一种假设来解释你观察到的关系,然后就此打住,那么你的解释不具多少说服力。但是,如果在此假设的基础上推论,引入一个检验变量来验证,那么这个假设也就成为可以被证伪的对象。这就是从事后假设变成了一个真正意义上的科学假设。

第四节　统　计　分　析

借助统计分析(statistical analysis)方法,研究者可以总结资料、测量变量之间的相关,并从样本推论总体。我们将讨论两种类型的统计:描述性统计和推断性统计。描述统计用可操作的方式来简述数据的方法。而推断统计则帮助你根据观察数据得出结论。本节对我们研究中可能用到的统计分析方法做一个简单介绍。篇幅所限,不对其做具体描述。可以参见相关的统计学教材。

一、描述性统计

正如我们前面所说,描述统计(descriptive statistics)是一种定量描述的方法。有时我们要描述单一变量,有时又要描述变量之间的关联性。在第二节中我们已经讨论过一些单变量的描述方法,如众数、中位数和均值。另有离散趋势的测量,如标准差等。当然,也可以对两变量之间的关联性进行描述。

(一) 相关性分析

所谓相关,就是一个变量的各个取值的变化会引起另一个变量的各个取值发生相应的变化,这就是函数相关。另外一种情形是在两个变量之间,不知道哪个是自变量,哪个是因变量,只知道这两种现象同时出现、同时变化,这是共变相关。所以相关表示的不仅是因果关系,还包括共变关系在内。

进行相关性分析(correlation analysis),首先要学会做四格表(列联表)。就是把两个变量的频数分布交叉分配在一张表中,成为一个矩阵。表 4-2 就是一个比较典型的列联表。

表 4-2 是我们假设的一个四格表,我们接下来将用这个四格表来简述相关的系数。

表 4-2　一个典型的四格表

		X		总计
		C	D	
Y	A	70	40	110
	B	10	80	90
	合计	80	120	200

在社会调查中,测量分类变量的相关系数一般采用 Lambda 值或者 Tau-y 值。这两个相关都是以消减误差比例(proportionate reduction in error, PRE)为基础的。当不知 X 变量去估测 Y 变量时所产生的误差叫全部误差 E_1;知道 X 变量再去估测 Y 变量时所产生的误差叫缩小误差 E_2;两者之差叫剩余误差;剩余误差在全部误差中的比例就是消减误差比例。因为知道 X 去估测 Y 时可能使误差减少,则说明 X 对 Y 有影响,能够减少多少错误,就说明有多少影响,即相关程度。

当我们不知道 X 去预测 Y 时,只能根据 Y 自身的特征去预测,如根据 Y 的评价值或者众数去预测 Y 的各数值,这时产生的误差可能比较大。加入已知的 X 值,我们就会根据 X 对 Y 的影响方向去预测 Y,这时可能减少误差。如果减少误差了,就说明 X 起了作用。能够减少多少误差,就说明 X 与 Y 有多少相关。如果知道 X 再去预测 Y 和不知道的时候一样,那就说明 X 与 Y 没有相关。

测量等级资料的相关系数一般采用 Spearman 等级相关系数或者 Gamma 相关系数,这两者都是考察 X 与 Y 变量变化的顺序是否一致及其等级之间的差距来计算相关。

分析连续变量相关系数的最常用方法是 Pearson 相关系数。

(二) 回归分析

之前,我们已经介绍过,描述两个变量相关性的通用模式是 $Y = f(X)$,即 Y 是 X 的函数。回归分析(regression analysis)就是用来决定 Y 对 X 特定函数的方法。回归分析有好几种形式,到底采用什么方法,取决于变量关系的复杂性。

1. 线性回归(linear regression)　描述两个变量之间存在线性关系。回归方程的一般表达式为 $Y = a + bX$。线性回归模型具有重要的描述作用。回归线表达了 X 与 Y 的相关关系,而回归方程则是简化该相关性的有效形式。

2. 多元回归（multiple regression）　研究者经常会发现某因变量同时被多个自变量影响。多元回归分析就是分析这种情形的良好工具。

3. 偏回归（partial regression）　在解释精化模型时，我们特别研究过，在第三个检验变量固定不变时，另两个变量之间的关系。偏回归就是根据相同的逻辑。计算两个变量间关系的基础就是检验变量不变。

4. 曲线回归（curvilinear regression）　当变量间不是线性关系时，利用曲线而不是直线来表达变量之间的关系。

二、推断性统计

前面已经讲述了对样本的一般性描述。然而实际工作中需要的比较多的是统计推断，即根据样本提供的信息和抽样分布的规律，以一定的概率推断总体的特性。统计推断基于小概率原理，因小概率事件发生的可能性很小，进而认为其在一次抽样中不会发生。这为统计推断提供了理论依据。统计推断包括两个重要内容：参数估计和假设检验。

由样本信息估计总体参数称为参数估计，包括两种：点估计和区间估计。

假设检验是统计学的一个极其重要的理论问题，具有独特的逻辑，并包含诸多方法。总的来说是先建立假设，然后通过分析样本数据，判断样本信息是否支持这种假设，最后作出拒绝或不拒绝这种假设的结论。

三、其他多元方法

接下来我们认识其他几种常用到的多元方法。

（一）路径分析

路径分析（path analysis）是通过分析变量之间假设的因果效应，来测试研究者提出的关于一套观察或者呈现变量之间因果关系的理论。

路径分析的主要目的是检验一个假想的因果模型的准确和可靠程度，测量变量间因果关系的强弱，回答下述问题：模型中两变量 X 与 Y 间是否存在相关关系；若存在相关关系，则进一步研究两者间是否有因果关系；若 X 影响 Y，那么 X 是直接影响 Y，还是通过中介变量间接影响或两种情况都有；直接影响与间接影响两者大小如何。

（二）时间序列分析

时间序列分析（time series analysis）是建立在回归分析基础之上的一种统计方法，常被用于检验时间序列资料，以表示一个或多个变量随时间而产生的改变。假设，如果国家健康教育经费多年来在持续上升，用时间序列分析经费投入可以用回归形式来表现长期趋势。

（三）因子分析

因子分析（factor analysis）是一种复杂的代数方法，用于探讨多个变量值变异的模式。广泛用于心理学量表的分析。假设数据中有个人偏好指标，即一个指标表示某种偏好，但没有一个指标可以提供完整的测量，而且，所有这些项目具有高度相关性。在做因子分析时，研究者利用这个代数过程找出一个人为的因子，而该因子与每一个测量偏好的指标都紧密联系。用该因子的得分来代表之前所有指标的测量值。这样就形成了一个综合反映个人偏好的值。

（四）判别分析

判别分析（discriminant analysis）是利用已知类别的样本建立判别模型，为未知类别的样本判别的一种统计方法。判别分析的特点是根据已掌握的、历史上每个类别的若干样本的数据信息，总结出客观事物分类的规律性，建立判别公式和判别准则。当遇到新的样本点时，只要根据总结出来的判别公式和判别准则，就能判别该样本点所属的类别。

（佘金明）

思考题

1. 为什么要使用定性数据？
2. 定性研究的意义和应用范围是什么？
3. 如何分析定性数据？
4. 什么是定量数据？
5. 定量数据分析应包括哪些主要步骤？
6. 列举一个有关虚假关系的例子。
7. 列举一个有关混杂的例子。
8. 以自己的语言，尝试说明回归分析的目的。
9. 简述两个变量之间的相关分析。

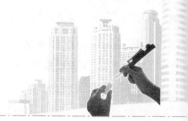

第五章

健康教育的阅读和撰写
Reading and Writing Health Education

科学研究不可避免需要通过信息交流来使其易于理解和接受,但这并非易事。从事健康教育的研究者通常不擅长表达他们的学术方法和结论。因此,尽管研究者可能尽力描述了自己的研究方法,并希望以此有效表达自己的观点,但对他人来说,阅读和理解作者的研究成果往往会遇到困难。本章将先学习如何阅读研究,然后介绍如何写作。读得越多,越容易理解。对于写作也同样如此。

一、阅读研究

(一) 整理回顾文献

在大多数情况下,研究者应该整理包含与所希望研究内容有关的主题词的文献,或者涉及调查某个特定的人群,如吸烟人群、静坐生活方式者、慢性非传染性疾病患者、性病/艾滋病高危人群等。在任何情况下,都应当找到一组关键词来表达研究的核心关注点。

有时候,一个简单的网络搜索是一个有用开始方式。使用搜索引擎,如百度、谷歌、维基百科等。在一般情况下,网上搜索往往把大量的条目混杂在一起,需要一段时间进行筛检。

不管如何开始回顾文献,类似雪球抽样的方法常被用到。一旦发现一本特别有用的书或一篇文章,就需要特别留意该作者所引用的出版物,其中有些参考文献可能同样对阅读者的研究有帮助。事实上,一些被反复引用的文献可能正是你所研究领域内的核心文献。通过回顾文献可以挖掘以往的研究知识体系,并充分利用这些研究已经产生的知识优势,优化为自己的调查设计。

(二) 阅读期刊和书籍

1. 阅读期刊类论文 大部分期刊论文篇首会有一个摘要。先阅读摘要部分,能了解此文的研究目的、方法和主要结果。阅读摘要有两大作用。首先,阅读摘要能很好地帮助读者决定是否要阅读余下的文章全文,如果正在查阅与写作内容有关的文献,摘要能告知这篇文章是否对写作有特别价值或意义。其次,摘要反映了整篇文章的主要框架内容,它能让你从对文章的方法或结论的质疑入手,从而引导全文的阅读(在阅读中快速记下疑问并寻求答案并非坏事)。

当你读过摘要后,你可能会直接去看文章篇末的总结和(或)结论。它会使你对整篇文章有更详尽的印象。下一步,快速浏览全文,只看标题部分和一些图表。你不必在浏览中掌握全部内容,只看你感兴趣的那部分就可以了。通过这一步,你会基本熟悉这篇文章,对作者的研究结论有了更清楚地了解,对研究方法也有了大致印象。

当你开始仔细阅读整篇文章时,就会对文章的各个标题有清晰的概念及明确全文各部分之间的逻辑关系,同时对任何今后你可能引用的段落做好标记。在仔细阅读完全文后,最好再从头到尾读一遍。这样你就能从研究文章局部又回到整体中。

2. 阅读书籍　阅读文章的方法也可用于阅读一本书或报告,有时称为研究专著。像摘要一样,著书的序言和首章通常会介绍著书的目的、方法和主要研究内容。序言往往比摘要写得更加非正式一些,更易于读者理解。

像读文章一样,最好先浏览一下全书,对它的组织结构、主要图表等有个大致印象。通过这一步骤,你应该会对全书有了大致了解。尽可能地做好笔记,有助于观察和提出问题。

当你着手更加仔细地阅读这本书时,你应该在阅读每章时重复上述同样的步骤。是否跳过哪些章节取决于你的阅读目的。如果你发现了你所感兴趣的内容,你必须多加注意,如研究对象、如何实施的、什么时候实施的。

(三) 阅读研究评估报告

在阅读一篇研究评估报告时会遇到很多问题。以下归纳有助于读者理解研究报告的内容并发现其他一些深层次问题。

1. 研究假设

(1) 该项研究是否使用一个已经存在的理论,还是该理论尚无文献提出?

(2) 能否辨识出研究者的主要研究模型? 作者在报告中引用的参考文献会提供给读者一些线索。

(3) 作者是否试图推翻某些模型或理论?

(4) 一个理论或假设是否正在被验证?

(5) 该研究中使用的方法是依据何种理论,例如数据收集的方法和哪些数据应该被收集或选择舍弃?

(6) 该方法是否适用于该假设所提出的问题?

2. 研究设计

(1) 该调查的研究目的是什么? 是探索、描述,还是解释或归纳?

(2) 谁在实施该研究? 谁为该项研究支付经费? 谁对此项研究持积极态度? 如果研究结论正好与研究者或赞助者的兴趣期望有关,不必取消这些结论,只是下结论时需要更谨慎些。

(3) 分析有哪几类内容? 它是否和研究目的相匹配? 是否结论都来自于分析的内容?

(4) 是横断面调查还是队列调查? 特别注意队列调查的基线研究须以横断面调查为基础。

(5) 如果已获得队列调查资料,是否对每个观测时间点的测量指标数据都进行了及时收集? 对每个调查对象是否每次都询问相同的问题?

(6) 是否有一个研究小组,有多少研究成员在研究中途退出?

3. 测量

(1) 本研究所使用的概念是如何定义的?

(2) 研究者是否对变量从多种维度做了描述? 分析报告是否需要保有这些变量的差异?

(3) 有哪些定性或定量指标被选作对一些概念或研究内容的测量? 是否每个需要测量的指标都符合逻辑性? 这些指标还能测量什么? 测量指标是否可获得? 结果是否可信?

(4) 每个变量的测量水平如何,是否分类、有序?

(5) 是否使用了复合式测量,如指数、量表与类型等? 使用它们与研究目的是否有关? 使用是否恰当?

4. 抽样

(1) 抽样对象是否合适? 是否所有的研究对象都纳入研究? 需要指出的是,随机抽样并非总是适合所有研究。

（2）如果是根据需求抽样，抽样方法是否合适？使用目的抽样、还是雪球抽样，或者是限额抽样？抽样设计是否合适？

（3）研究者在结论中想要描述的是何种人群？

（4）研究者的目的是什么？其抽样方法从统计学角度考虑是否严密？

（5）如果知道了抽样概率，该选择何种抽样方法？它能否恰当的代表研究者所关注的人群？抽样方法会遗漏哪些人群特征或哪些无关因素会被包含？

（6）有哪些特定的抽样方法被使用：简单随机抽样、系统抽样或整群抽样？研究者是否在抽样前进行过分层？用于分层的变量是否选择得合适？即他们是否与调查中的变量有关？

（7）样本量有多大？样本的应答率有多少？应答者和未应答者是否有任何方面的区别？

（8）假设被调查者能代表被抽取的样本人群，该抽样规模下的标准误是多少？

（9）研究者是否对样本的代表性做过检验，如对调查人群的性别分布、年龄、种族、受教育程度或收入等？

（10）受访者个体（或其他调查单元）是否代表了大规模的抽样人群？

（11）如果概率抽样和统计方法不适合定性调查的研究，研究对象和观测指标是否适合用更广泛的观察现象来进行概述？研究者是否特别关注了一些异常值或对象？

5. 实验

（1）实验的主要因变量是什么？实验达到了何种效果？

（2）什么是实验的促成因素？

（3）实验中还有哪些相关变量？是否被测量？

（4）每个变量是如何被定义和测量的？定义这些变量时会遇到哪些信度和效度问题？

（5）是否使用了合适的对照组？是否实验组对象是被指定的而对照组来源于随机抽样或作了匹配？是否合适？是否研究者能提供任何能证明实验组和对照组具有可比性的证据？

（6）是否对因变量做过前后测量？

（7）实验中的安慰剂效应（或称霍桑效应）可能性有多大？是否考虑到对此问题的控制方法，如是否做了双盲设计？

（8）内部效度是否有问题，如主试因素、被试因素、历时、成熟或自然发展、选择、测验、被试的亡失、统计回归、仪器使用等？

（9）外部效度是否有问题？实验者如何确保实验结果能应用到其他人群或现实环境？

6. 调查研究

（1）所有调查问题能否都根据抽样解决？

（2）被调查者被问了哪些问题？哪个问题的措辞更精确？尤其注意研究者可能只报道这些问题的大致意思，而非原文。

（3）如果使用封闭式问题，答案分类是否合适、全面且互相独立？

（4）如果使用开放式问题，答案是如何被分类的？研究者是否预防在编码记录答案中带入个人观点而导致偏倚？

（5）所有问题是否都清晰而明确？被调查者是否会产生误解？也就是说，答案是否会产生除了研究者设定含义之外的其他含义？

（6）被调查者是否有能力回答提出的问题？如果他们没有这个能力，可能会将答案乱填，且这些答案没有任何意义。

（7）是否有双重的问题？注意查看一些连词（如和、或）。答案是否是两个相反的内容？

（8）问题是否含有负面词组？如果是这样，应答者是否会误解原意并做出不合意图的回答？

（9）问题中是否包含了对社会有危险倾向的内容？回答者给出正确或错误的答案时，人们是否会基于此认为他们有不良的倾向？

（10）你自己对每道题会如何回答？一般而言，自己应对每道题先做一个检测，你在回答时遇到的困难或问题，受访者可能也会遇到。

（11）研究者是否对原始报告进行了二次整理分析？如果这样，研究质量决定了原始数据的生成。分析所得的数据是否和目标趋势一致？最初提出的问题是否能足够反映当前需要分析的变量？

7. 实地研究

（1）本次研究的理论基础是什么？

（2）研究是否基于一定理论？还是尚无相关理论？

（3）本次研究的主要变量是什么？它们是如何被定义和测量的？你觉得这些变量有何问题？

（4）信度如何？是否其他研究者观察相同事项时，也做了类似的分类？

（5）对观察对象的分类是否受到其他类似研究者研究结论或研究假设的分类的影响？

（6）该项研究成果能在多大范围内推广？研究者提出了何种观点？这种观点的基础是什么？

（7）如果进行人群访谈，如何选择访谈人群？他们能否代表所有受访类型？

（8）参与者对事件本身有何影响？

（9）研究者在研究过程中是否显露出他的研究者的身份？如果如此，这种暴露对其观察行为造成多大的影响？

（10）研究者是否在观察时暴露出个人的感情，积极的或消极的？如果如此，会对做出观察结论造成何种影响？

（11）研究者自身的文化背景会对其解释观察结果造成何种影响？

8. 内容分析

（1）分析时的主要变量是什么？他们与研究者提出的问题是否相适应？

（2）分析数据的来源和形式是怎么样的？他们与研究者提出的问题是否相适应？

（3）分析数据的时间框架是否与研究问题相适应？

（4）分析的单元是什么？

（5）如果是定量调查，是否对资料来源做了合适的抽样，是否使用了合适的统计分析方法？

（6）如果做定性调查，数据是否在一个合理的范围内，研究者结论的逻辑性是否与数据检测结果有一致性？

9. 分析现有的统计数据

（1）谁来收集基线数据？数据收集的方法有何不足？数据收集的最初目的是什么？是否会影响数据收集过程？

（2）数据分析单元是什么？研究结论与研究问题是否相适应？

（3）数据是何时被收集的？这些问题目前是否还在被关注？

（4）研究中的变量是如何被分析的？在最初报道中这些变量是如何被研究者定义的？

10. 比较研究和历史研究

(1) 这是一个描述性还是解释性研究？是否包含横断面调查、对照或是随时间而改变？

(2) 此项研究的分析单元是什么，例如，是国家、社会、还是某个团体？

(3) 本项研究的主要变量是什么？如果是解释性分析，何种因果关系得到验证？

(4) 本次研究是否使用了其他研究者的技术，如使用一个已经存在的统计分析方法、分析内容或调查，或者某个相似领域的研究？

(5) 分析数据的范围是否合适，例如，调查单元的比较和观察对象的数量是否与观察单元的分析特质相适？

(6) 如果本次调查数据使用了历史数据或文献资料，是谁产生这些数据及数据形成时的目的是什么？这些数据中会有哪些偏倚？

11. 评价研究

(1) 需要分析何种干预？它是如何被测量的？信度和效度如何？

(2) 同质的人群是否被观测？

(3) "有效"是如何被定义的？对于个体、组织而言，何时显示出有效？能否被有效测量？

(4) 研究者是否判断了干预是有效的或无效的？这种判断是否被充分地阐明？

(5) 谁在为研究支付经费，谁在实际管理研究项目？你对研究的客观性和真实性是否持有信心？资助者是否以任何形式干预了研究？

12. 数据分析

(1) 研究的目标和设计是否使用了定性或定量分析？

(2) 非标准型数据是如何被编码的？

(3) 研究者是否承担了所有相关分析？所有相关变量都被定义和检测？观测到的两个相关变量之间的关联是否由第三种之前的变量所造成？

(4) 组间是否有差异？

(5) 研究者下的结论是否超过了真实的结论？

(6) 分析数据中是否有逻辑问题？

(7) 那些基于实验得出的观测数据的新研究模型是否匹配社会生活的基本理论？研究者是否从那些异常案例中发现挑战现有理论的新模型？

(8) 相关变量数据在不同水平上的测量及数据分析是否用到了统计学的原理？

(9) 统计方法是否使用正确？

二、研究报告写作

研究报告有几大功能。首先研究报告是数据和思想传播的载体。报告应该清晰地陈述这些，并充分表达细节以允许别人对这些内容进行评估。其次，适度地保持谦虚的态度。应该始终把研究报告作为对我们已知社会行为的补充。最后，报告应该激发和引导新的研究方向。报告中包括：①背景：该项目的目的和目标；②说明：评价什么；③目的：为什么要进行评价；④方法：如何进行(与何人、何时、多少、使用的工具)；⑤障碍：在设计或进行评价时的问题；⑥结果：新发现，方案建议。

1. 一些基本考量　除了一些基本的准则，不同的报告有不同的目的。

2. 读者　在撰写报告之前，应先自问一下，希望谁阅读它。一般而言，会对专业人员和普通读者区别对待。如果报告是写给一般人看的，会对某些已知的知识做一些假定推断，然后总结出某个观点而不是进行详细的解释。同样科普化的语言更适合给一些普通读者看。

3. 报告的形式和长度 通常研究者会为研究的资助者准备报告。这些报告会非常冗长。为了准备这些报告,需要记住的是,读者既不是科学家也不是底层人员,首要的是为这个项目的资助者服务。

写论文是另一种形式的研究报告。对于一项大型综合项目来说,会发现对分析的评论和数据的解释说明是有用的。论文写作时,通常会包含对一些探索性结论的含蓄表达。论文也可以写得十分长,需要对所有研究结果的每个细节进行报道,或者部分报道。因为你的专业声誉并不会在论文中受到影响,因此充分地陈述你的探索性的结果,审稿者不会总是要求你证明或评估这些结果。

许多研究结果发表于专业的学术会议。尽管专业会议论文长度不同,这取决于会议组织者的要求,但总希望宜长不宜短。会议论文会在结尾处长篇大论。感兴趣的听众会在稍后询问一些详情,不感兴趣的人也能早点离开。

作为一般的法则,一篇好的学生毕业论文能成就一篇好的期刊文章,同时也能成为一篇好毕业论文。你会通过学习期刊文章的结构,学到更多。

有如下 3 个方面的原因促使你写作一份评价报告:

(1) 将有一个正式的记录。评价学到了什么,无论是过程和结果,可能适用于您或其他人计划的未来的项目。员工可能会变化,你的记忆可能会褪色,但评价报告吸取的经验教训将为未来的应用提供保证。

(2) 可以帮助别人。与同伴共享你的评价报告,他们正考虑类似的项目的发展,可能会帮助他们更有效地设计自己的方案,说服他们使用(或修改)你的方案,并建立你良好的项目设计的声誉。

(3) 必须为今后的评价工作打下基础。基于以往经验设计的评价比"从头开始"的评价要容易得多。一份报告,概述你有什么,为什么,以及做了什么,在未来应该改变什么,对从计划一个新的预试验到评价提供了坚实的基础。一定要在您的报告中附录使用过的任何问卷或其他材料,以便你可以随后找到和审查它们。

4. 避免抄袭 在学术写作中,往往需要借鉴别人的研究成果,也需要表明自己已经阅读过并理解了那些与研究课题相关的文章或书籍。但是,如果通过复制文字的方式来体现这一点,又没有恰当地注明出处,这就构成了抄袭。修改别人的文字或段落并将陈述为你自己的工作,这是不被允许的。最后,把别人的观点当作你自己的观点陈述也是不被允许的,除非你使用完全不同的语言表达这些观点。

(1) 直接引用时应遵循的原则:当看到某些和你的论证/讨论密切相关的语句;当你认为改写会降低原文的影响力和效果、或某些信息需要用独特方式表达的时候,你可能会直接引用原文。此时必须遵循以下原则:

1) 在文章中尽量少地直接引用大段的文字(如一整段),如果你这样做了,不要让引用的文字占据你所写论文的很大篇幅。你必须把你所引用的文字和你所撰写的文字清楚地区分开来。

2) 如果有需要,可以从文献中引用非常短小的部分(如句子的一部分),但必须让你的读者非常清楚地知道哪些文字是你引用的。同时,不能改变原文的拼写和措辞。

3) 必须清楚地标明你所引用的文字的确切来源和引文的篇幅。

(2) 数据分析原则:报告数据分析的时候,应该提供尽可能翔实的细节。如果使用了定量数据,应该可以使读者对它们进行重新计算。读者应该得到足够的信息量能使得他们能用自己的方法计算你提供的表格中的数据。对定量数据的全面充分的描述,才能使该数据被二次分析,这样读者就能用相似的指标创作出相似的表格、得出类似的回归结论等。

如果做的是定性调查,必须提供足够的细节,这样读者就会对报告中的观察方法有感性的认识。仅陈述支持你的观点的数据是不够的,必须分享那些和你观点有歧义且不同的数据。最后,应该提供足够的信息使读者能得到更多的结论,而这些结论会超过预期陈述的内容。事实上,读者应该能独立自主地对整个研究过程进行重复,无论是否涉及观察对象、一个实验或任何其他研究形式。

在报告中积累和解释数据是非常重要的。选择、分析和提交数据的准则如下:

1)仅使用官方消息来源的数据。

2)使用您所关注的地区的统计。

3)使用最新数据。

4)反复检查数据中的数字。

5)做自己的分析,需能够对目标受众解释这些信息。

6)使演示简洁。

7)链接真实的故事或案例的统计。

8)尝试展示伴随时间的改变。

9)显示做出了差异的干预数据。

应采用以下 8 个步骤,最大限度地发挥自陈式报告的实用性和增加这种数据收集方法的准确性:①选择的方式能清楚地反映项目成果;②选择的方式已经被设计应对预期相应问题和已经被验证过;③对目标人群进行前导性研究;④纠正不可靠来源;⑤运用质量控制程序,以检测其他来源的错误;⑥运用多种方法;⑦使用多种方式;⑧随机分配实验组和对照组,控制自我报告的偏差。

(余金明　王继伟)

思考题

1. 阅读论文、书籍、研究报告的收获会有哪些不同?

2. 健康教育项目实施的质量和研究报告的质量有什么样的关系?

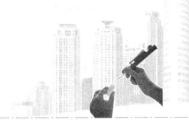

第六章

健康促进工作
Working for Health Promotion

第一节 健康需求评估

一、健康需求评估的定义

需求评估是指通过资料的收集,说明一个群体、社区或国家的需求,提供规划、政策形成及经费分配的主要信息来源,通过需求评估也有助于避免严重的错误,因此需求评估是健康计划与政策规划的必要基础。需求评估的最终目的是通过资料的收集,找出需求与问题、也找出有效、可行、社会接受的解决方法,并且将适当的解决方式使用于政策中。

(一) 需求评估方式

需求评估是制订健康计划的基础与关键,需求评估方式包括资料收集与需求评估的区分,在资料收集上可分为两种类型:

1. 质性资料 使用事例辩证作为证据,如面对面访谈、发生的个案、网路分析。

2. 量性资料 使用统计数据来论证,如问卷调查、统计资料、结构性访谈等。

实施健康需求评估主要有两层含义:①辨识以何种方式促进健康将带来最大收益。②选择哪些特殊组或社区需要优先作为目标对象进行干预。

(二) 需求评估方式的类型

需求评估方式的类型是由学者布拉德提出,分为 4 种类型。

1. 规范性需求(normative needs) 主要是来自于专家的经验和知识,是由专家、专业人员对特定情境所定义的需求。法令、政策、国际规范公约,亦是由专家所制订。在不同的专家之间,也许会有不同或冲突的意见产生,这是优点也是缺点。如果只找一位专家或某类专家,可能导致狭隘的专家意见。例如,母乳哺养只征询营养学家,缺乏妇产科医师、母乳协会、护理师、性别专家等人对该议题的意见。规范性需求资料收集时可尽量收集多元的专家意见。

2. 感觉性需求(felt needs) 指成员觉得重要的问题,即成员明确表示出来的主观需求,或是当被问起是否需要某项服务时,其反应即感觉需求。可通过需求调查统计资料、焦点小组讨论或听证会形式广纳意见。感觉性需求是政策和服务方案潜在受益者的期待,据此能制订出应对性较高的政策和方案规划。缺点:因为个人经常受限于有限的认知,有时候感觉需求并不能反映真正的需求。

3. 表达性需求(expressed needs) 搜集现行推动政策或计划的执行概况、计划受益或服务利用情形,与未来相关计划的服务水平以及政策推动的优先顺序。在计划受益或服务利用状况的统计资料上,应予以区分性别,且内容应包括受益人、受益类型与数量、信息传递方式、经费来源等。需求资料来源大多来自卫生统计、健康档案库、全国性健康调查资料库等。

4. 比较性需求(comparative needs) 比较性需求是在考虑对等、公平与资源分配前提下,不同社会群体的相对差距。针对人口与地域特征相似的群体进行需求的比较,如果具有相同的特质,但却未提供相同的服务,则表示有需求的存在,即对两个地区的服务做一个差别的比较。据此将资源分配转移至最有需要的人口群体。

二、健康需求评估的要点

1. 需求评估需在计划执行前完成
(1) 在需求被发现前,需要测量与定义。
(2) 可以帮助确认更适合的计划和资源的利用。
(3) 没有执行需求评估会使重要健康议题受到妨碍与延迟,无法聚焦。
(4) 需求评估可以决定社区的内部能力,以满足特定需求。
(5) 可以为优先群体的需求发展干预提供焦点。
(6) 了解优先群体的需求,并提供文献数据参考。

2. 需求评估需回答的问题 Peterson 和 Alexander(2001)提出需求评估需回答的问题如下:
(1) 哪些是优先群体?
(2) 优先群体的需求是什么?
(3) 优先群体中拥有哪些重要的需求的次分群体?
(4) 次分群体的地理位置?
(5) 现在正在做什么解决需求?
(6) 以前是如何解决的?

三、健康需求评估的步骤

需求评估步骤包括:①步骤 1:确定需求评估的目的和范围;②步骤 2:收集数据;③步骤 3:分析数据;④步骤 4:确定健康问题相关的因素;⑤步骤 5:确定方案的重点;⑥步骤 6:验证优先需求。

1. 步骤 1 确定需求评估的目的和范围。
(1) 需求评估的目标是什么?
(2) 需求评估的规模多大?
(3) 什么样的资源适用于需求评估?
(4) 评估能否执行,如果可以,什么样的需求评估是合适的?

以下哪一个决定因素是最重要的:对于心血管病患者,评估其吸烟、饮酒、运动状况以确认适当的干预策略是紧迫且必需的;需求评估的范围应由利益相关者(包括关键的决策者)所决定。

即使健康问题或决定因素已经确认,以下问题仍需考虑:①重要程度如何? ②哪个群体中最重要? ③高危的次级群体? ④经济成本? ⑤时间趋势?

2. 步骤 2 收集数据。执行需求评估的艺术是为了能够确认最具相关的可能资料。因为成本及可利用性,建议计划者刚开始执行收集资料过程时,试着找相关的二手资料。一旦相关

的二手资料被确定,计划者需要转移他们的注意力到收集适合的一手资料:

（1）提供有关特定情况时有用的信息。

（2）让优先群体主动参与及帮助计划的程序。

3. **步骤3　分析数据。** 在优先领域,计划者应该寻找问题的答案。

（1）现实需求是什么?

（2）有什么资源可以适当地解决问题吗?

（3）解决问题最好的方法是用健康促进干预吗,或是可以通过其他更好的办法解决呢?

（4）干预策略对于提出问题是有效的吗?

（5）问题可以在合理的时间解决吗?

计划者应该能够按界定好的问题或需求的优先顺序处理。

基本排序法(basic priority rating, BPR):①问题的大小(0~10);②问题的严重程度(0~20);③可能干预的有效性(0~10);④资产、经济、接受度、资源及合法(propriety, economics, acceptability, resources and legality, PEARL)。公式如下:

$$BPR = (A + B) \times C/3 \times D \tag{6-1}$$

4. **步骤4　确定健康问题相关的因素。** 与 PRECEDE-PROCEED 流行病学诊断类似,界定在前面步骤提及的健康问题的决定因子。什么样的遗传、行为及环境危险因素会与健康问题有关联? 因为大部分的遗传决定因素可能无法改变或与行为及环境相互作用,因此此步骤的任务便是界定行为及环境的因素,并按顺序排列。

5. **步骤5　确定方案的重点。** 与 PRECEDE-PROCEED 教育及生态诊断类似,计划者需要界定那些看起来直接对危险因素有影响的倾向、促成及强化因素。

以肺癌为例,在优先群体中可能会有:①需要戒烟的技巧(倾向因素);②取得戒烟的途径(促成因素);③周围支持停止吸烟的人(强化因素)。

确定方案的重点同时应考虑以下问题:

（1）计划者应该通过回答更多的问题,以寻找健康促进计划存在的情况。

（2）什么健康促进计划现在可于优先全体中使用?

（3）计划已被使用了吗? 如果没有,为什么?

（4）计划的有效性如何? 可达到预期目标吗?

（5）这些计划如何决定需求?

（6）这些计划对于优先群体是可利用的吗? 位于何处? 何时开始? 需何报名资格? 优先群体可付得起吗?

（7）有符合优先群体的需求吗? 如果没有,为什么?

6. **步骤6　验证优先需求。** 确认界定的需求是真正的需求。方法如下:

（1）再次检查在需求评估中所遵循的步骤以去除任何偏误。

（2）对优先群体中的某些人进行焦点小组访谈,以决定她们对界定需求的反应。

（3）从其他健康专业人员中取得第二意见(second opinion)。

四、开发问卷

(一) 开发问卷的步骤

（1）确定问卷调查的目的和目标。

(2) 制订问卷规格。

(3) 审查现有的问卷。

(4) 制订新的问卷项目。

(5) 开发问卷管理方式和如何填写问题的例子。

(6) 建立问卷打分程序。

(7) 与同事或联盟成员初步审查调查问卷。

(8) 基于审查结论修订问卷。

(9) 在 20～50 名对象中对问卷进行预试验。

(10) 检查问卷的信度和效度。

(11) 专家审查小组审查。

(12) 根据专家小组的意见修订问卷。

注意:问卷开发需要大量的时间和专业知识。使用已经由专家制定的问卷可能是一个更有效的选择。

(二) 建议

当编写问卷时,建议如下:

(1) 涉及敏感事件的问题应在问卷或访谈结束时提出。

(2) 当问及敏感性问题时,保密或匿名的保证是非常重要的。

(3) 问题应该是明确和公正的。

(4) 避免将受访者引向特定的方向。

(5) 模棱两可的问题应始终避免。

(6) 不要假定受访者能理解专业术语。

(7) 使用现有问卷的调查应获得作者许可。

公众部门正寻求将公众观点整合入计划过程。然而,大部分用于评估需求的信息通过专业观点聚集,这些观点假定了某些指标和需求的直接关系,这些需求都嵌入在医学模式里。例如,如果医学统计显示超过冠状动脉心脏病发病率,本地卫生计划制订者会充分假定出一个较大的心脏病治疗的需求、康复服务,同时会开展健康促进项目减少慢性充血性心衰的风险问题。健康促进工作者在确认这些评估中扮演重要角色,这些评估会考虑到公众的观点及自身确认的需求,而且使用指标去测量积极健康的社会模型。

第二节 计划健康促进的干预

一、和计划有关的名词定义

计划通常被描述成不同的说法。许多相类似的说法也常用于相同的场合。例如,相似的活动被不同人群称为不同名称。没有特别或快速地规定对这些词汇的使用,下面的一些定义将相似的活动用清晰的分类予以表述。本文中的词汇使用以下定义。

1. 计划(plan) 如何实现从你的起点到达你的终点,以及什么是你将要实现的目标。

2. 策略(stragegy) 一个广泛的行动框架,其中包含目标、方法和重要理论。

3. 政策(policy) 用于实践的指南,包括指定广泛的目标已经行动的框架。

4. 项目(programme) 行动的总体概要。各项子计划及子目标的定义的集合。

5. 优先事项(priority)　首要考虑的事项。

6. 目的(aim or goal)　项目指向的广泛的,无时限的声明。

7. 目标(objective or target)　达到目的所要采取的步骤。

与目标比较,目的的特点是:①更包罗万象,或整体;②包括了所有方面或项目的组成部分;③提供了项目的总体方向;④更加通用性;⑤一般需要较长的时间才能完成;⑥通常是不被观察的,而是被推断,因为它包括评估、认识、提高和理解;⑦无法以具体条目测量。

目标的要素包括:①要达到的结果,或是什么将改变。②结果将被观察或改变将发生的条件。③对于决定成果是否已取得或有多少改变的标准。④目标人群或谁将改变。公式如下:

$$一个精心编写的目标 = 结果(what) + 目标人群(who) + 条件(where and when)$$
$$+ 标准(how much) \tag{6-2}$$

二、制订计划的理由

在管理学中,计划具有两重含义,其一是计划工作,是指根据对组织外部环境与内部条件的分析,提出在未来一定时期内要达到的组织目标及实现目标的方案途径。其二是计划形式,是指用文字和指标等形式所表述的组织及组织内不同部门和不同成员,在未来一定时期内关于行动方向、内容和方式安排的管理事件。无论是计划工作还是计划形式,计划都是根据社会的需要及组织的自身能力,通过计划的编制、执行和检查,确定组织在一定时期内的奋斗目标,有效地利用组织的人力、物力、财力等资源,协调安排好组织的各项活动,取得最佳的经济效益和社会效益。

可以把计划的内容简要地概括为 8 个方面,即什么(what)——计划的目的、内容;谁(who)——计划的相关人员;何处(where)——计划的实施场所;何时(when)——计划实施的时间范围;为什么(why)——计划的缘由、前景;如何(how)——计划的方法和运转实施;多少(how much)——计划的预算;效果(effect)——预测计划实施的结果、效果。被称为"5W2H1E"。

健康促进工作者通常毫无疑问会去做一些看似合理的事情。日常工作通常来自领导的指示或要求。也许面对这些压力时工作会非常繁忙。计划制订仍是十分重要的,因为它有助于指向如何工作才能产生最好的效果。计划制订将确保健康促进工作不是囫囵吞枣而是有的放矢。

制订计划在不同水平上有许多不同的形式。它能用于为个体设计提供一个最佳的服务或保健方案,如护理过程,也可以为一个群体服务,如孕前培训班。计划制订也能用于对全人群进行大规模的健康促进干预目标。

制订计划的模式不是一成不变的。当制订一对一干预计划,这种过程是非正式的,也可能没有固定程式。制订群组干预时,通常包括联系一些专业人员及目标人群,寻求干预目标及内容,列举干预方法及收集资料的可行性及可接受程度等。

一份写好的计划通常起到类似指南的作用,是一份得到认可的对研究过程和方法的陈述。制订大规模干预方案通常包含许多长期协作的计划。通常一个工作小组(或预调查组或专题小组)将在研究早期确定用于辨识兴趣组及获得相关知识及专业技能。一份制订好的计划通常包括目标、方法、实现目标的时间进度表,以及详细的预算编制,这些内容都将说明目标及如何实现及如何评估干预,以及成果的产出。

三、合理的计划

合理的计划制订模型用于说明如何在各种指导性选项中做出决定,以最佳方式实现期望目标。"合理"一词表明在设计一个综合项目之前应做综合、全面的考虑。制订计划包括一些关键步骤或逻辑顺序,这些能促使健康促进工作者实现期望结果。它的好处在于能使你清楚自己想要实现什么目的,如干预的目的。制订计划需要考虑以下几个方面:

(1) 对需求的评估。

(2) 设立目的,什么是你希望达到的。

(3) 设定目标,明确结果。对象应当符合 SMART:明确性(specific)、可衡量性(measurable)、可达成性(attainable)、相关性(relevant)和时限性(time-bound)。

(4) 决定使用何种方法或策略实现你的目标。

(5) 评估结果以在将来做出进一步改进。

一些计划制订的模型正不断发展。有些模型则显示了一个循环过程,指出任何评估都是对过程的反馈。合理地制订计划描述了应该如何做出决定。这并没有考虑目标的一致性以及选择最优的过程。

然而,在实际工作中,制订计划往往是就事论事,并没有宏观、整体的设计。制订计划必须根据有限的信息来决定"增量"的方式,这将有助于将来用更小的决定制订更好的计划。

Tannahill(1990)认为"我们需要的是一个综合性的规划框架。对健康教育的规划是健康促进的广泛任务的一部分,而它应当设法促进更好的沟通。以健康为本的健康教育是首选的短期计划,该计划将疾病或风险因素作为工作重点"。Tannahill 的观点阐明基于疾病或者基于危险因素为导向的健康教育往往不是硬性规定,且不易在不同的项目中复制。

McCarthy (1982)指出:"计划应当是一个理性的、有组织的和综合的活动。"French 和 Milner (1993)认为:"当前的健康促进实践应当对人群产生较大的健康影响,若要实现这个目标往往是困难的。"

在实际工作中,计划往往以一个较小规模开战,并且受实际情况的限制。健康促进干预措施在实践中不总是一个线性发展的过程,在实践的过程中任何阶段都会发生意外情况。健康促进项目管理(1993)也提出了"混合扫描方法",该方法包括了审阅整体方案、审查项目的每一个子项目、筛查成本对项目实施的影响。我们应优先考虑将健康需求评估纳入健康计划,而非仅人的需求和反馈。

事实上,制订大型计划时需包含很多因素。例如,更宽泛的工作政策框架,更多务实的因素,如专业知识、经验和价值观。

(一) 战略计划

战略用于描述理想中的成果,以及实现这些成果的方式。但不一定涉及具体开展的方法或者测量结果的详细信息。战略计划(strategic planning)是指计划大型活动,涉及不同的合作伙伴并实施干预措施。

英国公共卫生白皮书指出了这种战略需要有集成性和包容性。这种对健康的战略思考和计划将确立在其他机构的战略中。该战略需要建立在彼此互补的基础上以达到最大的干预效果。

环保、运输和地区贸易、教育部门等都被视为对健康有较大贡献。例如,创造可持续发展的环境综合运输体系,将有利于就业和支持教育。

Simnett 描述了制定战略的步骤：

(1) 确定同盟者(合作伙伴)。

(2) 诊断：明确我们的处境，怎样改变环境，有哪些因素可能在哪里会影响我们的计划？

(3) 目的：我们想去实现什么？ 我们想要如何达到结果？ 其他人想要什么？

(4) 发展：可持续性，为了实现当前的项目计划，需要改变什么？

(5) 行动：计划下一步做什么？

这些阶段概括为一个合理的模型：评估→计划→执行→评价。

(二) 项目计划

项目计划(project planning)常常是小规模的活动，是指规划一个具体的有时间限制的项目，旨在实现一个明确的改变。小规模的健康促进项目是指，在高校学生中提高脑膜炎相关知识的项目、培训一所护士学校学生的演讲技能项目、儿童青少年安全上学路途的社区地图项目等。

如果你现在参与了一个项目小组，正制订关于当地减少酒精使用的策略。你会招募谁到你的小组中？怎样的广义的目标将会被实现？也许广义的目标框架会被如下定义：①减少酒精的获取机会。例如，在娱乐场所和工作场所的禁酒法令，拒绝新的酒吧获得营业执照，处罚对年轻人的酒精销售。②减少酒类的促销。例如，在地方政府禁止设置酒精广告。③在青少年俱乐部和社区中心对弱势群体宣传酒精的副作用。④教会人们识别劣质酒。⑤在当地媒体上更多地传播健康知识，告之民众酒精可能造成的意外并会引发暴力风险。

工作组需要纳入各种不同的合作伙伴以便最大限度地发挥其作用。你可能会邀请地方政府的代表、大众媒体、职业卫生服务覆盖的场所、初级卫生保健工作者、心理健康从业者、教师和青年工作者、许可发证者、治安法官、警察部队和志愿者机构共同处理与酒精相关问题。这一战略的成功将取决于与不同的合作伙伴一起工作。

Ewles 和 Simnett(1999)对项目步骤的定义为：①项目启动；②规划；③设计；④实施；⑤评估、总结、最终完成。

项目的启动通常在包括总体目标和预算分配、支持该项目的协议。通常情况下，一份项目启动协议书即正式表示一个支持该项目的组织成立并且能给予该项目持续支持。规划是指设定项目目标和质量标准。设计是计划一个详细的干预。实施是指一个项目开展的具体活动，如课程培训等。评估、审查及最终完成是指对项目成果的报告和评估。它是通常用于对完成项目的总体审查，用以评估长期以及直接结果。通常它有一定的时间滞后性。

四、如何制订计划

计划，无论是多大规模的活动，都需要通过若干系统的阶段性步骤来完成。项目成为社区的一部分将更有效和有更持久的结果。一些可能的策略包括：①协调你的项目和社区现有的项目和资源；②与各种社会团体协作以配合项目的目的和社区的需求；③对你的项目的付出进行排序以配合社区的需要、利益和节奏。

有效的社区健康计划有两个基本特点：①是融入社区的；②是综合性的。

(一) 第一步：确定项目类型

健康促进项目强调 3 种类型的改变：意识、生活方式和支持性环境。通常情况下，社区评估将确定社区的能力，即使社区发生这 3 种类型的变化的优势和不足。健康促进项目可以设计来使用优势从而解决不足。所有这 3 类对于长期的行为的改变都是必要的。

（二）第二步：确定目标和对象

目的比目标的聚焦范围更为广泛，其广泛关注任何特定区域的健康的改善。例如，减少酒精饮用量与降低相关疾病。目标需要一个特定的，并且明确名义参与者在干预后能够实现的结果。目标因此需要在某些方面进行测量。在假定挑战的目标和现实之间，需要一个平衡。目标能反映为教育、行为、政策、过程或者环境的结果。

（三）第三步：确定适当的方法来实现目标

选择适当的干预活动。一个干预可能是一个单一的活动，或者它是两个或更多活动的组合。研究表明，相对于单一活动，包括几项活动的干预更容易对目标人群产生效果。很少有人会因为单一的暴露而改变他们的行为。相反，对于改变大多数行为而言多重暴露是必需的。经验表明，从多个角度和通过多种渠道"敲打"目标人群将增加产生影响的机会。

干预活动的开展应该有合理的理由而不是投机。在发动健康促进干预时以下 7 点应考虑：

（1）干预活动适合于项目的目的和目标吗？

（2）干预侧重于什么水平？取决于在何种水平你最能获得目的和目标。

（3）活动是基于合适的理论吗？如果他们计划使用已被证明的正确的学习和教育理论及模型，干预有更大的机会达到预期的成果。

（4）干预适合于目标人群吗？

（5）能够提供必要的资源来实施干预吗？

（6）哪类干预活动可有效地处理项目的重点（即已经成功地在以前的项目中使用过）？

（7）使用单一活动的干预或者多种活动组成的干预哪个更好呢？

使用多个活动的优点为：①以多种方式"敲打"目标人群；②在任何目标人群内提倡多种学习方式；③在目标人群前不断地保持健康信息；④希望至少有一个活动能够足够的吸引目标人群以帮助实现预期的结果；⑤吸引目标人群中每个个体的感觉（如视觉、听觉、触觉等）。

（四）第四步：确定项目的强度水平

项目的强度高低决定了成功的程度，但也受人、财、物、时间等的影响。人们生活在一个有利的环境，包括运动设施、健康食物的可选性、对健康行为的认可和鼓励，相对那些没有这类环境的项目而言，将有更大的机会来保持健康的行为。

（五）第五步：确定拟实施活动的所需资源、分辨障碍

对于每一个活动，导师、设施、设备和材料等资源及相关费用需要确定。代表组织的专职成员能够带来独立的资源并提供很多项目所需要的资源。

成功地实施一项活动将不得不克服潜在的障碍。列出潜在的障碍并集体讨论可能的解决方案。

（六）第六步：估算总的成本，制订预算，考虑资助

项目资金是一个重要的问题。因为需要额外地投入现有或更多的服务和工作人员，用于大规模的调查。在大规模调查和干预中，你需要拟定财政预算，并将其计入项目成本之中。这包括直接成本（和项目直接相关的）和固定成本（随时可能发生的）。

直接成本包括：①雇员工作的酬劳、退休金、雇主的国民保险金、每年一定的增幅。②资产成本，如计算机。③特殊活动的成本，如租用社区中心的培训场地、采购资源所需的培训。④电话、邮件、复印件。⑤旅费和生活费。⑥支持员工发展的培训和会议。

固定成本包括管理费用，以支付住宿、取暖、照明、电话费等。预算控制系统会定期检测花费和余额，通常监督钱是如何花费的，如何分配的，每月月底会结算结余和超支两者之和。

(七)第七步:计划评估的方法

评估必须与你设定的目标相一致,但可设置较多或较少指标。也许在访谈结束时,会要求参与者发表自己的意见,或者花一些时间记录自己对下一步研究有价值的内容以便下次改进。或者你会设计更正式的评估指标,如在过程中的不同阶段对参与者进行匿名的问卷调查,评估方法会在下一章节中进行详述。

(八)第八步:设计一个行动措施计划

这是一个详细的书面计划,确定任务、每个任务的负责人、即将使用的资源、时间尺度和评价手段。您可能还包括中期指标的进展情况表明,是否正在按计划进行。

(九)第九步:行动,执行计划

保留工作日志或日记非常有用,记录一些意想不到的问题,以及如何处理它们,将会带来潜在的好处。这些信息将会有助于评估工作。

该框架可用于规划各种干预措施。在实践中,计划过程可能开始在不同的阶段,整个过程是周期性的,不同时间不同阶段,将会获得不同经验和研究结果。

五、质量和审查

为何有一个健康促进的质量保证体系显得较为重要?质量评估是对实践过程的质量保证。质量管理或审查是实践的一个重要方面。它将有助于提高标准,确定成本效益活动,其表现为通过外部机构,确保活动符合利益相关者的需求。

当实施质量控制时,以下要点应予以考虑:

(1)公平:确保参与者有公平的机会获得服务或受益于服务。

(2)效益:服务能达到预期目的。

(3)效率:服务能以最低成本实现最大效益。

(4)可及性:用户在任何时间、任何距离都很容易获得服务。

(5)适当性:服务是用户所需要的。

(6)可接受性:这项服务能满足用户的合理期望。

(7)反应性:这种服务能满足用户表达的需求。

通过质控和审查,能够描述一个系统的过程,能了解期望效果和预计效果之间的差异,同时评估这种差异在何种水平,并采取相应的行动以实现今后的评估。

质控是一个持续的过程,需要不断地评估和改进实践。一个质控体系应当包含质量保障和质量管理的要素。质量保障包括设置特定的质量标准确保结果的一致性,质量管理则适用于对每一个参与者,其强调通过增加对他们的控制来确保他们的表现。

审查是一个评价服务、项目以提高其表现的系统的过程。审查可能集中在某些方面。例如,组织、管理或培训。审查的部分目的是规划,提供证据用于比较哪里存在差距,以通过最佳实践加以改进。因此,对每一个审查的关键部分都看是否满足了设计者的需求。故其可能会收集当地人的意见。审查可能也包括内部审查和由一个独立的、外部核算的委员会进行。

目前,大部分服务性规范都制定数量、成本和质量要求。因此也更加重视对公共部门和临床部门的审查。

有许多与健康促进相关的审查机构,如健康促进与健康教育专家委员会,会提供外部审核的健康促进服务。然而,健康促进质量评估或审查是特别困难的,因为在健康促进的名义下有一个很宽泛的活动和政策由许多不同的机构开展。对健康促进要有前瞻性和长期的目标。

目前似乎已有足够的计划模型来设计健康促进干预项目。但仍必须认识到,健康是一个复杂的由社会决定的概念,这意味着健康促进活动需要更仔细地规划,并且经常与不同的机构共同合作、工作。尽管根据计划中不同层次的需求设计不同的干预水平,不同的活动收到的效益也不同。有许多健康促进模型,其中有两种模型已经被考虑得十分详尽。

在实际工作中,制定健康促进计划的过程远比设计模型要复杂得多。这是因为理性决策仅是诸多决策因素之一。许多其他因素也非常重要,包括先例、关键人的积极性和政治背景。因此,不可能任何健康促进干预模式都能精确地沿着一个计划模型实施,但这并不是意味着模型就没有用。模型是一种结构式的清单,可以帮助实施者活动时没有遗漏错过重要阶段,并做相应调整或修改。这样他们就不用仅凭经验调整。

第三节　评价健康促进

作为相对较新的学科,健康促进面临很大的压力,需要通过评价其活动来证明其价值。此外,需确保所有的健康促进活动的效果都是基于证据的对健康的影响。在多数情况下,资源总是有限的,因此有很多因素导致需要对健康促进干预措施进行评价。

评价健康促进不是一个简单的任务。健康促进干预通常包含几种不同的活动,包括长期模式,一些合作伙伴可能有各自的目标。健康促进仍然被认为是健康服务的一种,因此其占主导地位的评价模型也是一种长期的定量试验研究。作为一门新学科,它的影响作用尚未完全明确,且其对于资源的要求也并非都一样。本章指出健康促进不仅关注健康或行为结果,也广泛关注增权、平等、参与、合作和广义的活动和环境等。

一、定义评价

评价是收集和解释数据以确定项目所取得的成就、长处和弱点的过程。一个健康促进计划过程必须基于系统的评价。评价是一个复杂的过程,而且实施者需要使用一定的资源,这些资源常被用于项目的计划和实施。健康促进也是一个不确定的过程,并不是十分投入就能有十分效果。

为什么评价健康促进干预十分重要呢? 评价结果可用来决定是否实现了目标,使用的方法是否合适且有效。这些结果能反馈给计划及干预过程并改善它们。在所有的评价中,有两种最基本的要素:辨识和排序标准(价值和目标),并且收集各种信息用于评估它们达到的程度。

有不同的标准用于判定健康促进干预项目的价值:

(1) 有效性(effectiveness):目的和目标实现的程度。

(2) 适当性(appropriateness):干预措施与需求的相关性。

(3) 可接受性(acceptability):内容或方法是否敏感。

(4) 效率(efficiency):是否花费的时间、资金和资源能带来效益。

(5) 公平性(equity):需求和供给达到均衡。

评价意味着在给定情况下,在详细的评估标准基础上进行判断。这种判断应当得出一个合理的结论并为将来的行动提供有益的建议。

专业的健康促进实践发展依赖于评价。评估活动有助于为将来制订计划做出提示,有助于总结健康促进的经验,有助于预防重蹈覆辙,通过评价能够告知使用其他不同方法和策略的健康促进工作者不同阶段实践的有效性。健康促进有自己的受众和渠道。只有通过开展针对不同策略和方法的评价,健康促进工作者才能对于何时使用何种方法做出更明智的选择。评价中对实践的反思是非常必要的。

健康促进不是一个技术上的策略,而是一个在不同层次上干预人们生活的一个复杂的过程。实践是否需要调整并不仅针对研究者、管理者或者是资助者,而是必须涉及整个社会。评价是一种开放式的讨论,需要倾听每个人的声音。评价也许由研究者进行或者由研究者以外的外部人员进行。而后者往往研究职权和范围可以更大。这两种研究都各有利弊。

评价有助于建立一个基础的研究和调查,用于证明健康促进干预项目成功地达到了某些目的。在医学上,使用替代疗法的临床随机对照实验,能确定对大多数人而言哪些形式的治疗是最有效的,以此充分说明了以证据为基础的实践的评价意义。"循证医学"被定义为"有责任心的、明确的和明智的使用目前最好的证据来做出对个别患者的医治"。在健康促进领域,基于循证的实践却面临很多挑战。随机对照实验通常不适用于健康促进干预。它不可能是一个孤立的干预的效果,其衡量成功的标准是能应用在其他人群或更广的目标人群上。然而,这并不意味着健康促进工作就没有循证。荟萃分析或系统性综述研究将能凝集不同研究的有效性评论。

荟萃分析采用定量研究方法,作为随机对照试验循证模型的金标准。这种偏重定量的研究已被认为是健康促进工作中的一个问题,这个问题经常因为主观性、长时间及许多相关因素而发生改变。许多评论家认为健康促进需要发展社会科学评价模型,被大多数人所认可,并且使用更广泛的方法,包括更多的定量研究,有效性检验是非常有必要的,但是 Speller 等人指出,纳入标准应该反映出健康促进干预的质量以及研究质量。

二、评价研究

调查其他人做了些什么及借用它们的经验用于反馈给自己的实践,这是促进自身工作效益的一种方式。因此,重要的是要知道如何评价别人的活动,并对他人提供的证据是否有说服力做出自己的评估。这涉及开发自己的批判性阅读的能力。有许多健康促进方法研究的来源,概述如下。

批判性的阅读研究,包括检查对研究的假设以及来自于作者的偏移,包括他们所使用的方法是否适当并且严格,由此来判定研究结论是否是来自于他们所提供的证据并是否有道理。

1. 实施评价的原因主要有以下几点

(1) 评估已取得的成果:干预是否达到了预期效果?

(2) 测量它的影响:干预是否值得(有效果的)?

(3) 判断其成本效益:其时间、金钱和人力花费是否物有所值(经济性)?

(4) 改善项目的执行情况。

(5) 寻求更多的资助。

(6) 发展将来的计划。

(7) 形成政策决定。

2. 实施评价时应注意以下几点

(1) 谁进行研究? 他们都有何兴趣?

(2) 研究目标和目的是否清晰? 是否目标是具体的、相关的、可测量的?

(3) 研究是如何进行的? 是否结合了定性或定量方法? 这些方法与研究目标和对象是否相适应?

（4）是否有前后数据的收集？

（5）是否实施了引导性研究？

（6）如何抽样？

（7）未应答的程度？是否代表特定群体？

（8）数据分析的方法是否合适、系统？如果使用统计分析，能够清楚地解释结果吗？

（9）从呈现的材料中得出的结论是否合适？

（10）这项研究是否会影响实践，以何种方式？

3. **评价的分类**　评价往往是不完整的，不可能评价干预活动的每个环节。应该优先确定评价标准和目标。过程和结果的评价往往是有区别的。过程评价（也称"形成评价"）主要评价项目的执行过程。其强调健康促进干预中对参与者的应答及确定支持或阻碍干预活动的因素。过程评价能够评估健康促进活动的可接受性、适应性和公平性。

过程评价运用了很多定性的及"软科学"的研究方法。这些方法包括访谈法、记录法、观察法及分析内容文件等。这些方法能告诉我们许多关于项目的特殊过程及成功或失败的原因，但是他们无法告知如果项目在其他地区开展会发生什么情况。因为过程评价不使用"硬科学"方法，其研究结果容易被批驳。然而，过程评价在健康促进中十分重要。我们需要理解健康促进干预是如何进行的，是否这些干预达到了健康效果，这些都需要我们进行过程评价。

评价健康促进项目通常需要辨识它们的效果，干预效果评价通常包含：①影响：最直接的效果为知识、信念或态度的增长；②结果：长期的效果如生活方式的改变。

影响评价从项目的开始阶段持续到项目结束阶段。例如，收集一个初中健康促进项目最近1个学期的回顾性数据。对学生进行调查，让其回忆从项目开始之初起的行为改变，以及他们对项目的想法，这些将如何影响他们将来的行为。结果评价要略显困难，因为其包含了长期效果的评价。同样使用该案例，结果评价通常被用于判定1年后对学生行为的影响是否达到了效果。确定这种效果的方法之一就是比较参与者的健康相关行为的改变，如在项目开展前后吸烟、饮酒、锻炼的变化。接受过和没有接受过项目干预的不同组的学生的比较可以避免混杂因素。对照组的学生需要避免受干预措施的影响，以便于将行为改变归因于健康促进项目而不至于高估项目影响。

结果评价比影响评价更复杂，更有价值。1年后对照组的学生可以参与到实验中并再次设定实验组。尽管有诸多问题，结果评价通常也是较好的评价方法，因为其测量持续的改变，这种改变能反映出时间效应。影响和结果通常用数字表达，这会增加可信度。定量调查又称"硬"数据，通常被认为在过程评估中比"软"数据更实用且更具有事实说服力。

另一方面对评价进行分类的方式由研究目标所决定。健康促进目标也许是个体改变、服务或者环境改变。以下将列出控烟健康促进的目标和与其相关的一些需要评价的干预目标。

（1）增加知识，如被动吸烟有害健康。

（2）改变态度，如降低对二手烟的容忍。

（3）改变行为，如停止吸烟。

（4）获得新的技能，如学习放松的方法来缓解压力。

（5）导入健康政策，如支持对低收入人群的尼古丁替代物品的补助。

（6）改善环境，如禁止烟草广告、开展制定工作场所禁烟政策。

（7）降低危险因子，如降低吸烟者数量以及每人的吸烟量。

（8）增加服务的利用度，如增加戒烟门诊的使用频率、增加戒烟电话热线的数量。

（9）降低发病率，如降低呼吸系统疾病的发病率及心脑血管疾病的发病率。

（10）降低死亡率，如降低肺癌的死亡率。

尽管所有这些因素都和健康相关，但它们是十分分散的，而且没有必然的相关性，如知识的增加和行为的改变。

三、几种评价方法

1. **成本效果分析**（cost-effectiveness） 成本效果评价的原因是决定是否用最经济的方式取得了效果，以及是否对可以调整的健康促进的资源做了合理的分配，这包括了许多不同的计算方法。成本分析比较了健康促进干预的成本和竞争性活动的成本。成本效果是一个用货币的方式来比较使用不同方法是否达到同样的结果。"成本效果"分析，可以既被用于辨别干预是否以最低成本达到预期目标，也可以辨别给予的成本能达到何种最大的效果。例如，评估健康促进所使用的资源是否可替换比仅看资源本身的价值显得更有意义，这可称之为"机会成本"。

2. **成本效益分析**（cost-benefit analysis） 是更加复杂的。其依赖于对投入和健康促进项目的效益的比较。尝试计算出每个效益的成本，这就是成本-效益比。对健康结果或者效益进行评价是一件很困难的事。解决方法之一是对该项目的成本效益比和一些其他健康促进干预的成本效益比就行比较。人们通常认为，预防比治疗更便宜，健康促进可以省钱，但并不总是如此。

金钱会省在：①不用治疗人们吸烟相关疾病；②不用去支付因吸烟相关疾病导致的残疾和损害；③增加工厂生产，因为降低了雇员的病假率。

金钱会花在：①养老金会支付更多，因为人们会寿命更长；②烟草生产和零售行业的人的失业救济金会增加，因为烟草的需求量降低；③政府的烟草税收会减少。

因此，你还单纯地认为这个控烟活动是符合成本效果的吗？

3. **多元化评价** 评价有时候在健康促进活动中被认为不是一个专业问题。假设，面对一组特定结果，每个人都会认同它们的意义，但并非每次都这样。也许对相关性的或显著的结果也会有争议。下面的例子可以说明这点。

一项道路事故预防项目，由当地政府及卫生专业部门共同推进，该项目包含如下小组成员：①地方政府；②卫生专业部门；③交通警察；④当地社区；⑤当地自行车骑行组织；⑥当地医院的外科急诊部人员；⑥参加项目学校的教师。

例如，在一所小学内开展过马路遵守路口红绿灯指示并走横道线的健康教育项目，请回答：

（1）每组最关心的数据是什么？

（2）该项目是否取得了成功？

（3）你认为各组的反应会是什么？

成功对不同的人群、不同的利益主体来说意义不同，每种人都有自己的目的和兴趣。不同的人群从事健康促进干预活动调查会意图得出不同的结果。例如，一个项目的资助者也许会期望结果或效益能符合成本效果。实践人员会希望找到一份可接受的证据说明他们的工作能实现目的，管理者希望能找到生产增加的证据。而被调查者希望能获得改善他们健康的机遇。

因此，重要的是要在一开始就明确使用何种方法的评价来解决何种关注。理想的方法是，收集代表不同利益主体意见的数据，这个过程被称为"多元化"，其实用了一个更广泛的数据源，并构建一个整体框架。多元评价能考虑到不同利益者的观点，因此显得更为复杂，尽管其结果可能也会因太过复杂而不够清晰。

四、健康促进评价的困境

有许多方法可以评价健康促进。理论上,健康有许多定义和评价方法,对于何为最好的评价并无定论。那些认同健康医疗模型的,会更倾向于采纳发病率、死亡率的数据,认为其与评价目的相适应。那些采纳健康社会模型的,认为有许多广泛的测量方法(例如,对社会-经济状态或者对环境质量的测量)会比较合适。对于那些首选教育模式的人来说,对于知识、态度的改变的测量是最重要的。

当试图获得数据并且试图将不同类型的数据整合至一个框架是非常困难的。一些数据是可获得的且容易得到的,如发病率和死亡率。其他一些数据是已经存在的,如政府数据或健康生存数据。然而,一些数据需要特别进行收集,特别是一些态度改变或增权等领域,没有很容易获得这些数据的方法。

以下说明可用于评价你的参与及你想评估的项目。了解这些方面将有助于健康促进者发表更有价值的研究,且使他们对自己的研究结果更有自信。

(一) 困境1:决定测量什么

决定如何评估一个健康促进项目的效果并不容易。金标准必须是衡量计划过程中的客观结果。尽管这听起来很直截了当,但是实际操作时可能很困难。有相当数量的研究其实违反了这个原则。

这个设定的目标也许涉及某个领域,该领域缺乏合适的测量方法。例如,基于多部门合作的社区参与的过程评价是难以测量其过程的。收集相关数据将要做特别的努力,因为他们无法直接测量。改变人们的态度或信念的测量同样是十分困难的。

一项成功的健康促进干预项目不仅是为了促进行为改变及降低发病率。例如,清洁针具免费提供项目不应被认为仅是使吸毒人群的 HIV 感染率减少。在很多情况下,期望行为改变而产生发病率改变是不现实的。尽管存在共用针具与 HIV 感染有关,但仍有许多其他危险因素。而且期待这种初步的措施能产生一个预防性的结果也是不明智的。

一个项目也许包含许多不同的目标。一些比较容易测量,而另一些则比较困难。因此,更简单的目标及结果测量也许更受青睐。但如果测量不同类别的事件,这样做就不合适(如将行为、环境、态度等目标相结合)。

一个项目一般会实施许多子项目。如下将罗列对于项目合适的评价方法,它们是否都适用呢? 是否都可行呢?

如果项目的目标包含了行为的改变,如要求住宅周边道路更安全,你会如何评价该项措施的效应:

(1) 阅读相关文件。

(2) 增强意识。

(3) 儿童安全设备的销售。

(4) 建立当地儿童意外事故预防工作小组。

(5) 减少儿童意外事故的数量。

(6) 减少儿童因严重事故需要住院治疗的数量。

(二) 困境2:对健康促进工作结果如何持有信心

由于健康促进是一个长期的过程,情况在不断变化,因此很难确认当测量到变化是由于开展了健康促进干预还是其他因素的作用。健康相关知识、态度、行为的不断在变化,社会环境及其他诸多因素也在变化。如何将健康促进导致的改变作用与其他因素相区分呢?

经典的科学方法,是设立一个与研究人群相似的对照组人群,对照组必须尽可能地与干预组在各方面进行匹配,如年龄、性别、职业等所有已知因素,任何在干预组内可测的改变都可以与对照组进行对比。那些干预组发生的改变而对照组不发生的改变,则可能是健康促进项目的结果。即使是设立对照组也很难完全排除混杂因素。大多数健康促进项目都有分拆效果而且也被设计成如此。不可能将每组的人群孤立地看。

如果我们想要真正了解最初的活动是成功还是失败的,需要详细的了解细节上发生了什么改变及哪些作用是有效的。这意味着需要使用定性研究方法进行评价。健康促进活动将被视为一个采用多种方法开展的案例研究,这能使评价者更详细的了解项目是怎么影响参与者的。

这些研究通常是较小规模的,结果通常是描述性的而不是数字。每个案例研究都是独特的而且结果通常不适用于其他项目。这种方法增强了信心,而且能确认项目的效果是真实的。准实验设计和案例研究都是有效的方法,这些方法都可独立评价健康促进干预项目。然而,准实验设计被认为有较高的价值地位,通常认为比案例研究更具可信性。

(三)困境 3:何时评估

健康促进项目在不同时间段会出现不同的干预效果。例如,一个冠心病预防项目将会包括6 个效果:①促进人们了解冠心病方面的知识;②说服更多的人尝试临床筛查;③增加媒体对于预防冠心病的传播;④促使不同的组织共同参与冠心病预防;⑤说服餐厅和咖啡厅,提供更健康的膳食选择;⑥减少冠心病患者的早亡。

一个项目实施后的即时评价只能确认首次效应,一个中期评价(如 3 个月后)能确认第二次、第三次效应,第四次、第五次效应可能要出现在更长期的评价中(如 6 个月以后)。项目干预6 个月之后,临床筛查率的增加也许就不再明显,一些特征也许就恢复到项目开展前的水平。5年内死亡率的降低,也许会不明显,因此就很难在这个时间评价健康促进项目。对整体成功或失败的评价因此会受评估时间的影响。

在评价健康促进项目结果时的一些方法也许会受时间的影响:

(1)睡眠效应:项目的效应仅出现在起初的一段时间,之后将会迅速消失。

(2)倒退效应:早期的变化可能正逐渐消失,过一段时间后可能就回到干预前的水平。

(3)触发效应:项目可能会引起一些变化,但这些变化会在之后的一段时间内自然发生。

(4)历史效应:部分或全部的变化可能是由于项目之前的其他原因。

(5)对比效果:项目产生的效益可能与预想的相反。

这些问题都没有答案,但健康促进工作者应当意识到这些问题,并且注意评估时间,以便尽可能解决这些问题。如果可能的话,评估应当在不同的时间段进行,但这往往是不可能做到的。

我们不知道行为改变的程度,这些改变可能发生在任何健康促进项目中,而通常我们也没有和其他健康促进项目或政策可比较的信息。因此,如果设置了具体的目标,通常也是摸着石头过河,可能会根据已有信息对评价的有效性过于放大或过于保守,据此告诉我们采用什么健康促进手段能够成功。在健康促进方面的成功是复杂的,因为目的不只是知识和行为的改变,而是要改变健康的社会决定因素,而这需要定性和定量的评价,但这并不意味着不可能找到健康促进干预成功的例子。

有一种观点认为"健康促进并未发挥作用"是错误的,因为这种评价并不合适,而且所谓不可能找到其成功的证据也是虚假的。健康促进包含了许多层面上的改变,这些改变需要用多管齐下的方法来评价,这些评价通常包括过程评估和结果评估。

(四)困境4:评估值得努力吗

根据上述发现的问题给出评价结果,必然会消耗有限的资源,这样的努力值得吗? 评价一个人的工作价值固然重要,更重要的是这是对实践的反思。

已经展示了效果的日常工作也许并不值得深入研究。然而,对新的或引导性的干预的更彻底的评估,在没有证据证明其有效性和效率前,不应将其向实践中推广。如果是一组不可能获得合作的群体参与的活动,也许就不值得尝试去评价。如果评价在一开始就没有被考虑过,而只是事后所想,那么这结果将会是片面的和有偏倚的,也是不值得做的。

评价仅值得用于评价有所作为的项目。这意味着,评价结果需要以一种可接受的方式被解释及反馈给相关受众。在多数情况下,评价被其不恰当的格式所限制,如果将工作报告以学术标准进行整理,可能就能在一些学术期刊上公开发表。评价研究的结果将涉及许多相关的群体,为尽可能满足不同群体的需要,有必要以不同你方式来展示结果。

问责制和以证据为基础的评价正为健康促进实践的发展做出贡献。评价是健康促进工作的重要组成部分。研究者对发表的研究不必吹毛求疵,如采取不切实际的措施去追求成功的目标,如降低死亡率或论证成本效益。大部分健康促进参与者更多的从事于知识、态度和行为的改变、服务的利用、政策制定等较为温和的活动干预,这些活动的目的与结果会更相匹配。

评价是一项理论引导实践的活动。这项活动不能仅局限于专业人员或持有管理或经济权利的人,还必须包括公众,他们也是健康促活动的目标。这就是为何要实施多元化评价,让所有的参与者都能发表自己的声音,使决定更有效。评估可以被认为是受众、资助者、管理者及研究者和健康促进之间的桥梁。

评价并不是一项简单的活动,它要消耗原本可用作健康促进干预的资源。因此,决定是否、何时及如何评价是十分重要的。如果有必要评价,必须在计划的一开始就要考虑进去,并且尽可能以最好的方式去完成它。如果这是不可行的,那么最好就承认它的不可行性,而不是做无谓的尝试。持续的监测可能是一种最好的评价,并且这是可以接受的。但通过一些指标之间的定期监测和彻底的评价是有区别的,重要的是不要把两者混为一谈,要清楚你在做什么。

以下是对一个评价实践的建议:哪些陈述应该被纳入评价标准? 你是否还有补充?

(1)有足够时间对早期的既得利益进行评价。
(2)如果有新意就值得评价。
(3)仅当合适的时候进行评价。
(4)仅当你能做多元化评价才进行评价。
(5)使用合适的方式对评估结果公开发表。
(6)当其有科学性和准确性时进行评估。
(7)如果你不能达到以上标准,就不要评价。

(王继伟)

思考题

1. 需求评估作为计划健康促进的干预有何帮助?
2. 你将如何实施以下需求评估:
(1)青少年吸烟者。

（2）乳腺癌生存者。

（3）老年人照护员。

3. 当计划一个健康促进干预项目时，你应该考虑哪些因素？

4. 如何评价你的健康促进工作的质量？

5. 当评价某个健康促进活动时有什么因素会影响你的决定？

6. 在评价一项健康促进干预时，希望考虑哪些因素？

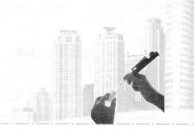

第七章

个体健康行为模型
Models of Individual Health Behavior

第一节 知信行理论

知信行模式(knowledge，attitude，belief，practice，KABP 或 KAP)最早由英国健康教育学家柯斯特提出，用以说明知识、信念、行为在促进个人健康行为改变方面的管理作用。由于知信行模式直观、简单明了，虽然其存在一些缺陷，但依然受到了人们的青睐。起初该模式用于控制青少年吸毒的健康教育项目，现在则广泛应用于艾滋病、结核、糖尿病等疾病防治项目中。

一、模型及其关键结构的描述

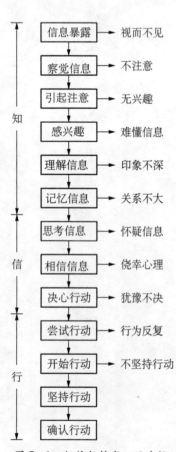

图 7-1 知信行转变心理过程

知信行模式认知理论和动机理论等在健康教育中的应用，它将人们的行为分为获取知识、产生信念和形成行为 3 个连续的过程。具体可用如下公式表示：

$$知 \longrightarrow 信 \longrightarrow 知 \qquad (7-1)$$

行为改变是目标，为达到行为改变，必须有知识和学习作为基础，要有正确的信念和积极的态度作为动力。例如，为了达到戒烟的目标，健康教育者必须通过各种途径将有关烟的有害性、有害程度、有害成分、戒烟的益处及如何戒烟的知识传授给吸烟者；对吸烟者而言，吸烟行为是社会性行为，是通过学习得来的，要改变它、否定它，也得学习健康教育者或社会给予的知识；具备了知识，只有采取积极的态度，对知识进行有根据的独立思考，对自己的职责有强烈的责任感，就可形成正确的信念，就可支配自己的行动。当吸烟者采取积极的戒烟态度，相信吸烟有害健康，并确信自己有能力戒烟时，戒烟就可成功。虽然，知—信—行传递链条看似简单，但是人从接受信息到行为改变要经历一系列复杂的心理过程(图 7-1)。

1. 知 即知识、信息。信息传播是知—信—行链条的首要环节，是行为改变的必要条件。但是，信息不一定能直接导致行为的改变，影响信息传播和信息获取的因素包括：①信息和有效性和针对性。信息内容与受众需求越接近、针对性越强，越容易被接受和获取，信息传递效果越好。例如，肺癌患者要比健康人群更容易接受吸烟危害的知识或信息。②传播媒介的传播能力与方法。传播媒介的到达率越高、接受性越好,信息获取的可能性越大。信息传递的强度越大、重复率越高,信息获取效果越好。此外,信息传递的途径、方法、时间是否符合受众的特点和需求,也很重要。③个人媒介接触习惯与信息素养。个人日常接触信息媒介的频率越高、时间越久、信息获取的概率越大;个人信息处理能力越强,对信息的理解和把握越好,信息的获取越好。这一点对于处于信息爆炸时代的人来说至关重要,人们接触信息很容易,但是如何识别信息的真伪,就需要人们有一定的信息识别和处理能力。为此,健康教育者不但要传播信息,更重要的是培养人们识别和处理信息的能力。

2. 信 即信念、态度,也就是个人对某种事物的观点和看法。态度转变是行为改变的前奏。一般认为态度包括3个方面:①认知,指对事物有关特性和意义的认识;②情感,指对特定事物持有的好恶情感;③意动,系指做出行动的思想倾向。这三者一般是相互协调一致的,但有时也会发生矛盾。当出现矛盾时往往情感起主要作用。如对于吸烟的态度,认知方面包括对吸烟与健康关系的认识和吸烟有关的任何想法(如"吸烟很酷"、"吸烟有利于社交"等);情感方面可能包括对吸烟的感受及当着别人的面吸烟的感受等;意动则是想继续吸烟、戒烟、减少吸烟量等。人们在获取信息之后,能否进一步促进态度的转变,可能会受到以下一些因素的影响:①信息的权威性,信息来源越可靠、越权威,则信息的说服力越强,促成态度转变的可能性越大。②媒介的传播效能,媒介传播的感染力和亲和力越强,传播效能越大,越有利于态度的转变。③健康诉求的紧迫性,健康诉求越强烈、越紧迫,发生态度转变的速度越快、程度越高。④行为效果的显著性,行为转变后,行为改变者所获得的收益,是行为改变的有利因素。它不仅有利于强化自身行为的转变,而且可以作为周围人的榜样,促进他们态度的转变。因此,行为效果越明显、越强烈,实现行为改变的可能性越大,建立信心的动力越足。

3. 行 即行为改变,放弃危害健康的行为,形成促进健康的行为。受众获取了信息、转变了态度之后,不一定必然导致必然的行为反应,出现知识与行为不一致的情况,即"认知不协调"。例如,许多人明知吸烟有害,且明确表示不希望自己的孩子吸烟,但自己仍然坚持吸烟。出现"认知不协调"的原因主要有:①不具备行为改变的条件,其中包括经济条件、物质环境、风俗习惯等。以"服用低钠盐、预防高血压"的健康行为改变为例:研究者通过对社区不同年龄段和不同经济收入水平的人群进行研究分析后认为,对于大部分居民来说,改变食盐的使用种类对他们而言是容易接受的,尤其是高血压患者和经济状况较好的中青年人群;而对于那些老年人和经济状况较差的人群,考虑到低钠盐的价格比普通食盐贵,大多难以接受低钠盐,而选择降低摄取普通食盐用来的方式来代替。这显示出,经济条件、年龄等因素对个体实现行为改变的影响。②环境不一致,大多数人都有"从众"和"模仿"的心理特征,当周围环境的特征与行为改变的指向一致时,有利于个人行为改变的发生;反之,当周围环境的特征与行为改变的指向相反时,将成为个人行为改变的阻力。以戒烟为例:如果周围环境强制要求禁烟、或者周围的人都不吸烟,则有利于吸烟者戒烟;反之,即使吸烟者有戒烟意愿和态度,也很难与环境指向相左,独立完成戒烟行为。③行为成本,如果实现行为改变需要支付的代价较小,而获得的健康回报较大,则行为成本较低,实现行为改变的可能性较大;反之,行为改变较难实现。

二、模型的运用及局限

KAP评价是制定、实施和评价任何健康教育项目的第一步。因为KAP评价不但可以掌握社区居民对某健康问题的了解程度、看法和已采取的行动;而且可以了解影响社区居民知识、态度和行为的个体和社会文化等原因,从而为干预计划的制订、实施和评价提供一定的科学依据。但是,由于"认知不协调"的存在,人们获得知识后,态度和行为不一定就会向有利于健康的方向转变。因此,过分强调知识,不一定会产生良好的健康效果,甚至引起有害健康行为的发生。如建立在 KAP 模式基础上的预防青少年吸毒的健康教育项目,通过各种途径向青少年传播毒品的知识:①警察讲几个可怕的故事,描述染上毒瘾在法律上的麻烦;②展示毒品样本,或显示大麻燃烧的味道;③邀请有吸毒前科者向青少年讲述如何轻易地"上当",瘾君子的生活多么可怕,以及戒断症状多么恐惧;④更有甚者,制作了大量的影视作品,专家不遗余力地提供恐吓的知识信息。但是,这些对于毒品的恐吓信息非但没有减少毒品的使用,反而容易使青少年对毒品产生好奇而去尝试,从而对毒品的使用起到推波助澜的作用。此外,众多研究表明,青少年对于吸烟有害健康的知识与吸烟的关系不大。

由于行为问题的复杂性,知信行这种简单的线性模式很难对行为做出令人信服的解释。此外,在实际工作中,知信行模式也难以指导对对象行为及其影响因素进行深入分析。所以该指导健康教育实际工作的作用比较有限,应用也较少。

第二节　健康信念模型

一、模型的起源和发展

健康信念模式(the health belief model,HBM)于 20 世纪 50 年代由心理学家 Hochbaum 首先提出。1952 年,美国的 Hochbaum 等公共卫生和心理学专家为了分析人们不愿参加结核筛查项目的原因,对 1 200 名成年人进行了调查分析。调查他们对参加 X 线透视进行结核筛查的愿望,包括他们对肺结核易感性(susceptible)的信念,和他们对早期透视益处(benefit)的信念。研究结果显示:愿意参加 X 线透视筛查结核项目的人们都相信 X 线透视筛查能在症状出现前发现结核,而且早诊断早治疗的预后较好。经过比较,拥有以上两种信念(即相信肺结核的易感性、相信早期检查的益处)的一组对象中,82% 在调查期间至少做过一次 X 线检查;而另一组没有这两种信念的对象中,仅仅有 21% 的人在调查期间去做过的 X 线检查。由此 Hochbaum 得出结论:人们去透视的行为主要取决于两个互相影响的变量:知觉到易感性的信念,和知觉到利益的信念。进一步的分析表明:两个变量之间比较,对易感性的信念是更有力的变量。例如,有易感性信念而没有早期检查有益性信念的成年人,有 64% 愿意去做 X 线透视检查肺结核;相反,仅有有益性信念而没有易感性信念的仅有 29% 愿意去做 X 线透视。

健康信念模式最先用于解释人们的预防保健行为的理论模式,后经 Becker 和 Maiman 进一步修订完善,并逐步提出易感性、严重性、益处与障碍等概念。目前,该模式已成为解释和指导干预健康相关行为的重要理论模式之一,已被成功地应用于促进汽车安全带使用、遵医行为和健康筛检等方面的健康教育工作。

健康信念模式的形成主要受刺激反应理论和认知理论的影响。刺激反应理论认为的行为的发生往往会受到行为结果或预期结果的影响。例如,不吸烟可改善吸烟者的呼吸功能、提高健康水平,当吸烟者感受到这种益处后,则会促进其坚持不吸烟,从而达到戒烟的目的。认知理论认为情绪和行为受认知影响,强调个体主观心理过程,如期望、思维、推理、信念等对行为的主导作用,即行为决定于主体的价值判断,如果行为的结果与主体价值判断相一致,则主体会自觉自愿采纳这种行为,否则这种行为的发生频率就会降低甚至消失。例如,计划免疫的推广,首先要让公众认可某传染病发生的可能性及其后果的严重性,然后要使其相信预防接种可以预防传染病的发生,如果公众希望不被感染传染病,那他就会自觉接受计划免疫;如果他对疾病的风险不以为然,或认为患病只是小事一桩,或认为预防接种无济于事,那他就不会去接受免疫接种。

在以上研究基础上,后来不同学者的多项调查研究实践又进一步充实了健康信念理论模式。现在认为,个体的健康行为产生除了与人们对疾病易感性信念、对疾病严重性信念和知觉到健康行为益处外,还与对健康行为的障碍(如费用、时间、设备等)的知觉等有关。

二、模型及其关键结构的描述

健康信念模式认为信念是人们某种行为的基础,人们如果具有与疾病、健康相关的信念,他们就会采纳健康行为,改变危险行为。具体地说,人们是否采纳有利于健康的行为与下列因素有关。

1. **对疾病威胁的感知** 对疾病威胁的感知程度直接影响人们产生行为动机。个体对疾病威胁的感知(perceived threat)包括对疾病易感性的感知和对疾病严重性的感知两方面。

(1)感知疾病的易感性(perceived susceptibility)是指个体对自身患病可能性的判断。人们越是感到自己患某疾病的可能性大,越有可能采取行动避免疾病的发生。例如,有肥胖家族史的人往往比较注意控制体重。

(2)感知疾病的严重性(perceived severity),即对疾病的后果的感知,包括疾病对躯体健康的不良影响和疾病引起的心理、社会后果,如体力、形象、工作、生活和社交等方面的影响。个体如果认为某病后果严重,则更有可能采取行动防止疾病的发生发展。人们对容易发生的、严重的疾病往往会更加重视,注意预防。

2. **对行为益处和障碍的感知**(perceived benefit and barrier) 是个体对采纳或放弃某种行为能带来的益处和障碍的主观判断,即对健康行动的利弊比较。健康行为的益处是指它对健康状况的改善及由此带来的其他好处,如能否有效降低患病危险性或缓解病情、减少疾病的不良社会影响及行为实施过程中的积极情绪体验。行为的障碍因素则指采纳行为所需付出的代价,包括有形代价和无形的付出或牺牲,如劳累痛苦、个人清洁事务增加、开支增加、随意支配时间减少、社交活动减少甚至社交格局改变等。如果个体认为利大于弊,则采纳健康行为的可能性高,反之则可能性降低。

3. **自我效能**(self-efficacy) 类似于自信心,是个体对自己控制内、外因素而成功采纳健康行为的能力的评价和判断,以及取得期望结果的信念。例如,通过调整饮食和有氧运动减肥,时间充裕、经济上节俭、能吃苦的人认为这是简单易行的方法,非常乐意采纳;而时间紧凑的人则会觉得花大量时间来配制平衡膳食和进行有氧运动很难持久,故而会放弃这种方法。健康行为能否采纳并坚持,受个人对此行为的信心和意志力影响,如果个体坚信行为能够产生好结果并具有达不到目的誓不罢休的意志力,则其自我效能较高,更容易发生并坚持健康行为。

4. **行为线索**(cues to action) 行为线索指的是诱发健康行为发生的因素,是导致个体行为改变的"最后推动力",指任何与健康问题有关的促进个体行为改变的关键事件和暗示,包括内在和外在两方面。内在线索包括身体出现不适的症状等,外在的线索包括传媒有关健康危害行为严重后果的报道、医生的劝告、家人或朋友的患病体验等。实际上健康教育项目也是行为线索的一种。行为线索越多,权威性越高,个体采纳健康行为的可能性越大。

此外,健康信念模式也强调社会人口学因素对行为的影响,包括个体的社会、生理学特征,如年龄、性别、民族、人格特点、社会阶层、同伴影响,以及个体所具有的疾病与健康知识。具有卫生保健知识的人更容易采纳健康行为。不同年龄、性别、个性特征和生活环境的人对采纳健康行为的态度和采纳程度并不相同。

简而言之,健康信念模式的基本思路就是:一个人是否采取健康行为(或放弃不健康行为),取决于以下几个方面:①认识到自己面临发生某个负性健康结果的较高风险,而且这一负面结果对自己的健康和利益(经济、家庭、社会地位等)具有严重的威胁;②产生一个正向的期望,即希望能够避免负性健康结果产生的信念;③相信若实施由专业机构或人士推荐的某种行为,将能避免该负性健康结果的发生;④具有较高的自我效能,即相信自己能够克服困难、坚持采纳了所推荐的行为并取得成功。但是,这个行为转变的过程可能会受到性别、年龄、社会经济地位等个体特征的影响(图7-2)。

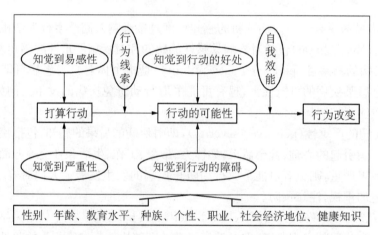

图7-2　健康信念模式示意图

三、模型的运用

运用健康信念模式来指导以行为改变为目标的健康教育和健康促进活动时,要解决好以下几个关键问题:

(1) 如何使目标人群察觉到疾病的威胁和威胁的严重性,以及采取某种特定行为的好处和可能的遇到的障碍(即感知威胁、感知益处和障碍)?

(2) 如何设计行为激发物或激发事件(即创造行为线索)?

(3) 如何调动人们的自我效能来维持这种行为(即提高自我表现效能)?

此外,由于人对体内外环境刺激的感知具有选择性,主、客观因素皆可影响感知的选择和感知效果,尤其是主观因素方面,个人的动机、需要、兴趣、情绪和经验的不同,可以使各人对相同事物的感知完全不一样,因此健康教育和健康促进的具体策略、措施、内容、方法等皆要区别对待、因人而异。健康信念模式既可作为行为改变项目的指导理论,又可以用于分析健康行为或危害健康行为的发生概率和原因,在健康教育和健康促进实践活动中具有广阔的运用前景。从以下案例可以让我们更好地理解健康信念模式的实践应用方法。

案例 1　控制肥胖儿童的教育项目

1977 年,美国 Becker 等人在控制儿童体重的教育项目中,主要通过调查和研究儿童母亲的相关认知因素,并尝试从这些认知因素着手去控制儿童的体重。

这一项目对 182 名过度肥胖儿童的母亲进行研究,儿童的平均年龄为 11.5 岁(2～17 岁),主要来自低收入家庭。项目按照健康信念模式分析他们的母亲的健康信念和动因。首先请营养专家对这些母亲进行控制儿童体重的教育项目的讲解,然后通过量表评估母亲们的健康信念因素。在整个教育活动期间,对这些儿童的体重进行定期测量(每半月测量 1 次),在 1 年内还测量儿童的遵医行为及长期遵守营养门诊预约的行为。健康信念模式几个因素如下。

第一个因素——知觉到易感性。项目测量母亲对她的孩子过度肥胖容易患病的知觉。儿童肥胖与 8 种疾病有关。评价表是测量母亲对肥胖与 8 种易感疾病认识的专项目录表。评价结果表明,知觉到易感性是非常有用的信息。

第二个因素——知觉到严重性。方法是测量母亲们对孩子患病的严重危害的担心焦虑程度,也测量她们对提出问题的反应情况,这些问题包括"如果你的孩子患有 8 种疾病中的一种,你将会怎样的忧虑"等。研究情况表明,严重性程度的测量比易感性的测量在体重控制的教育中更有预测性。

第三个因素——知觉到效益。方法是测量母亲们对孩子体重控制效果的感觉。例如,当问及预防心脏病的措施时,如果母亲回答与饮食活动、节食、控制胆固醇等有关,被记为效益知觉测量等级水平高。根据母亲们对这些问题的回答,反映母亲们对体重控制的效益判断高低不同。

第四个因素——知觉到障碍。分析母亲们对一些问题的观点,如节食是否安全、实际控制体重的困难、营养是否全面、家庭中经济问题等,以及没有定期去门诊的原因。这些障碍是非常复杂和各种各样的,从母亲的回答中,可以测量母亲知觉到障碍或困难的认识情况。

通过评价母亲们对控制儿童的体重的健康信念因素,逐一帮助解决问题,提高知觉水平,取得良好效果。

由于前述研究中发现对于严重程度的知觉具有重要的预测意义,因此将干预重点放在提高对严重性的知觉水平。专家们对 3 组孩子的母亲给予 3 种不同的信息:第一组给予讲解,同时发给宣传小册子,提供具有冲击力的体重超重引起严重疾病的信息;第二组给予低度的信息;第三组没有提供超体重危害的信息。经过教育以后,第一组唤起了母亲的高度的恐惧感,孩子们有效地控制了体重且没有反弹;第二组也减少一些体重,但过了一段时间后,又恢复了体重。第三组没有任何改变。

这个研究证明了在行为分析和干预中,如果能够正确分析对象的健康信念,并做出有针对性的干预,就可改变人们的健康相关行为。

四、理论的不足和面临的挑战

健康信念模式在经历了几十年的发展后已经趋于完善,感知威胁、感知益处和障碍、自我效能、社会人口学因素、行为线索,几乎包含了影响行为改变的所有个人因素,因此对个体行为的发生具有较好的预测性。它不但可以用于解释各种健康行为的变化和维持,同时也成为指导干预、促使健康行为形成的重要理论框架。自其创建以来,已被成功地用于汽车安全带使用、遵医行为、肿瘤筛检、控烟及安全性行为等健康教育项目。但是,该模式依然存在以下不足之处,需要在未来的研究和实践中进一步完善:首先,健康信念模式各重要结构的关系尚不完全清楚。例如,感知到威胁较低的情况下,感知到益处和障碍对行为改变的预测性较差。可见某个结构对行为的预测性,往往与其他结构的高低有关。因此,各结构之间的关系进行深入分析。其次,没有考虑个人的恐惧、社会因素和其他阻碍行为产生的障碍因素对行为的影响。人是一个复杂的生物体,人的行为同样也是复杂多变的,而且社会人的行为还会受到诸多社会因素影响(如国家法律法规、社会风俗习惯、周围人的态度、物质条件等),仅从个人身上分析行为影响因素难免有失偏颇。最后,根据模型假设当感知到威胁和益处较高,而感知到障碍较低时,行为线索对行为变化的影响非常大。但是研究者在使用该模型时,往往会忽略这一重要结构。因此,行为线索是否对行为变化有作用,目前尚不清楚。

第三节　理性行动理论及计划行为理论

一、模型的起源和发展

理性行动理论和计划行为理论都认为行为意向(behavioral intention)是影响行为最直接的因素、行为发生的最佳预测值。而行为意向反过来由行为态度和主观规范来决定。计划行为理论(TPB)是理性行动理论(TRA)的扩展,其在 TRA 的基础上引入了感知行为控制。近年来,Kasprzyk 和 Fishbein 等借鉴其他行为理论的内容进一步扩展了 TRA 和 TPB,提出了整合行为理论(integrated behavioral model,IBM)。

理性行动理论是由美国学者 Fishbein 于 1967 年首先提出来的。该理论阐述了态度、意向和行为之间的关系。鉴于许多以往的研究发现态度和行为之间的联系较少,故一些理论研究的学者提出态度不作为影响行为的因素。但是,Fishbein 在该理论的发展中,对物体的态度和对行为的态度进行了区分,并证明对行为的态度是一个产生行为的最佳预测指标,如对乳腺筛查的态度比起对癌症的态度可以更好地预测个体乳腺筛查的行为。

计划行为理论是从信息加工的角度,以期望价值理论为出发点解释个体行为一般决策过程的理论。合理行动理论认为行为意向是决定行为的直接因素,它受行为态度和主观规范的影响。由于该理论假定个体行为受意志控制,严重制约了理论的广泛应用,故为扩大理论的适用范围,Ajzen 于 1985 年在合理行动理论的基础上,增加了感知行为控制变量,提出计划行为理论。

目前,计划行为理论仍在不断地发展与完善。行为研究领域除了合理行动和计划行为理论,其他的个体的和人际间的行为理论或模式也被广泛应用,包括健康信念模式、社会认知理论等。尽管这些理论框架中的概念构成要素多数是相似或者是互相补充的,但研究中更多关注它们的差异。因此,美国心理健康协会组织个体水平和人际间水平的行为理论的开发者和研究者们为整合这些构成要素而考虑发展一个综合的理论框架。Kasprzyk 等学者与 Fishbein 合作,通过开展艾滋病预防项目,形成了一个整合行为理论,其实就是合理行动理论和计划行为理论的整合和进一步扩展。

二、模型及其关键结构的描述

理性行动和计划行为理论假设的前提是：人的行为是在其主体意识支配下发生的，各种行为发生前要进行信息加工、分析和思考，一系列的理由决定了人们实施行为的动机，人们所认为的"合理性"是行为发生和维持的主要原因。理性行动理论和计划行为理论的运作框架如图7-3所示。Fishbein等给出了其框架中构成要素的明确定义和变量测量方法。

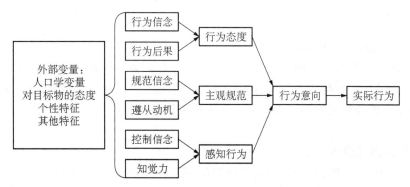

图7-3　理性行动理论和计划行为理论框架图

(一) 行为态度

行为态度(attitude toward behavior)是指行为主体对某种行为所存在的一般而稳定的倾向或立场，由每个行为信念乘以相应的结果评价之积总和作为间接指标。

1. 行为信念(behavioral beliefs)　是指行为主体对行为的结果或特性的信念。

2. 行为结果评价(evaluation of behavioral outcomes)　是指行为主体对行为所产生结果或特性的评价。

(二) 主观规范

主观规范(subjective norm)是指他人的期望使行为主体做出特定行为的倾向程度，由每个规范信念乘以相应遵从动机之积总和作为间接指标。它反映的是重要影响的人或团体对个体行为决策的影响。

1. 规范信念(normative beliefs)　对行为主体有重要影响的人或团体对行为主体的行为期望，即该重要影响的人或团体赞同或者不赞同行为主体的行为。

2. 遵从动机(motivation to comply)　行为主体服从重要影响的人或团体对其所报期望的动机。

(三) 感知行为控制

感知行为控制(perceived control)的概念与自我效能相似，其与行为意向一起共同影响行为，也可以调整行为意向对行为的效果。当意志控制高，则感知行为控制降低，行为意向是充足的行为预测指标。而当意志控制不高、感知控制可精确评价时，感知控制和行为意向共同影响行为。

1. 控制信念(control beliefs)　是指对行为控制可能性的知觉，即行为主体感知到可能促进和阻碍实施行为的因素。

2. 知觉力(perceived power)　是指对行为控制难易程度的感知，即每个促进或阻碍行为发生因素的影响程度。

（四）行为意向与行为

1. 行为意向（behavior intention）　行为主体行为趋向的意图，为发出行动之前的思想倾向和行为动机。

2. 行为（behavior）　在计划行为理论中，行为指个体在特定时间与环境内对特定目标作出的外显的可观测的反应。其包括对象（target）、行动（action）、环境（context）和时间（time）4 个元素，这 4 个元素简称为行为的 TACT 元素。

三、基本内容

（一）理性行动理论的基本内容

理性行动理论认为行为意向是直接决定行为的重要因素（见图 7-3），而个体行为意向的又受到实施行为的态度和与行为有关的主观规范的影响。同时，行为信念和行为结果评价影响态度；规范信念和遵从动机影响主观规范。该理论解释行为的成功之处取决于行为受意志控制的程度。

（二）计划行为理论的基本内容

计划行为理论是在理性行动理论运作框架中，考虑到个体不可能完全用意志控制行为的情形，而引入感知行为控制要素（见图 7-3）。感知行为控制不仅可以与行为意向一起共同影响行为，也可以调整行为意向对行为的效果。当意志控制高，则感知行为控制降低，行为意向成为充分的行为预测指标。而当意志控制不高、而感知控制可精确评价时，感知控制和行为意向一起影响行为。另外，感知行为控制、行为态度和主观规范，都是独立的行为意向决定变量。当态度和主观规范无变化时，个体执行行为难易的感知将影响行为意向。在不同人群与不同行为中，决定行为意向的这 3 个要素的权重是不同的。

图 7-3 的整个理论框架显示，理性行动和计划行为理论假设了一个因果关系链，通过态度、主观规范和感知行为控制，联系了作用于行为意向和实际行为的行为信念、规范信念和控制信念。而外部变量作为其他影响因素，如人口学和环境学特性（人格、智力、经验、年龄、性别、文化背景等），不是独立地作用于行为，而是作用于理论框架的各要素。

（三）整合行为理论的基本内容

整合行为理论是理性行动理论、计划行为理论和其他影响因素的整合和进一步扩展（图 7-4）。该理论框架中所有构成要素及其间的相互作用可以指导健康行为的干预设计。在这个理论框架中，影响行为的最重要的决定因素依然是行为意向，如果没有动机，个体是不可能执行所建议的行为的。而影响行为意向的构成要素与计划行为理论相似。与计划行为理论框架不同的是，执行行为的知识和技能、行为特点、环境因素和习惯这 4 个要素也直接影响行为。并且，其中前 3 个因素可以影响行为意向执行行为。这 4 个要素与行为意向的联系是具有很强行为意向的个体需要知识和技能执行行为；环境的限制增加了行为的难度；所执行的行为应具有行为主体重要和显著的行为特点；最终执行行为的经历可能促使这项行为成为习惯，而使行为意向对这个行为的作用减弱。故据该理论，一个特定行为最有可能在以下 4 种情况下发生：

（1）行为主体有很强的行为意向，并且具备了所执行行为的知识和技能。

（2）环境中没有严重影响行为发生的制约因素。

（3）行为是重要和显著的。

（4）行为主体过去曾经执行过该行为。

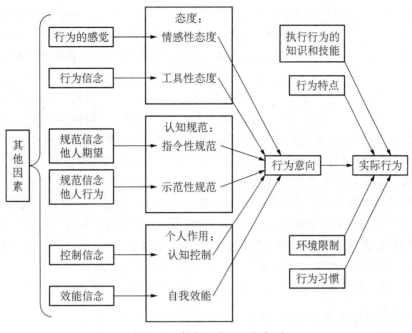

图 7-4　整合行为理论框架图

四、模型的运用

在个体水平的行为健康教育理论中,计划行为理论优势是通过主观规范考虑了社会因素的影响,通过访谈和概念模式组合探寻行为重要信念,并且伴随理论高度发展了测量方法,在理论框架构成要素因果关系假设被确定后,就可准确描述其测量和计算。其中,TRA 主要是用于解释具有高度意志控制个体的行为意向和行为,TPB 主要是解释具有较低意志控制个体的行为意向和行为。

总体来说,计划行为理论具有良好的解释力和预测力,特别是针对具体的行为和特定目标群体。并且,可协助确定干预的对象和识别有说服力的劝导信息,是许多研究和行为干预项目的良好理论基础。其适用行为领域包括:饮食行为,如摄取纤维素、避免咖啡因;成瘾行为,如戒除烟酒、毒品;临床医疗与筛检行为,如健康检查、癌症筛检、乳房筛查;体力活动,如慢跑、爬山、骑自行车;艾滋病或性传播疾病的预防行为及避孕药具的使用;卫生服务利用;安全行为,如安全带和安全头盔的使用。本部分主要介绍我国应用合理行动和计划行为理论的实例。

案例1　青少年寻求生殖健康服务意愿的健康行为研究

全球青少年健康发展策略把提供适宜的健康服务视为促进青少年生殖健康最为有效的一大途径,但是青少年寻求生殖健康服务受到个体态度、家庭和社会环境等诸多因素的影响,由于这些因素之间存在相互影响和相互制约的关系,任何单一变量的研究结果均不能获得可信的结论。

为了能探讨影响青少年利用生殖健康服务的行为、心理和社会等因素,北京大学儿童青少年卫生研究所于 2003 年选取北京、济南、广州和武汉作为项目点,采用分层整群抽样的方法,以 10～24 岁男女青少年为研究对象,以合理行为理论/计划行为理论为基础,分别从"个人行为态度"、"主观规范"和"感知行为控制"3个方面,共15个条目,以其是否愿意就青春期生殖健康问题去医院就诊这一问题用逐步多因素 Logistic 回归筛选出适合我国国情的可能影响因素。该研究就"个人行为态度"中的"行为信念"的指标(如学习青春期生殖健康知识的重要性)和"行为结果评价"的指标(如对青春期问题选择向医务人员或家人求助,还是不向任何人求助;医疗机构应该传授相关知识;开设青少年专科门诊的必要性等)进行探索分析。同时对于青春期生殖健康概念的理解及涉及父母同伴对主动就诊的态度等"主观规范"指标和没有就诊的原因是没有时间、距离太远或门诊环境混乱等行为主体感知等可能促进和阻碍实施行为的"感知行为控制"因素综合分析。结果证明合理行为理论模型的三类变量(态度、主观规范和感知行为控制),如青少年对青春期生殖健康及其保健服务的态度和认识、家庭和社会对青少年利用生殖健康保健服务的支持及就医条件均对青少年的就诊意愿都具有一定的影响。但也发现有些指标,如医疗费用并未能影响行为主体实施就诊的行为。由此说明,合理行为理论/计划行为理论的理论框架基本能解释和预测我国青少年是否愿意就青春期生殖健康问题去医院就诊这一行为。此外,研究者认为计划行为理论需要针对具体问题及涉及的社会家庭环境因素,还应考虑人群的特点,如青春期这一特殊人群,其个人行为规范、习惯、责任都尚未成熟。

五、理论的不足和面临的挑战

计划行为理论从某一角度阐明了行为改变的规律,但不可能解决行为干预的所有问题,需要针对问题具体对待和灵活地使用这一理论。在应用于干预时应注重交互使用模型中的各构成要素,不同行为的干预策略应有所侧重。同时,该理论还存在以下问题并面临挑战:

(1)理论概念的诠释与发展。理论框架中主要要素的概念内容一直是研究者们争论的焦点,至今仍未有较好的统一,这给研究中的变量操作造成一定的困难,研究结果的准确性也因此受到怀疑。并且,有时候人们的行为会出现既无动机又无机会去做推理决策的情形,则该理论对行为的解释就受到挑战。研究者们目前致力于寻找其他能提高行为和行为意向解释力的变量,所以该项理论工作还任重道远。

(2)理论研究方向的拓展。计划行为理论如上所述的优势为既可以解释和预测行为,还能用来指导干预。该理论能够提供形成行为态度、主观规范和感知行为控制的信念,而这些信念是行为认知和情绪的基础,通过影响和干预这些信念,可以达到改善和改变行为的目的。然而运用计划行为理论干预行为的研究目前不多,大多数研究还是关注行为的解释和预测,很大程度地降低了计划行为理论的实用价值和实践意义。其原因可能是许多研究在测量方法上存在问题,它们不能提供有价值的信念基础,自然不能实现干预行为的目的,还有可能是研究者对干预行为的意义认识不够,所以提高测量方法,提高对干预行为意义的认识,都将能提高计划行为理论的实际应用价值。

第四节   阶段变化理论

一、模型的起源和发展

阶段变化理论 (the transtheoretical model and stage of change,TTM)是由 Prochaska 和 Diclemente 在 20 世纪 80 年代初提出的。TTM 根植于心理学,首次在临床患者中运用就收到了很好的效果。目前,这一理论在国际学术界得到了普遍认可和广泛的应用,并且实践证明具有良好的效果。由于它整合了若干个行为干预模型的基本原则和方法,故又称为行为分阶段转变交叉理论模型。TTM 最初开始于吸烟行为的干预研究,以后便涉及更为广泛的领域,包括酒精和物质滥用、饮食行为、久坐的生活方式、AIDS 预防、遵从医嘱、非计划妊娠干预等行为问题的研究,对疾病行为及有关病症的研究也获得了令人满意的效果。

与健康信念模式不同的是,阶段变化理论是从一个动态的过程来描述人们的行为变化,而健康信念模式则是从行为诱发因素的角度来探讨人们行为变化的原因。阶段变化理论最突出的特点是强调了根据个人和群体的需求来确定健康促进的策略的必要性。该理论在组织戒烟、参加体育活动、体重控制和乳腺癌筛查等健康促进项目中很快成为重要的理论依据之一。该理论除了重视变化过程外,还重视对不同人群的具体需求进行了解。模式特别强调应选择适宜的项目以满足人们真正的需求和适合各种人的具体情况,而不要企图把同一个策略用于所有的人。

二、模型及其关键结构的描述

该模型不仅提出了制订有效干预措施的方法,还为健康促进工作者提供了一种合适的干预策略。为了帮助人们克服可能遇到的障碍,应当使他们清楚,行为改变出现反复也是一种正常现象。由于这个模式突出了项目的阶段性,项目设计者在制订计划时会感到它非常实用。该理论认为,人的行为改变必须经过几个阶段,这是一个完整的心理发展过程。处于不同的行为改变阶段,人们有不同的心理需要,健康教育应针对其需要提供不同的干预帮助,以促使教育对象向成功采纳健康行为的下一阶段转变。阶段变化理论由行为变化阶段(stages of change)及对其产生影响的均衡决策(decisional balance)、行为改变过程(processes of change)和自我效能(self-efficacy)等 4 个概念构件组成。行为变化阶段、行为改变过程和模型的假设是 TTM 的核心部分,决策均衡和自我效能是 TTM 的强化部分。

TTM 模型认为,人的行为变化不是一次性的事件,而是一个渐进的和连续的过程。如果干预策略和措施想要与研究人群的需求相匹配,必须了解其危险行为的阶段分布情况。行为变化一般分为 5 个阶段,对于成瘾性行为来说还有第六阶段。

1. 无打算阶段(pre-contemplation) 在这一阶段,人们没有改变行为的意向,通常测量指在未来 6 个月。人们之所以处于这一阶段是因为不了解行为的结果或感知麻木,或他们已试图多次改变行为但最终失败而心灰意冷。这些人属于无动机群体,他们常会提出一些理由来对行为干预进行抵触,没有考虑改变自己的行为,或者是有意坚持不改变。他们或者不知道这样做的后果,或者觉得浪费时间,或者认为没有能力来改变等,他们也不打算参加健康促进或防治项目。传统的健康促进方法则忽略了这一群体的特殊情况,所实施的方案针对性差,效能低。

2. 打算阶段(contemplation) 处于这一阶段的人们打算改变行为,但却一直无任何行动和准备行动的迹象,通常测量指在未来 6 个月。这时候人们已经考虑对某些特定行为做出改变。他们已经意识到改变行为可能带来的益处,但是也十分清醒所要花的代价,在收益和成本之间的权衡处于一种矛盾的心态。在此阶段停滞的时间可能不会很长,常常被称为慢性打算或行为拖延阶段。

以上两个阶段合称为准备前阶段。

3. 准备阶段(preparation) 处于这一阶段的人们倾向于在近期采取行动,通常测量指在未来 1 个月内。人们严肃地承诺做出改变,并且开始有所行动,有的在过去 1 年里已经有所行动,如制订行动计划,参加健康教育课程,购买有关资料、寻求咨询,摸索自我改变方法等。

4. 行动阶段(action) 处于这一阶段的人们在过去(通常测量指在过去 6 个月内)已经做出了行为改变。因为行为是可以观察到的,行为改变往往等同于行动。但是在该模式中,行动仅是 6 个阶段中的一个阶段,并不是所有的行动都可以看成行为的改变。人们的行为改变要达到科学家或公共卫生专业人员认可的能减少疾病的风险的程度。例如,在戒烟行为中,仅减少吸烟量;或合理膳食行为中,仅减少来源于脂肪的卡路里量,都只能看成是行动而并非行为。

5. 维持阶段(maintenance) 处于这一阶段的人们保持已改变了的行为状态已经 6 个月以上,达到了预期的健康目标。在这个阶段应当预防反复,使人们对行为改变更有自信心。根据有关抵抗诱惑和自我效能的研究资料,估计维持阶段一般可能在 6 个月至 5 年之间。如果人们经不住诱惑和没有足够的信心和毅力,他们就可能返回到原来的行为状态,这种现象称为复返(relapse)。

6. 终止(termination) 在某些行为,特别是成瘾性行为中可能有这个阶段。在这个阶段,人们不再受到诱惑,对这种行为改变的维持有高度的自信心。尽管他们可能会有沮丧、焦虑、无聊、孤独、愤怒或紧张等体验,但他们都能坚持,确保不再回到过去的不健康的生活习惯中去。研究表明,一般 20% 的人能达到这个阶段。经过这个阶段,他们复返的可能性非常低。

一种行为的形成不是一件容易的事,往往经过多次尝试才能形成。行为改变阶段模式将行为改变分为不同阶段,但行为改变并不是单向线性的模式移动,而是以螺旋的模式(spiral model)来改变。举例来说,处于准备期的戒烟者下决心来戒烟门诊,并且对其亲友宣告开始戒烟并付诸实践,就可以算作进入行动阶段,如果戒烟持续 6 个月,就称为维持阶段,但是如果参与戒烟门诊失败,可能又回到打算阶段和准备阶段,一段时间后可能又想再度戒烟,再次进入行动期。螺旋的模式比较能够真实地反映戒烟者的行为改变,虽然行为改变有 5 个转变阶段,我国大部分的吸烟者都处在无打算阶段,这也是很多戒烟门诊就诊者寥寥的原因。而来戒烟门诊的戒烟者,多半则处在打算阶段、转变阶段和行动阶段。

以行为改变的阶段模式来解释戒烟可以使戒烟者了解自己处于哪一个阶段,帮助医师和戒烟者了解每个阶段所应该面对和处理的问题,当戒烟者成功进入了下一个阶段之后,医师可以给予心理上的正面鼓励,这样能帮助戒烟者维持戒烟成功,直到完全终止吸烟行为为止。另外,处于不同阶段的人们的需要不同,所以要根据各阶段的特点和需要,采取不同的措施。各个阶段人的行为和心理特点总结如表 7-1 所示。

表 7-1 行为改变阶段模式人的行为和心理特点

行为变化阶段	行为计划	行为心理特点
无打算阶段	未来 6 个月不打算改变行为,甚至坚持不改	未意识到自身问题行为存在或曾尝试改变,因失败而丧失信心
打算阶段	未来 6 个月内打算改变问题行为	意识到问题行为存在,并意识到改变行为的益处、困难与障碍,但心理较为矛盾
准备阶段	将于未来 1 个月内改变行为	对所采取的行动已有具体打算或在过去 1 年中已有所行动
行动阶段	过去 6 个月目标行为已有所改变	行为的改变需符合足以降低疾病风险的判断标准
维持阶段	坚持健康行为 6 个月以上,达到预期目的	对避免诱惑、防止旧行为复发较为自信

三、行为变化过程

行为变化过程（processes of change）是人们在改变行为的过程中所进行的一系列心理活动变化过程，它帮助人们从不同的行为变化阶段过渡。人处在不同阶段，以及从一个阶段过渡到下一个阶段时，都会有不同的心理变化历程。为保证行为干预的有效性，健康教育者必须先了解目标人群的行为阶段分布，确定各阶段的需求，然后采取有针对性措施帮助他们进入下一阶段。在第一、第二阶段，应重点促使他们进行思考，认识到危险行为的危害、权衡改变行为带来的利弊，从而产生改变行为的意向、动机；在第三阶段，应促使他们做出自我决定，找到替代危险行为的健康行为；在第四、五阶段，应改变环境来消除或减少危险行为的诱惑，通过自我强化和学会信任来支持行为改变。如干预不理想或不成功，目标人群会停滞在某一行为阶段，甚至倒退。

行为变化过程共有 10 个步骤和方法，它们对行为干预有着重要的指导作用。

1. 提高认识（consciousness raising）　指发现和学习新事实、新思想，向支持健康行为方面努力等。具体包括提高对不良行为及其结果的感知，革除不良行为的意义和有关问题的认识，发现和学习改变行为的新知识和方法等。应用健康咨询、媒体宣传等方法都有利于达到这一目的。

2. 缓解紧张情绪（dramatic relief or emotional arousal）　指缓解伴随着不健康的行为而产生的负面的情绪，如恐惧、焦虑、担心等。在行为改变初期往往会出现一些负性情绪，研究证实减轻负性情绪有利于行为矫正，这一策略在很多行为治疗的方法中都被使用。心理剧、角色扮演、成功实例见证等都为可用的技术。

3. 自我再评价（self-reevaluation）　指从认知和情感方面对自己有无某种不良习惯自我形象的差异进行评价，从而认识到行为改变的重要性。自我价值认定、健康角色模式和心理想象等技术有助于完成这一过程。

4. 环境再评价（environmental reevaluation）　指意识到自己周围的环境中，存在着不健康行为的负面影响或健康行为的正面影响，从认知和情感方面对自己不健康行为对社会环境产生的影响进行评价，也包括人们对他人所起到的好的或不好的角色示范的感知。例如，评估自己吸烟对其他人及环境的影响。同情训练和家庭干预等可产生这样的效果。

5. 自我解放（self-liberation）　指在建立行动信念的基础上做出要改变行为的承诺，是人们改变行为的信念和落实信念的许诺。

6. 寻求帮助（helping relationships）　指在健康行为的形成过程中，向社会支持网络寻求支持。家庭支持、同伴帮助、电话咨询等均为获得社会支持的有效手段。

7. 逆向制约（counter-conditioning）　指认识到不健康的行为的危害，选择一种健康行为去取代它，学习用健康的行为替代不健康的行为。可使用放松、厌恶和脱敏疗法和尼古丁替代等策略。即认识到不健康行为的危害，学习一种健康的行为取代它。

8. 应变管理（contingence management）　指增加对健康行为的奖励，减少对不健康行为的奖励，适时地在一定的行为改变方向上提供结果强化。尽管应变管理也包括惩罚，但研究发现，行为改变者主要依赖于奖励而不是惩罚。应对健康的行为变化增加奖励和对不健康的行为减少奖励。行为契约是常用的策略。

9. 刺激控制（stimulus control）　指消除不健康行为的促发剂，增加健康行为的促发剂。研究显示，戒烟失败的诱惑情境包括：社交、庆幸、压力。戒烟者在戒烟期间回避和解决这些情境对于成功是至关重要的。通过环境重塑、自我帮助小组都可实现这一目的。

10. 社会解放(social-liberation)　指意识到社会风尚的变化在支持健康行为中的作用。社会规范使所有人行为的变化向着有利于健康的方向发展。社会改变的目的是为人们营造一种健康行为、消除危险行为的机会和条件。宣传鼓动、合适的政策等都有利于人们的健康促进。如禁烟区的设立、安全套的易得性等可帮助所有的人改变行为。

行为转变不同阶段的心理变化过程如表7-2所示。

表7-2　行为转变不同阶段的心理变化过程的描述

变化阶段				
无打算阶段	打算阶段	准备阶段	行动阶段	维持阶段
	提高认识			
	缓解紧张情绪			
	环境再评价			
		自我再评价		
变化过程			自我解放	
			社会解放	
			应变管理	
			寻求帮助	
			逆向制约	
			刺激控制	

从表7-2中可见,从无打算到有打算采取行动,主体需要经历4个阶段的变化,即提高认识,对原有的不健康行为经历焦虑、恐惧的情感体验,对周围提倡的健康行为有了新的认识,然后意识到应该改变自己的不健康的行为。从打算行动进入准备阶段,主要经历自我评价、意识到自己应该抛弃不健康的行为。从准备到行动是重要的变化,主要经历自我解放的阶段,即从认识到改变行为的信念,到作出承诺改变自己的行为并付诸实施。当人们一旦开始行动,需要有很多支持条件来促使行动进行下去。这些条件包括健康行为的促发剂、建立支持网络、社会风尚的变化、对人们行为改变形成社会支持等。在健康教育过程中,了解人们的心理活动有助于人们清楚其行为发展到了哪一阶段,有何需要,以便有针对性地采取措施,帮助对象进入下一阶段,最终建立健康行为。

四、权衡

权衡(decisional balance)是指对收益(benefit)和所花的代价进行比较。收益指改变行为所获得的好处。成本(costs)指改变行为所花费的代价。对于戒烟、体重控制、性安全、锻炼和太阳浴等行为的研究发现,在打算阶段,人们对行为改变的收益认知较高。从这一阶段到准备阶段,收益认知增加而弊处认知则无差别。准备阶段与行动阶段相比,收益认知低而代价认知高。在个体采取行动前,收益和代价认知交替;如果收益大于代价认知,显示人们在准备行动。这样在前准备阶段,主要针对增加收益认知的干预,在准备阶段主要针对减少代价认知的干预。

五、自我效能

自我效能(self-efficacy)指成功地实施和完成某个行为目标或应付某种困难情境能力的信

念，是人们采取行为的信心和抵制诱惑的控制力，包括自信心和诱惑。自信心（confidence）指相信自己在面对各种挑战时，都能采取一种健康行为的信念。诱惑（temptation）指诱使人们放弃健康行为的各种挑战，它反映了在矛盾的情况下，渴望采取某种特殊行为的程度。人是行为的主体，人的主体意识支配着其行为。自我效能反映人体对自身潜能的发挥，在健康教育过程中通过增强自我效能，可以达到促进健康的目的。

总之，TTM 模型关注行为的 5 个阶段、10 个心理变化过程及行为改变的收益、代价和自我效能。它是基于促进行为的自然改变和实施干预的关键理论的。提出 TTM 的依据是：①任何单一的理论无法解释行为干预的复杂性，应该使用综合理论模式来进行行为干预。②行为改变并非一次性的，需跨越一系列的阶段。③行为变化的阶段相对稳定但又可以改变的。④没有计划的干预会使人们停留在早期的行为阶段。⑤大多数高危险人群处于不准备改变的无打算阶段。⑥有效的行为改变应该是一个渐进的过程。⑦针对行为变化的特定阶段运用行为改变相应的原则和方法有助于其在不同阶段过渡，TTM 模型要求干预方法必须与变化阶段匹配。⑧慢性行为模式是生物、社会和自我控制诸因素结合形成的，阶段匹配干预策略应重视自我控制。实践证明传统的行为干预方法作用极其有限，将一次性行为模式转变为阶段性行为模式对健康促进有很大影响。

六、模型的运用

对事物或观点的认识可以改变行为，但认识不一定导致行为的改变。已经认识和改变了的行为，在某种情况下，又可以改变回去。这说明认识除了知识的因素外，还有习惯的因素、环境的因素、道德的因素等。当然，认识和行为的脱节，其中一个重要原因就是缺乏明确而严格的行为练习，如果针对行为的不同阶段反复地学习，使学习者懂得应该做什么，不应该做什么，这样就可以从一个行为阶段向下一个行为阶段逐渐转变，形成正确的行为。不断地使正确的行为形成习惯，就达到了健康教育的目的。

以戒烟为例：从没有戒烟打算转变为有戒烟愿望及准备戒烟阶段，然后发展到采取戒烟行动、维持戒烟行为和防止复吸共经历 5 个阶段。吸烟者只有从一个阶段向下一个阶段逐渐转变才能达到改变吸烟行为的目的。处于不同阶段的对象显然有不同需要，控烟健康教育应提供不同的干预帮助，促使对象由此阶段向趋向戒烟成功的下一阶段转变。

在一个由 1 800 名志愿者参与的戒烟实验中，阶段变化理论就得到了很好的应用。在 1 800 名志愿者中，男性占 36.1%，女性 63.1%，平均年龄 42.2 岁。志愿者大多数已婚（62.2%），具有较长的吸烟史（平均 25.5 年），平均每日吸烟量 21.4 支。有约一半的志愿者每周有 1～4 小时的轻体力劳动，但大约 2/3 志愿者几乎没有重体力劳动，有 40% 的人家中至少还有一个吸烟者，他们开始吸烟的平均年龄是 16.7 岁。Fagerstrom 实验检测尼古丁依赖性（FTND）的平均得分是 4.8 分。

志愿者所处的阶段是通过问卷调查来判断的。相关问题是他们在未来 6 个月内是否特别想戒烟，和在过去的 1 年内是否曾经成功戒烟 1 天以上。回答在最近的 6 个月内不准备戒烟的人判断为无打算阶段；打算阶段的人是打算在最近 6 个月内戒烟但还没有具体戒烟计划的人；准备阶段的人是打算在最近 30 天内戒烟，而且尝试戒烟 1 天以上。问卷判断结果有 46.4% 的志愿者处在打算阶段；48% 的志愿者在准备阶段；有 5.6% 的志愿者无法判断其变化阶段。所有志愿者在戒烟期间不鼓励用药物戒烟，而是鼓励他们成功地完成戒烟计划，并在项目期间至少 1 个月内不得使用尼古丁替代药物。然后对处于不同阶段的人给予不同分干预，具体如下。

1. 无打算阶段　帮助提高吸烟有害健康的认识,推荐有关读物和提供建议。只有当他们认为有戒烟需要时再给他们提供帮助。

2. 打算阶段　需要帮助促进吸烟行为转变,协助拟定戒烟计划,提供戒烟相关的材料或邀请参加戒烟专题讲座。提供控制自己行为的技能,指导吸烟行为转变的方法和步骤。

3. 准备阶段　提供规范性行为转变方法,确定切实可行的目标。采取逐步改变吸烟行为的步骤。寻求社会支持,包括同事、朋友和家属的支持,确定戒烟行为的倾向因素、促成因素。克服在戒烟行为转变过程中可能出现的困难。

4. 行动阶段　争取社会的支持和环境的支持(如从家里和办公室移走烟灰缸、不买烟、张贴戒烟广告等)、替代方法(如用饭后散步替代饭后一支烟、用嚼口香糖来替代吸烟等)、请戒烟成功者做现身说法、戒烟同伴的帮助和互相鼓励。

5. 维持阶段　这一阶段需要做戒烟成功后的一切工作。创造支持性环境和建立互助组等。

干预操作本身运用关于吸烟危害的教育、自我监控、紧张管理、控制体重策略和行为修正策略。群体支持也是一个策略,志愿者之间保持联系,可以相互之间探讨他们的戒烟计划进程。志愿者的吸烟状况通过戒烟3个月后的电话回访来评价。为了能够"毕业",志愿者必须保持戒烟3个月,并且在至少1个月内不得使用尼古丁替代帮助。在3个月的戒烟干预结束后,有39.5%的人报告不再吸烟,51.9%的人报告还在继续吸烟。吸烟状况不明者占8.9%。从效果来看,基于TTM基础上的行为干预的结果优于千篇一律的简单干预。

行为的干预首先要确定靶人群所处的阶段,然后用相应的干预措施才能收到事半功倍的效果。例如,当吸烟者感到吸烟是愉快的事而不认为是有害健康,这时如果给他过多的戒烟信息,预期不会收到很好的效果,甚至还会产生逆反心理。对于这些人,我们仅给予最简单的信息,并告诉他们,有需要的时候再给予帮助。转变人现有的生活方式和行为是一个十分复杂的过程。而且每个做出行为转变的人都有不同的需求和动机。为什么在一次干预中,行为转变成功的仅是少数,而大多数是失败的,或是半途而废,尤其是成瘾性行为(addiction behavior),如吸烟、酗酒(alcohol abuse)和药物滥用(drug abuse)。究其原因就是没有认识到人群中所处的行为转变阶段是不同的。

而且,还要充分认识到,仅定位于行为改变是不够的。健康教育应该不仅满足于改变行为,更在于促进行动。我们应该改变对健康问题的狭隘的理解,总是从生物医学的角度将尽可能多的吸烟有害健康的知识灌输给目标人群,而没有涉及目标人群的基本心态与人生目标。我们应该知道,人生的总目标是追求美好的人生,而"健康"只是这目标中重要的一个,而人生目标必须有一个价值取向问题。多数人的心态是希望兼而有之。对一些人来说,吸烟是一种享受,在健康没有受到直接威胁前,他可能不会割爱。尽管知道"吸烟有害健康",然而"害"未显现,总有侥幸心理,其结果常常使戒烟行为难以长久成功。因此,个人生活方式的调整必须得到社会的认同。这里的社会既包括周围人群,也包括环境。对危险因素的重视,不能片面强调个体行为危险因素,而忽视了环境危险因素。个人行为的确立,必须建立在良好的社区与场所环境的基础上,决不可忽视环境的重要性。

七、理论的不足和面临的挑战

TTM有合理的理论结构和实际支持,是一个动态的综合的行为改变理论模型。这个模型改变传统的一次性行为事件干预模式,为分阶段干预模式,根据行为改变者的需求提供有针对性的行为支持技术,已成为临床和社区行为干预广泛应用的有效策略和方法。尽管 TTM 已经在至少 48 种行为的改变和不同国家的人群中得到广泛应用,这种模型仍然有其自身的限制。例如,对儿童和青少年的行为问题干预就很难取得好的效果,可能是因为在这个年龄阶段人们的有意识的行为改变才刚刚开始。另外,该模型正如文中所举的实例均为慢性行为,这些行为可将其明确的分为不同的阶段,但有些行为则不一定,如急性抑郁状态、心理压力、赌博和社会隔绝等,显然其在这些行为研究中的应用受到限制。随着 TTM 在全球的广泛应用,TTM 在什么样的文化和什么国家能够收到比较好的效果,也是 TTM 应用中的重要问题。

　　TTM 模型在个体层面上描述、解释和预测行为的改变是很好的。但是,在面对群体中的个体问题时,也有不少问题需考虑。例如,当使用同一个易于实施的方法去改变人群的行为,但这些人却处于不同的行为变化阶段,应当如何处理;个体行为变化各阶段划分和相互关系不清;个体之间行为的相互作用对行为改变的影响;某些公共卫生措施在社区人群行为干预中的作用如何等。该模型局限性体现在:只是针对个体行为本身进行教育,而没有注意到个体行为教育与群体社会环境教育的结合,对社会环境影响作用考虑较少;对个体行为变化只局限于描述性解释,而非原因性解释;较多地注意到行为的自然特征,而没有注意行为的社会文化特征;没有真正在群体健康教育中发挥作用。在健康意识的提高中,还处于个人健康意识到团队健康意识的过程中。因此,在实际工作中,健康教育工作必须建立在"生态大众健康"的基础上,既有健康促进的共同原则又有不同的个性,清楚了解目标人群行为的实际情况及不同分段对象的实际需要,然后设计干预措施和方案,方能发挥其实际价值。

第五节　预防行动采用过程模型

一、模型的起源和发展

　　前面几节所阐述的个体行为改变理论,主要强调个体对行为益处和损失的信念或判断,并且将他们构建成一个公式来预测行为的改变。它们承认个体间各个变量和行为在量上的差异,因此干预项目的主要任务就是最大可能地提高理论公式中对行为改变具有预测价值的变量,从而促进行为的改变。但是,行为改变的前提条件是被干预对象在接受干预前,已经形成行为改变的信念。例如,在艾滋病刚刚发现之时,人们只知道艾滋病是一种严重的疾病,其他一无所知。因此,此时人们有关艾滋病的信念尚未形成,所以他们现有的行为或行为改变均不能被信念所解释和预测。阶段理论(stage theories)的倡导者认为,个体间各个变量和行为不但在量上存在差异,而且在质上也不尽相同,用各变量间的公式对行为进行预测也不尽合理。他们认为应该为每个行为变化阶段均建立一个解释性的公式,这无疑会使行为改变理论变得更为复杂,但是这会使对行为的理解更为准确、干预更为有效,而且效率更高。为此,Weinstein 等人于1988 提出阶段理论的 4 个核心要素。

　　1. 确定行为变化阶段的分类系统　行为变化阶段的划分必须基于理论的框架。即使很少有人完全与划分的阶段相吻合,但是必须给每个阶段下一个明确的定义。

　　2. 确定各个阶段的发生顺序　阶段变量理论认为行为发生之前,必须依次经历一系列变化阶段。虽然在实际过程中某个/几个阶段变化可能非常快,不易被察觉,但其确实存在。例如,医生建议患者做进一步检查,而患者毫不犹豫的接受。当然,有些人可能不会经历所有的行为变化阶段。例如,有些人决定不采取行动,那么后面的行为变化过程将不再发生。

3. 确定处于同一阶段的人们所面临的共同行为变化障碍   了解人们所处的行为变化阶段,以及影响人们向下一阶段发展的普遍因素,可以为设计有效的干预项目提供依据。这种基于变化阶段的干预项目可以避免调查各种因素带来的麻烦。

4. 确定不同人群在行为变化各个阶段所面临的障碍   如果可以确定不同特征人群的行为变化阶段的影响因素,就可以设计个性化的干预措施,从而使干预更为具体有效。

并在此基础上提出了预防行动采用过程模型(PAPM 模型),来解释人们是如何决定采取行动,以及他们如何将这种决定转化为实际行动。

二、模型及其关键结构的描述

PAPM 将行为变化描述成一系列的心理过程,而且这些过程都是一种个体的内在心理状态,而不是个体之外的因素,如过去或现在的行为。而且 PAPM 的过程划分也不是以健康专业人员的标准进行划分,而是普通人的实际情况进行划分。例如,询问人们吃肥肉的频率怎么样;而不是按照专业标准,询问人们日常饮食中脂肪摄入的百分比。PAPM 模型将行为变化从无意识到行动维持阶段分为 7 个阶段(图 7-5)。

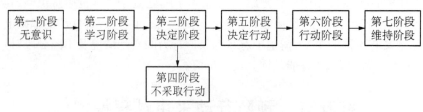

图 7-5   PAPM 模型框架图

1. 第一阶段——无意识阶段   在研究吸烟、AIDS 和高脂膳食等常见健康行为时,询问人们关于这些问题的信念或计划是合理的。因为,多数人考虑过这些问题对自己健康的威胁。但是,如果人们从未听说某一健康问题,他们就不会对这一问题形成任何信念或看法。例如,调查对象对某一问题回答"不知道"或"没有意见"时,则提示他们处于无意识阶段。此时,调查者不应该强迫他们发表任何意见或看法。

2. 第二阶段——学习阶段   一旦人们通过媒体、人际间交流等渠道获得一些健康信息,并形成了最初的看法,但尚未采取任何行动,则进入学习阶段。现实生活中,多数人处于这一阶段。如 Weinstein 等 1986 进行的一项有关家庭氡检测的调查研究显示:50%的调查对象知道氡的危害,但却从未想过对自己家的氡含量进行检测。

3. 第三阶段——决定阶段   处于这一阶段的人开始思考并考虑采取行动。这一阶段通常有 3 种结果:①犹豫不决暂停在第三阶段;②不采取行动,而进入第四阶段——结束预防性行为采纳过程;③决定采取行动,进入第五阶段。

4. 第六阶段——开始行动   处于第五阶段的人们开始采取预防性行为。

5. 第七阶段——维持阶段   对于有些行为可能需要长期维持下去,从而进入维持阶段。

表面上看 PAPM 与阶段变化理论(TTM)相似,两者均将行为变化划分为几个阶段,而且有些阶段的概念也相同,如行动阶段和维持阶段。但是,每个阶段的划分标准完全不一样。PAPM 强调是心理过程,而 TTM 以时间来划分各个阶段。因此,实际应用过程中切不可将两者混同和比较。此外,人们从一个阶段进入到下一个阶段可能会受到各种各样因素的影响,这些影响因素可应用其他各种行为改变理论进行解释(表 7-3)。

表7-3　PAPM模型中阶段转变的影响因素

阶段转变	影响因素
第一阶段到第二阶段	媒体关于健康问题的报道
第二阶段到第三阶段	媒体报道、人际间交流、个人经历
第三阶段到第四或第五阶段	对易感性和严重性的感知、对收益和困难的感知、其他的行为和建议、社会规范、恐惧和担心
第五阶段到第六阶段	所需要的时间、精力和资源，详细的指导信息，行动的引发物，其他人的帮助

三、模型的运用

PAPM模型可用于研究各种健康行为，现已成功应用于骨质疏松预防、癌症筛检、乙肝疫苗接种、家庭氡检测和控烟等研究。但是，PAPM只为研究者提供了行为变化的一般心理过程，因为不同的健康行为划分阶段的标准可能不一样，所以实际应用过程中要针对具体的行为进行划分。此外，模型也没有对各个阶段的影响因素进行详细的分析。因此，在实际应用过程中应遵循以下步骤。

第一步：确定目标行为，并明确其定义。尽管PAPM主要关注具体的行为（每天步行30分钟），但是它也可用于较广泛的行为（增加体育锻炼）。另外，尽量使用普通人群熟悉的概念去定义目标行为，而不是使用专业术语进行定义。

第二步：建立划分目标人群行为阶段的标准。当研究的目标行为是较宽泛的行为时，一定要制订行为阶段的评价标准。确定什么叫开始行动、什么叫维持行动。例如，每天锻炼30分钟叫"开始体育锻炼"，每天30分钟持续6个月叫"维持行动"。建立划分标准不但可以帮助研究者了解目标人群各个阶段的分布情况，而且可以帮助研究者制定个体水平或社区水平的干预措施。

第三步：了解影响各阶段转化的因素。各阶段可能的影响因素可参见表7-1。

第四步：针对影响因素制定干预策略。针对第三步确定的影响各阶段转化的影响因素制定干预策略和干预强度。大众媒体和宣传材料可用于提高人们对健康问题以及行为益处的认识。强化干预措施可能有利于人们获得行为改变所必需的技能和资源。干预强度主要取决于目标行为和影响因素的特点。

第五步：制订评价方案。依据流行病学方法设计项目评价方案。

案例2　家庭氡检测干预项目

氡是一种由土壤中腐败变质的物质产生的无色、无味的放射性气体，它可损伤肺细胞，是仅次于吸烟的第二大肺癌危险因素。家庭自测氡含量方便实施，且价格低廉。为此，Weinstein等于1998年在氡含量较高的加利福尼亚开展了家庭氡检测干预项目。

1993年前期研究结果显示该地区氡含量较高，但是志愿参与该研究的人较少；而且基线时的问卷调查也可以使参与者从无意识阶段（第一阶段）过渡到作决定阶段（第三阶段）。另外，通过简单的干预也很难转变人们不检测家庭氡含量的想法。为此，本研究只关注两个转变过程：①从决定是否进行家庭氡检测（第三阶段）到决定进行检测（第五阶段）；②从决定进行检测到开始进行检测的转变。

　　项目开始时通过简单问卷评价研究人群所处阶段,然后将处于第三阶段的参与者随机分配到 4 组,然后给各组参与者发放不同的干预材料。第一组:一张讲述当地氡辐射强度的 VCD 和一份介绍美国肺协会氡检测的宣传材料;第二组:一张讲述自己如何进行家庭氡检测的 VCD(如何选择工具、购买地点、费用等)和一份如何向美国肺协会申请家庭氡检测的申请表;第三组:第一组和第二组的所有干预材料;第四组:对照组,一份感谢信。材料发放 10 周后进行电话随访,共计 1 897 个家庭参加。分析结果显示:各组处于做决定阶段的比例明显减少,但第一组和第三组下降更明显(表 7 - 4)。

表 7 - 4　家庭氡检测干预项目干预前后做决定阶段人数的百分比变化(%)

项　目	第一组	第二组	第三组	第四组
干预前	41.7	36.4	54.5	18.8
干预后	3.5	10.1	18.7	5.1

　　该项目结果提示我们:做决定和决定行动是不同的,而且向下一阶段转变的影响因素也不同;提供健康信息可以使人们从做决定阶段过渡到决定行动阶段。

四、理论的不足和面临的挑战

　　尽管 PAPM 已被应用于多种健康行为,但是多数研究为横断面研究,纵向的实验研究还较少,加之行为变化较复杂。因此,很难总结出一种对各种行为都有效的 PAPM 模式,PAPM 尚存在一些缺陷。首先,PAPM 只是提供了行为变化的阶段,但是未提供影响各阶段转变的因素。在实际应用过程中仍需利用其他理论分析各阶段转变的影响因素。PAPM 模型只是提供了行为变化的一般过程,不同的行为或是健康问题行为变化阶段的划分不一样,实际过程中需要研究者进行细致的研究的分析,确定适合目标行为的阶段划分标准是一个复杂但必需的过程。最后,与其他个体行为改变理论一样,PAPM 只考虑了个体因素对行为变化的影响,为考虑环境因素对行为变化的影响。

(高俊岭)

思考题

1. 知信行模式有什么缺点?
2. 请举例说明健康信念模式中主要概念构件对健康行为的影响作用。
3. 阐述合理行动理论、计划行为理论和整体行为理论的区别和联系。
4. 应用阶段变化理论提出对酗酒行为干预的具体做法。
5. 预防行动采用过程模型中影响行为转变的因素有哪些?
6. 以艾滋病预防行为为例,分析如何应用健康信念模式开展健康促进活动。

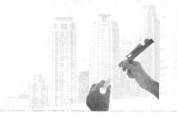

第八章

人际间健康行为模型
Models of Interpersonal Health Behavior

第一节　社会认知理论

一、社会认知理论的起源与发展

19 世纪时,俄国帕夫洛夫(Ivan Pavlov)提出古典制约(classic theory)。指一个刺激和另一个带有奖赏或惩罚的无条件刺激多次联结,可使个体学会在单独呈现该一刺激时,也能引发类似无条件反应的条件反应。古典制约学习实验可从两方面理解:食物入口,引起狗的唾液分泌,这是刺激反应的自然现象,称为**非制约反应**(unconditioned response)。脚步声所引起狗的唾液分泌,显然是学得的反应。因为脚步声对唾液分泌而言,原属无关系的中性刺激。中性刺激能取代另一刺激所引起的反应称为**制约反应**(conditioned response)。

(一) 桑代克学习定律

1898 年,桑代克(EL Throndike)根据猫在迷箱的实验提出联结论(connectionism),总结了3 条学习定律。

1. **准备律**(law of readiness)　这个定律包括 3 个组成部分:①当一个传导单位准备好传导时,传导而不受任何干扰,就会引起满意之感;②当一个传导单位准备好传导时,不得传导就会引起烦恼之感;③当一个传导单位未准备传导时,强行传导就会引起烦恼之感。

准备律是反应者的一种内部心理状态。一切反应是由个人的内部状况和外部情境所共同决定的。因此,学习不是消极地接受知识,而是一种活动。学习者必须要有某种需要,体现为兴趣和欲望。此外,良好的心理准备还应包括对该情境起反应所必不可少的素养和能力准备。

2. **练习律**(law of exercise)　这个定律分为两个次律:①应用律——一个已形成的可变联结,若加以应用,就会变强;②失用律——一个已形成的可变联结,若久不应用,就会变弱。

练习律的实质就是强化刺激与反应的感应结。反应在情境中用得越多,它与这个情境发生的联结越牢固。反之,长期不用这个反应,这种联结就趋于减弱。后来,桑代克修改了这条定律,指出单纯的重复练习,不如对这个反应的结果给以奖赏取得的效果更大些。

3. **效果律**(law of effect)　这个定律强调个体对反应结果的感受将决定个体学习的效果。即如果个体对某种情境所起的反应形成可变联结之后伴随着一种满足的状况,这种联结就会增强;反之,如果伴随的是一种使人感到厌烦的状况,这种联结就会减弱。桑代克在 20 世纪 30 年代进一步考察了这条定律,发现感到满足比感到厌烦能产生更强的学习动机,因此他修正了效果律,更强调奖赏,而不大强调惩罚。

(二) 操作制约

斯金纳(BF Skinner)提出了操作制约(operant theory),主张学习者最初在特殊环境中的反应是随机的,但经过操作反应后会选择性增强。

1. 操作性条件反射　操作性条件反射这一概念是斯金纳新行为主义学习理论的核心。斯金纳把行为分成两类:一类是应答性行为,这是由已知的刺激引起的反应;另一类是操作性行为,是有机体自身发出的反应,与任何已知刺激物无关。与这两类行为相应,斯金纳把条件反射也分为两类。与应答性行为相应的是应答性反射,称为 S(刺激)型(S 型名称来自英文 simulation);与操作性行为相应的是操作性反射,称为 R(反应)型(R 型名称来自英文 reaction)。S 型条件反射是强化与刺激直接关联,R 型条件反射是强化与反应直接关联。斯金纳认为人类行为主要是由操作性反射构成的操作性行为,操作性行为是作用于环境而产生结果的行为。在学习情境中,操作性行为更有代表性。斯金纳很重视 R 型条件反射,因为这种反射可以塑造新行为,在学习过程中尤为重要。

2. 强化理论　斯金纳在对学习问题进行了大量研究的基础上提出了强化理论,十分强调强化在学习中的重要性。强化就是通过强化物增强某种行为的过程,而强化物就是增加反应可能性的任何刺激。斯金纳把强化分成积极强化和消极强化两种。积极强化是获得强化物以加强某个反应,如鸽子啄键可得到食物。消极强化是去掉可厌的刺激物,是由于刺激的退出而加强了那个行为。如鸽子用啄键来去除电击伤害。教学中的积极强化是教师的赞许,消极强化是教师的皱眉等。这两种强化都增加了反应再发生的可能性。斯金纳认为不能把消极强化与惩罚混为一谈。他通过系统的实验观察得出了一条重要结论:惩罚就是企图呈现消极强化物或排除积极强化物去刺激某个反应,仅是一种治标的方法,它对被惩罚者和惩罚者都是不利的。他的实验证明,惩罚只能暂时降低反应率,而不能减少消退过程中反应的总次数。在他的实验中,当白鼠已牢固建立按杠杆得到食物的条件反射后,在它再按杠杆时给予电刺激,这时反应率会迅速下降。如果以后杠杆不带电了,按压率又会直线上升。斯金纳对惩罚的科学研究,对改变当时美国和欧洲盛行的体罚教育起了一定作用。

斯金纳用强化列联这一术语表示反应与强化之间的关系。强化列联由 3 个变量组成:辨别刺激—行为或反应—强化刺激。刺激辨别发生在被强化的反应之前,它使某种行为得到建立并在当时得到强化,学到的行为得到强化就是刺激辨别的过程。在一个列联中,在一个操作—反应过程发生后就出现一个强化刺激,这个操作再发生的强度就会增加。斯金纳认为教学成功的关键就是精确地分析强化效果并设计特定的强化列联。

(三) 交互决定论

班杜拉(Albert Bandura)提出人借由观察与模仿,不需要靠直接的亲身经验照样可获得学习(观察学习)。传统的学习理论认为,人只能通过尝试错误(trial-and-error)而获得行为的技能和行为方式太偏执于行为与反应结果之间的直接关系。班杜拉提出重视学习时个体的对于学习的了解度与本身的自主性。1986 年,班杜拉结合了社会学习的概念,提出社会认知理论(social cognitive theory,SCT),主要是以个人、行为、环境三者之间的交互作用、相互影响的关系来解释人的行为(图 8 - 1)。班杜拉的"交互决定论"(reciprocal determinism)是建立在吸收了行为主义、人本主义和认知心理学的有关部分的优点并批判地指出它们各自不足的基础上,具有自己鲜明的特色。班杜拉指出:"行为、人的因素、环境因素实际上是作为相互连接、相互作用的决定因素产生作用的。"班杜拉把交互(reciprocal)这一概念定义为"事物之间的相互作用",把决定论(determinism)定义为"事物影响的产物"。

班杜拉在交互决定论中批驳了行为主义者的环境决定论,他们认为行为(B)是受作用于有机体的环境刺激(E)控制的,因此公式为:$B = f(E)$。同时他也反对人本主义者的个人决定论,他们认为本能、驱力和特质等内部事件,驱使有机体按照某些固定的方式行事,即环境取决于个体如何对其发生作用,公式为:$E = f(B)$。他认为这些都是单向决定论。交互决定论(reciprocal determinism)强调:个体行为和认知会影响未来的行为;个人、环境与行为3个方面是交互作用与影响;个人体质、环境或行为改变时,必须重新评

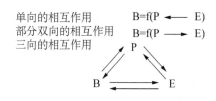

单向的相互作用　　　$B=f(P \longleftarrow E)$
部分双向的相互作用　$B=f(P \longrightarrow E)$
三向的相互作用

B指行为,P指个体,E指环境

图 8-1　班杜拉提出的相互作用的 3 种模式

估行为、环境与个人的关系。人会改变与构筑一个为自己设计的环境,而这环境又影响到行为。

1. 环境是决定行为的潜在因素　一是环境确实对行为有影响,甚至产生决定作用的影响。二是这种作用是潜在的,只有环境和人的因素相结合,并且被适当的行为激活时,环境才能发挥这种作用。这种潜在因素包含在行为发生之前,或行为发生之后,要具体分析。在行为发生之前,是因为发生在个体周围包含在环境中的事物往往有一定的规律。人们可以根据他们和环境交往的经验归纳出这些规律,并预期在什么情况下会产生什么结果,借此来调节人们的行为。由于人类能认识环境中事物的规律,所以不一定要直接和事物接触才可以获得经验,他们可以观察别人的行为结果,来调节自己的行为。

2. 人和环境交互决定行为　班杜拉指出:"人既不是完全受环境控制的被动反应者;也不是可以为所欲为的完全自由的实体,人与环境是交互决定的。环境中各种外部因素是通过 3 种主要方式影响自我调节过程。环境有利于建立自我调节功能,从而建立和发展自我反应的能力。"

3. 行为是三者交互的相互作用　环境、人和行为的相互关系和作用,是一种交互决定的过程。在行为内部,人的因素和环境影响是以彼此相连的决定因素产生作用的。这个过程是三者交互的相交作用,不是两者的连接或两者之间双向的相互作用。

除了个人能力与环境的相互作用,SCT 也强调人的集体行动能力。这使得个人能够在组织中携手合作,有利于整个集团的组织和社会系统的环境变化。

在社会认知理论中,班杜拉区分了行动性学习和替代性学习。所谓行动性学习就是从做中学并体验到行动结果的过程中来学习。所谓替代性学习,就是指人借由观察与模仿,不需要靠直接的亲身经验照样可获得学习。班杜拉认为不论是人类还是动物都可以仅仅通过观察另一个体来掌握某些行为模式。替代性学习是人类学习的一种重要形式,因为人们不可能通过亲自行动并体验到行动后果来掌握各种复杂事物。

二、SCT 的构成要素

SCT 的构成要素可以分为四类:①心理层面的因素;②观察学习;③自我调节;④道德脱离。

(一) SCT 心理层面的因素

许多个人层面的心理决定因素已经在 SCT 中得以区分。其中一个主要的决定因素是自我效能(self-efficacy),被定义为个体对于自己在某种情境下表现某种行为之能力的预期。自我效能不仅会影响人们所做的每一件事,例如,如何思考、感觉、动机的引发与执行,还会影响行动的过程,包括:行为的选择、付出多少努力、面临各种阻碍与失败时的持久度与弹性、思考模式等。

人们在行动前,除非个人自信这个行动可以有预期的效果,否则只会有很少的动机去维持或克服这个行动遇到的困难;也就是说,自我效能为个人在面临各种情境时能够产生特定行为的自信能力。这个心理因素会持续影响行为的开始直至维持阶段:在开始阶段,自我效能会影响行为的选择;在维持阶段,自我效能会影响个人愿意付出多少努力及面临各种阻碍与困难时,能够持续坚持下去的程度。虽然其他的心理构思也会影响动机,但自我效能预期确是行动最基本的因素。

1. 自我效能的两大主轴　班杜拉通过两大主轴效能预期(efficacy expectancy)和结果预期(outcome expectancy)来探讨自我效能(图 8-2)。

个人————→行为————→结果
　效能预期　　结果预期
图 8-2　效能预期与结果预期的区别

效能预期是个人对本身能否成功地执行某种行为以产生某一结果的信念;结果预期是个人对行为导致某种结果的预估。个人对其本身效能的信念强度影响其活动的选择、投下的精力及面对困难时坚持的程度。

2. 评估自我效能　班杜拉认为个人对效能的预期主要源于以下 4 个方面:①成就表现结果;②替代性经验;③语言的说服;④情绪的激发。

(1) 成就表现结果(performance accomplishments):成功的经验可提高效能;重复的失败,则会减低效能。然而一旦建立高效能后,偶尔的失败也不会构成威胁,因高效能者在失败时会归因于情境因素,如努力不够、策略不当等,而不会归因于能力不好,仍有信心会成功。

(2) 替代性经验(vicarious experience):个体不仅受直接经验的影响,也会受替代性经验的影响。观摩他人成功地表现类似行为,也会提高自我效能。

(3) 言语的说服(verbal persuasion):表示说服个体相信他具有成功达成目标的能力,有助于其试图达到成功,改善技能,并提高自我效能,但若无实际成功经验,则此效果短暂。

(4) 情绪的激发(emotional arousal):个人面对问题情境时的情绪,反映其对该压力的焦虑程度,即情绪被激起的程度愈大愈不稳定时,会影响其效能低落。

3. 自我效能的 3 个向度　依班杜拉的观点,自我效能有以下 3 个不同向度,会影响行为表现的不同。

(1) 幅度(magnitude):不同的个体对自我效能的评估亦不同,有些人的效能预期只限于比较简单的工作;有些选择中、难度的工作;有些可能延伸至最难以执行的工作。

(2) 普遍度(generality):随个人效能的高低,其面对情境的普遍度也会有所不同,有些人由于经验不足而使效能预期限于特定的情境;有些人则可根据广泛的情境来评估自我效能。

(3) 强度(strength):对自己能力有较强信念者,即使遭遇困难也能坚定其能力去克服;反之,对自己能力信念较弱,则易受负面经验之影响。

总之,透过效能的幅度,可了解个人在面对困难情境时的规避情形,其普遍度可知效能的适应范围,其强度可了解个人面对障碍时的坚持程度。如表 8-1 所示,我们可以对自我效能有更清楚的概念。

表 8-1　自我效能基本概念模式

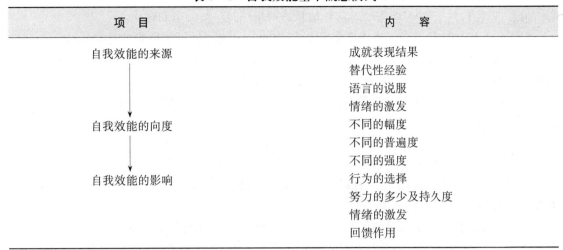

项　　目	内　　容
自我效能的来源	成就表现结果
	替代性经验
	语言的说服
	情绪的激发
自我效能的向度	不同的幅度
	不同的普遍度
	不同的强度
自我效能的影响	行为的选择
	努力的多少及持久度
	情绪的激发
	回馈作用

这些过程的探讨并不意味着自我效能对所有的行为都有重要的影响,好比一般例行性的工作或是一些简单的动作,当我们必须遭遇个人或环境带来的阻碍时,才会需要去评估自己的能力。例如,在学校学生学习新课程时会评估他们的自我效能,但对一些反复练习的技能却不会。

自我效能并不是唯一影响行为的因素,高自我效能的人,如果缺乏必要的技能也无法表现出令人满意的成果,对外在结果的期望也是很重要的原因,个人不会因为了得到一个负向的结果而努力。另外,个人对行为结果的评价也会影响他想要多努力来得到这个结果,总而言之,在评估过个人基本技能、相信表现后会有自己评价高的正向结果后,我们才能将自我效能假设成影响个人做决定和其他行为的重要变项。

(二) 观察学习(observational learning)

班杜拉认为人能透过观察而形成行为的心理表征,借由仿效历程(modeling)进行学习。行为习得和表现是不一样的,无论有无增强作用,每个人都可以学习一种新的行为;至于他是否会表现该项行为,就得看有无增强作用(赏罚)存在。班杜拉承认我们的许多行为无论好或坏,正常或异常,都是从模仿他人行为而来。

1. 观察学习的对象　班杜拉认为凡是能够成为学习者观察学习对象的,就可以称之为榜样或示范者。榜样不一定是活生生的人,他也可以是以符号形式存在的人(如影视中的人)或事物、动物等。班杜拉认为榜样有 3 种形式:①活的榜样,即具体的活生生的人;②符号榜样,指通过语言或影视图像而呈现的榜样;③诫例性榜样,即以语言描绘或形象化方式表现某个带有典型特点的榜样,以告诫儿童学习或借鉴某个榜样的行为方式。

2. 观察学习的类型　班杜拉根据观察者观察学习的不同水平,把观察学习划分为 3 种类型:①直接的观察学习,即学习者对示范行为简单的模仿;②抽象性的观察学习,学习者从示范者的行为中获得一定的行为规则或原理;③创造性观察学习,学习者从不同示范行为中抽取出不同的行为特点,并形成了一种新的行为方式。

3. 观察学习的过程

(1) 注意阶段。当榜样行为出现时,学习者首先要注意并精确地知觉榜样行为的重要特征以及行为的意义,才能引起观察学习的行为。正如后面将要讨论的,榜样、观察者的特征、人际交往、价值偏好等因素都会影响到学习者的注意。

（2）保持阶段。观察者观察榜样所示范的行为后，必须以表象或言语等符号表征形式将其储存在记忆系统中，即学习者需要对榜样信息进行组织、复述、编码和转化。

（3）动作再现阶段。学习者需要将榜样行为的符号表征转换成适当的外显动作。一些简单的行为模式通过观察就可学会，动作的再现就表明了观察者已掌握这些行为模式。但是大多数的行为模式都是通过综合应用模仿、有指导的练习和正确的反馈来获得的。

（4）动机阶段。个体通过观察不仅能学会榜样的行为，而且会在适宜的时刻愿意自己模仿这些行为。

4. 观察学习的后果 班杜拉认为观察学习可能会导致5种后果的出现：引导注意力、调节已有行为、增强或削弱对行为抑制、获得新行为和新态度、激发情绪。

5. 影响观察学习的因素 班杜拉在对观察学习过程进行深入分析的基础上，认为榜样和观察者的特点、行为调控因素都会影响到学习效果。

（1）榜样的特点。学习者如果在年龄、态度、价值观或文化背景等方面同榜样越相似，越容易学习榜样的行为，并产生对榜样模仿的动机。那些地位较高、社会声誉良好、富有人格魅力、能力出众的榜样更能引起学习者的注意并对其榜样行为有效地进行模仿。

（2）观察者的特点。榜样的呈现要与观察者的信息加工能力匹配，如对能力低的个体要简化榜样的行为及其背景并做讲解和指导，否则会影响模仿效果；如果观察者对自己在某方面的行为反应不知是否恰当，处理两难境地时，会更加注意榜样行为的示范作用，以便他们做出正确选择；观察者的某些人格特点也会影响到观察学习；如果观察者具有较强的自我效能感水平，更可能从榜样身上进行学习，即他们要相信自己能完成那些达到特定目标的行动。

（3）观察学习的行为调控因素。班杜拉将行为主义的强化概念进行扩展，提出了3种不同的行为强化模式：第一种为直接强化，当观察者正确重复了示范行为后就直接给予强化。第二种为间接强化，也称为替代性强化。如果个体看到他人因某行为得到奖赏，也会受到鼓舞而加以模仿。第三种为自我强化。指因个人的行为表现符合或超过自我制定的标准而带来的强化。班杜拉认为，这是人的行为最重要的强化方式，它是个体自我调节能力的重要表现。

（三）自我调节

班杜拉认为自我调节（self-regulation）是个人的内在强化过程，是个体通过将自己对行为的计划和预期与行为的现实成果加以对比和评价，来调节自己行为的过程。人能依照自我确立的内部标准来调节自己的行为。按照班杜拉的观点，自我具备提供参照机制的认知框架和知觉、评价及调节行为等能力。他认为人的行为不仅要受外在因素的影响，也受通过自我生成的内在因素的调节。自我调节由自我观察、自我判断和自我反应3个过程组成，经过上述3个过程，个体完成内在因素对行为的调节。

班杜拉认为，自我调节包括3个基本亚过程，即自我观察、自我判断和自我反应。

1. 自我观察 指人们根据不同的活动中存在的不同衡量标准，对行为表现进行观察的过程。行为可能在广泛的范围内发生变化，如质量、速度、创造性、重要性、变异性和伦理性等。人们对自己行为的观察也会有不同侧重点。人们有选择地注意他们行为的某些方面，而忽视另一些方面。如在田径场上，人们注意的是他们的工作质量、数量或创造性等。

班杜拉认为，自我观察至少有两个重要功能：一是提供必要的信息以确定符合现实的行为标准和评价正在进行变化的行为；二是通过对一个人的思维模式和行为的加倍注意，促进自我指导的发展。

2. 自我判断 指人们为自己的行为确立某个目标，以此来判断自己的行为与标准间差距并引起肯定的或否定的自我评价的过程。自我判断的核心是自我标准的建立,对大多数行为来讲,评价其行为的适应性并没有绝对的标准。跑一英里所需要的时间,做某一课题所得到的分数,这些内容并不能传递有关自我评价的充分信息。当评价行为的适应性相对地受到限制时,评价是通过与他人的比较来进行的,一个想得到较前名次的学生,考试中得到 115 分,如果他不知道别人的成绩,就不能进行肯定的或否定的自我评价。

班杜拉认为,自己要想评价由社会标准衡量的行为,至少需要相对地比较来自 3 个方面的信息:绝对的行为操作标准、个人标准和社会参照标准。参考的标准因课题不同会有不同的形式。在某些常规活动中,基于代表集团利益的一般标准被用于决定个人的相对价值。然而,最为常见的则是人们与在同一环境中的特定的同伴的比较。因此,对同伴的判断实质上受制于比较他人的能力水平的影响。与能力较低的人进行比较提高自我评价,与更有能力的人比较则会降低自我评价。社会学习训练不是让人们把自己与他人比较,而是让人们参考自己的能力和标准去判断自己。

3. 自我反应　指个人评价自我行为后产生的自我满足、自豪、自怨和自我批评等内心体验。自我反应是个人满足兴趣和自尊的发展的重要和持久的基础。完全符合行为标准的工作会形成个人有效感,增强对活动的兴趣并引起自我满足。没有活动标准和对活动不进行评价,人们会没有积极性,感到无聊和仅满足于一时的外部刺激。过于严格的自我评价也会成为个人不断烦恼的原因,引起一些精神病理症状,造成各种异常行为,甚至导致自残。

班杜拉认为,行为标准的建立既可以通过教诲,也可以通过示范。人们在观察他人如何评价自己行为的基础上,部分地学会了如何评价自己的行为。成人提供了有价值的行为标准。他们在孩子达到和超过标准时总是很高兴,而在孩子达不到标准水平时,则表现得很失望。其结果是,儿童变得能够以自我认可和自我批判的方式来反映自己的行为。

从大量的示范影响中选择哪种自我评价标准,受一系列因素的影响。榜样与观察者的能力是否一致就是因素之一。一般来讲,人们更喜欢选择与自己能力相仿的榜样作为标准。当自我满足以高成就为条件时,要想达到能给予奖赏的行为水平则需要付出大量的时间和努力。因此,人们不愿意设立太高的标准是可以理解的。尽管如此,高标准仍被广泛地采用着,这是因为人们在追求高标准时会受到社会的称赞和夸奖,而自我满足于无足轻重的行为则会受到责备。看到他人因追求高尚的行为受到公众的称赞,可促使观察者也效仿。

社会环境中有很多互不一致或相互矛盾的示范影响。面对这种情况,儿童往往选择同龄伙伴的标准,因为成人的标准相对地高些,选择成人标准的儿童由于看到自己的成绩总是低于标准而经常感到失望。如果不同的标准或同一榜样在不同的场合所表现的自我标准不一致,那么学习榜样的过程会发生混乱。因为观察者必须处理矛盾的信息,最终形成一个衡量自己行为的标准。

最容易产生矛盾的是观察者知道自己所期望的榜样与他人坚持的标准不同。班杜拉认为,最严格的行为标准的建立需满足 3 个条件:首先,要观察到成人榜样由于坚持高标准而受到社会称赞;其次,儿童没有接受与之相矛盾的同龄榜样的标准;再者,儿童没有受到成人榜样的很不严格的要求。他指出:"由于使用的标准不同,使某一个人满足的成绩会使另外一个人不满足。评价标准因活动而异,不同领域的行为易于形成不同的自我评价。一个人的自我概念甚至会因同一活动领域的不同侧面而有所不同。因此,某一特殊领域中自我评价的测量比综合的测量更有意义。"

班杜拉认为自我调节系统存在的原因有 4 点:第一,社会的影响。人们若不坚持自我的标准并为之努力,可能会受到他人的"负面浸染"。第二,对现实情景的预测。人们估计到,如果自己不努力达到目标,会得到什么境遇。第三,个人的得益。一个人可能从自我对不良行为的改变中得到实际的好处。第四,示范者的影响。看到他人的成功,会直接影响个人自律的动机和方法。

(四) 道德脱离

虽然人的行为会被社会规范所引导,但是有时候会因为特定的议题,对于自己会产生更高层次的道德观,使行为与原来的社会规范道德不同,从而产生道德脱离(moral disengagement)。

道德脱离事实上是一套认知策略或者机制,它们之间相互联系,彼此作用,分离个体行为与他内在的价值取向,以避免由于个体内在的价值标准产生的对于行为的自我制裁。道德脱离不仅是一种机制,更是个体唤起认知的一种倾向,个体通过这种认知重新理解自己的行为,减少行为对自己的伤害,降低个体心理对行为应负责任的负担,或者减轻自己行为可能给他人带来的痛苦认知,达到避免自我制裁的目的。

道德脱离使得个体通过一种内在的自我认知消除由于自己的行为违背内在标准而出现的罪恶感。这就很容易强化个体的非道德行为,使个体更多地做出非道德决策或不良行为。高道德脱离的个体更容易启用一种有利于自己的认知机制,帮助他们忽略自己行为中的道义感和社会性而重新构建对自己行为的理解,从而可以使社会普遍强调的社会责任不再成为自己内心的负担,让支配个体道德行为的道德自我调节过程暂时失去效用。道德脱离机制的作用就是使得个体的道德自律失去调节和控制作用,不管个体表现出多少的非道德行为,没有伴随着明显的负罪感和内疚感。

道德脱离影响个体的道德行为表现。道德行为在社会各领域都普遍发生,会增加攻击和行为过错等反社会行为。

三、社会认识理论的优点和局限性

班杜拉认为个体的行为是在观察他人的行为及后果的基础上获得的。他的观点在行为主义和认知理论之间形成了一种有机联系,对当代的学习理论研究和教育实践产生了巨大影响。

(一) 优点

社会认知理论由于能较满意地解释人类社会行为的学习而引起了人们的广泛注意。班杜拉开始注意中介变量中的认知过程,强调符号、替代和自我调节所起的作用,充分重视了人的主观能动性。其理论对儿童的社会化、行为矫正等实践领域都做出了重要贡献。

此外,班杜拉的交互决定论思想在一定程度上揭示了个体与社会环境之间的相互作用关系,给研究者思考人类的行为提供了一个新颖的角度,对于人们正确认识和调节个体的行为具有重要作用。

(二) 局限性

当然,班杜拉的社会学习理论也有其明显的不足和局限性,这主要表现在以下几点:第一,班杜拉的社会学习理论缺乏内在统一的理论框架。该理论的各个部分较分散,如何将彼此关联起来,构成一个有内在逻辑的体系,是一个亟待解决的问题。第二,班杜拉的社会学习理论是以儿童为研究对象建立起来的,但他忽视了儿童自身的发展阶段会对观察学习产生影响。第三,班杜拉的社会学习理论虽然可以解释间接经验的获得,但对于比较复杂的程序性知识,以及陈述性知识和理性思维的形成缺乏说服力。第四,班杜拉虽然强调了人的认知能力对行为的影响,但对人的内在动机、内心冲突、建构方式等因素没做研究,这表明其理论本身仍然有较大的局限性。

案例 为了健康和快乐多吃蔬菜和水果

此案例是讲述美国的一个帮助小学四、五年级的学生多吃蔬菜水果的学校健康教育项目，目的是将学生每日蔬菜水果食用量由 1.8～2.5 份提高到 5 份（美国饮食指南建议为 5～9 份）。环境、个人、行为方面都对儿童不愿吃蔬菜水果有影响包括：低收入家庭难于保障供应，其他家庭购买意愿不强；个人对水果蔬菜不喜欢，对口味方面没有积极的预期；学生缺乏选择食谱的能力。以下为社会认知理论中的主要概念在该项目中的应用（表 8-2）。

表 8-2　社会认知理论中的主要概念在该项目中的应用

概　念	具体措施
环境	改善获得蔬菜水果的条件，父母购买、学校午餐中多准备
行为能力	提高学生在家中、学校午餐中及快餐店中主动要求蔬菜水果的能力
结果预期	让学生明白多吃蔬菜水果能增强在学校的活动能力并得到同学的尊重
自我控制	让学生制订多吃蔬菜水果的目标
观察学习	学生观察老师、家长如何为自己制订改善饮食习惯的目标
强化	对实现目标的学生给予精神和物质鼓励
自我效能	通过角色扮演让学生增强获得水果蔬菜的信心
相互决定论	学生要求家中多买蔬菜水果；而当家中蔬菜水果多了以后，学生就能因为方便而多吃；增加了对水果蔬菜的接触又会使学生更喜欢吃它们

第二节　社会网络和社会支持

一、社会网络

社会网络（social network）是指社会成员之间因为互动而形成的相对稳定的关系体系。社会网络关注的是人们之间的互动和联系，社会互动会影响人们的社会行为。成员可以是个体的，也可以是一个集合单位，如部门、组织或家庭。关键在于成员们彼此交换资源并将之联结在一个社会网络中。这些资源可能包括数据、信息、财物、社会支持等。每种资源交换都是一种社会网络关系，而维系此种关系的个体都可称为网络联结点。每个联结点的强弱依赖所交换资源的数目及类型、交换频率及彼此间交换的私密性。

一项研究表明，如果家庭关系很差，家庭成员基本不可能参与社区或当地市民的公众活动。如果人们都在忙于生计（即为最基本的温饱、安全的住所而奔波于工作），他们将不会关注那些超越他们基本生存的社区问题。社会资源也不会总是发挥正面作用。许多毒品交易和犯罪活动与紧密的社会网络有密切关系。如果社区能产生良性的社会资源和信任，将抑制犯罪的发生。增加社区资源及发展个人技能可以加强社区网络，促进社区活动。

社会网络可分为结构与过程两个部分。就结构来说，可包括社会整合与网络结构两部分。社会整合是指社会关系的存在量或个体数量，也就是所接触的个体总数或是接触的频率。网络结构(social network structure)是指社会关系的结构特性,这些结构特性包括了互惠性(个体间是否有良好的双向关系)、持久性(关系存在的时间长短)、密度(指在网络中,成员间彼此关系的紧密程度)与同构性(指个体与其网络成员,在性别、年龄、教育、职业等特质上是否相同)等。一个人的社会整合程度反映在所参与的互动频率上,通过这些社会互动,往往能得到社会支持,进而增进心理健康。

二、社会支持

社会支持(social support)与社会网络两个名词经常被混淆使用,但两者也有明显的区别。社会支持倾向于社会互动的功能,社会支持对个人产生具有正向的帮助并具"资源"的概念,基于个人与他人之间的互动而产生,会因个人主观的感受而存在。因此,社会支持是个体通过社会网络的协助,使个体能解决日常生活中产生的危机问题及维持生活运作。通过社会支持的作用,减缓了压力源对身心健康所产生的负向影响,在应对压力或学习困难时,所产生的社会支持能发展积极的自我概念并给予保护。当个体面对环境时,能通过社会支持促进人们之间所产生的相互依赖并对个人在追求目标的特定情况下感受到照顾、尊重及协助,使个体能适应压力及降低压力效果以获得满足需求所产生的功用。

对于社会支持的看法通常包括:①亲密关系观:人与人之间的亲密关系是社会支持的实质。这一观点是从社会互动关系上理解社会支持,认为社会支持是人与人之间的亲密关系。同时,社会支持不仅仅是一种单向的关怀或帮助,它在多数情况下是一种社会交换,是人与人之间的一种社会互动关系。②"帮助的复合结构"观:这一观点认为社会支持是一种帮助的复合结构。帮助行为能够产生社会支持。③社会资源观:社会支持是一种资源,是个人处理紧张事件问题的潜在资源,是通过社会关系、个体与他人或群体间所互换的社会资源。④社会支持系统观:社会支持需要深入考察,是一个系统的心理活动,它涉及行为、认知、情绪、精神等方方面面。

(一) 社会支持的类型

社会支持可被分为以下 4 种类型。

1. 情感性支持(emotional support) 包含表达提供同情心、爱、信任与关心。

2. 工具性支持(instrumental support) 包含提供适当的实际帮助和服务。

3. 资讯性支持(informational support) 针对问题提供忠告、建议和资讯。

4. 评价性支持(appraisal support) 提供对自我评价有效的资讯,如有用的回馈和肯定。

(二) 社会网络和社会支持与健康的关系

巴恩斯在 1954 年首次提出社会网络的观念来叙述社会关系的模式,并非只是用传统的社会单位来解释,如大家庭或工作团队等。社会支持的研究在很大程度上归功社会流行病学家约翰·卡塞尔的工作。从大量的动物和人类的研究中,卡塞尔假定,社会支持服务作为一个重要的社会"保护性"因素,能够降低压力对健康的影响。他还特别指出,社会心理因素,如社会支持可能会在疾病的病因中起到一种非特异性的作用。因此,社会支持可能会影响广泛影响健康的结果。

在图 8 - 3 总结的机制中,通过社会网络和社会支持可能会对身体、心理和社会适应性等健康要素产生积极的影响。该模型描述社会网络和社会支持为出发点,或引发健康结果的因果流向。

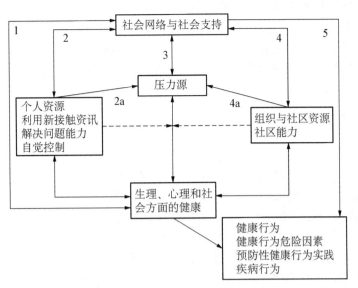

图 8-3 社会网络和社会支持与健康之间关系的概念模式

在图 8-3 中,路径 1 代表虚拟的社会网络和社会支持对健康的直接影响。通过满足人对同伴的基本需求、亲密的归属感等,支持关系可能会增加福祉和健康。途径 2 和 4 分别代表一个虚拟的社会网络和社会支持对个体应对资源和社会资源。例如,社交网络和社会支持可以提高个人的能力,获取新的联系人和信息,发现和解决问题。如果提供的支持有助于减少不确定性和不可预测性,或有助于产生预期的结果,那么个人的具体情况和生活领域的控制感会提高。

在个人和社区层面的资源有直接的增进健康的效果,也可以减少由于接触到压力对健康的负面影响。当人们遇到压力,个人或社区资源将具有增强应对压力的作用,减少短期和长期的不良健康后果。这种效应被称为"缓冲作用",并反映为通路 2a 和 4a。社会网络和社会支持的人经历生活中的重大转变(如丧失工作或孩子出生)的研究已经表明,影响应对过程并且缓冲应激对健康的影响。加强社会网络和加强交换的社会支持可能会增加社区的能力以争取其资源和解决问题。

途径 3 表明,社会网络和社会支持可能会影响对应激源的暴露频率和持续时间。例如,支持主管可确保雇员在可利用的时间就可以完成未给予更多的工作。同样,社会网络提供新的就业机会的信息,可能会降低个人遭遇长期失业的可能性。反过来,减持压力,与增强心理和身体健康相关联。

途径 5 反映了社会网络和社会支持对健康行为的潜在影响。通过人际交往的社会网络,个人得到了在遵循医药方案等健康行为的影响和支持,寻求帮助的行为,途径 5 明确表明社会网络和社会支持可影响疾病的发病率和康复。

社会关系影响的实践证明,不同时期的社会关系、社会网络、社会支持,对健康、暴露压力源,以及压力和健康间的关系都有一定的影响。流行病学常常用社会整合式测量方法做研究,并且研究社会关系和死亡率之间的关系,发现亲密的情感关系会提高心血管疾病的存活率。早期研究文献的结果指出社会网络的相互性和密度和正向心灵的健康有一定相关。相对而言,社会网络的大小、密度也与高风险行为相关,如注射毒品的使用。有学者研究了社会支持与生理健康之间性别差异,指出社会关系对男性死亡率较有影响,也就是说增强社会网络对男性较有健康保护效果。

（三）社会网络和社会支持的决定性因素

流行病学的研究已经清楚地证明支持性社会网络对健康是有利的影响。发展与实施社会网络增强干预,健康教育和健康促进研究者面临几个决定性因素。美国众议院(1981)用一个问句来概括决定性因素:为有效地增强社会网络的健康照护功能,何时谁应该提供什么(Who should provide what and when)?

1. Who　社会支持可由不同类型的人提供,包括个人非正式的网络,如家庭、朋友、同事、监督者等,以及更多正式的协助性的网络,如健康护理专家、人群服务工作者。不同的网络成员有可能提供不同类型的支持。

提供有效的支持源自于社会上经历过相似的压力源或处境的人。这些特性能够增强提供者设身处地的理解,使提供的支持更能符合要求。然而这些需求支持的人也更容易寻求协助。

健康教育干预借由连接受协助者和专业协助者增加社会支持的资源。可从社区中吸收新成员,针对健康议题给予知识以及技能的训练,如乳房 X 线检查等。非专业的协助者和社区工作者可借由相似的生活经验设身处地的提供有需要的讯息支持。

2. What　受帮助者的感受并不是客观的,而是和其本身健康和适应状态有很大的关联。这些因素包括受协助者先前接受过支持的经验、社会情景的关系、角色期待、个人对社会支持的偏好等。

3. When　研究指出,社会网路和社会支持能够增进健康和适应,与接受者的年龄层和发展阶段的不同而有所差异。因此,人们接受主要的人生转变和压力在不同阶段而受到不同的支持。

三、社会网络和社会支持干预

社会网络与社会支持的干预措施主要包括以下 5 种:

(1) 加强现有的网络的联系。介入目标为加强改变接受支持者、提供支持者或两者的态度、行为。通过活动建立有效支持动员、供应等。专注在社会节点品质的增强,用以应付特殊的健康议题或者提供给许多不同环境状况的支持。

(2) 发展新的社会网络联系。当现存连接点很小、负担过重或是不能提供有效支持时,发展新的网络是很有用的方法。此种方法常被用来应用在面临重要的人生节点及特殊压力下的人们。自我帮助或者自助团体能够提供新的一组网络连接点,这对那些无法从其他社会关系中调动社会支持的参与者特别有效。

(3) 通过网络积极分子以及社区健康工作者来加强社会网络。网络积极分子可以对有需要的网络成员们提供支持,还可以连接每一个社会网络成员以及网络外的资源。社区健康工作者可以提供一些社区中可使用且被需要的特殊健康主题资料、社区服务资源及社区问题解决策略,且可与网络积极分子建立关系。

(4) 通过社区资源建立及解决问题来加强社会网络。社区组织技术有 3 个介入目标:①提升社区解决自我问题的能力;②增加社区对社区生活重要意义的决策角色;③解决特殊的问题。

(5) 使用各种干预形式,形成综合策略。加强现存节点,发展新社会网络结合,不仅加强还要能够发展新的节点。网络积极分子及社区健康工作者参与社区问题的解决,能够解决个别成员的需求,更能满足在社会层面上的问题,如社会性、合法性、经济性的问题。通过与社区居民合作来解决问题可提升解决问题的效能。

干预活动的举例如表 8-3 所示。

表 8-3　干预活动举例

干预类型	举　　例
加强现存的网络的联系	训练网络成员提供社会支持的技巧 训练核心人员在社会网络中的维持与流通的系统方法
发展新的社会网络联系	创造与良师益友的联系 发展伙伴系统 建立自助团体
通过网络积极分子以及社区健康工作者来加强社会网络	确认网络积极分子 网络积极分子现有社会网络分析 加强对健康议题与社区问题解决策略的训练
通过社区资源建立以及解决问题来加强社会网络	确认社区的重叠网络 调查社会网络中选择性需求或目标区域的成员特色 持续的建立社区问题的确认和解决问题的机制

第三节　压力、应对和健康

一、压力研究的主要理论背景

塞利(1936)从生物医学的研究角度出发将压力(stress)定义为人或动物有机体对环境刺激的一种非特异性的生物学反应现象。我国有心理学家则认为压力包括压力事件和心理压力两个概念,压力事件是指令个体紧张,感受到威胁性的刺激情境或事件。心理压力是个体在生活实践中对压力事件反映而形成的一种特别紧张的综合性心理状态,即个体心理真正意识到了压力存在而无法摆脱时形成的带有紧张情绪的心理状态,而应激则是心理压力的特殊表现形态。从上述观点来看,不同的心理学家对压力的定义并不尽相同,可见,压力是个普遍概念而非单独概念。

1. 反应理论——生理医学的压力观　该理论认为压力是人或动物有机体对环境刺激的一种生物学反应现象,如交感神经系统活化、肾上腺素浓度变化、血压变动、肌肉紧张、失眠、噩梦、负面情绪状态等。这些由加在有机体的许多不同需求而引起,并且具有非特异性。塞利提出应激的一般适应综合征(the general adaptation syndrome, GAS)模型,并将 GAS 分为 3 个阶段,即惊觉阶段、阻抗阶段和枯竭阶段。在惊觉阶段,引起应激的外界因素(stressor)会使人体内产生一系列生理和化学反应。例如,脑垂体后叶素和肾上腺素分泌增多、呼吸加速、心跳加快、血压升高、敏感性增强等。如果这种因素持续起作用,则进入第二阶段,即阻抗阶段。这时,人体会动员相应的器官或系统去应付这种因素。由于人体内的某些器官或系统被动员起来应付引起应激的因素,体内的其他一些器官或系统对某些疾病的抵抗力会下降,产生破坏性后果。例如,一些研究指出,癌症与应激有关,某种内分泌素在血液中流动,会突破脆弱环节,引起病变。最后,当这种引起应激的因素长期不断地持续下去,人体会进入枯竭阶段。这时,第二阶段出现的某些器官或系统的适应机制所产生的能量已消耗殆尽。在这种情况下,会出现两种结果:一种是返回到惊觉阶段,再动员其他系统或器官去应付造成应激的因素;另一种则导致人的死亡。

　　GAS模型的不足之处在于：没有包含理解人类应激的重要心理因素，把人看作是对不良环境做被动反映的生命体。在强调生理指标的同时，忽视了人心理和行为的反作用。

　　2. 压力刺激理论——生物物理学的压力观　　该理论模型把压力定义为能够引起个体产生紧张反应的外部环境刺激。一般可以分为以下几种类型：①灾难事件，包括地震、火灾、车祸等；②重大生活事件，如考试、结婚、搬家、换工作等；③生活中的琐事，如与人冲突、赶写报告、忘带钥匙等；④长期环境问题，如生活在嘈杂、拥挤的环境。其关注的核心在于何种环境能够使人产生紧张反应。

　　该模型的主要贡献在于：通过推动压力源（生活事件）的定量化研究，促进了人们对社会心理刺激和疾病关系的认识，从而加速了身心医学的发展。在该模型基础上开展的一系列研究对于揭示生活事件和躯体疾病及精神病症状的关系，具有重要的现实意义。该理论重要的研究代表首推 Holmes 和 Rahe，他们于 1967 年发展了社会再适应评估量表（the social reajustment rating scale, SRRS），通过计算重大生活事件的事件量，经过适度加权、汇总后，以该总分作为压力指标。该模型的不足也显而易见：将活生生的人物理化了，忽视了人的主观能动性和心理行为的复杂性。

　　3. 交互作用模型——心理学的压力观　　当运用反应理论及压力刺激理论时，常会产生以下的疑问：①为什么对于同样的事件，有些人感到很有压力，而有些人却认为没什么？②为什么对于同样程度的压力情景，有些人的反应程度很高，而有些人的反应程度较低？③即使是同一个人，对于同样的事件在不同的时间点会有不同的感受与反应？这些问题显示出反应理论和压力刺激理论所解释的是压力的一般性，但是无法解释压力的特异性，也就是所谓的个体差别。由于以刺激或反应来界定压力均有其局限性，因此交互作用模型便应运而生。

　　4. 压力的认知—现象学—交互作用（cognitive phenomenological transactional, CPT）模型

　　该模型的典型人物代表是拉扎罗斯（Lazarus）和福克曼（Folkman）等人。该模型的核心点是"应激既不是环境刺激，不是人的性格，也不是一个反应，而是需求及理性地应对这些需求之间的联系"。

　　该理论模型包含如下 3 个基本要点：

　　(1) 认知的观点，即认为思维和认知是决定压力反应的主要中介和直接动用，换言之，压力感能否产生，以什么形式出现，均取决于个体对其与环境间关系的评估。

　　(2) 现象学的观点，既强调与压力有关的时间、地点、事件、环境及人物的具体性。

　　(3) 相互作用的观点，包含两大要点：其一，在压力过程中，存在许多中介因素，压力源与中介因素的交互作用将直接或间接的影响个体最后的反应方式和结果。其二，压力产生与个体及环境间的特定关系，若个体认为自己无力对付环境需求则会产生压力体验。

　　该模型包含了压力研究的基本的 4 个要素：压力源、中介变量、生理或心理的反应结果。拉扎罗斯（Lazarus 和 Launier，1978）认为"任何一个事件，只要是环境或内在要求超出了个体的适应性资源，压力就会产生"。

　　与 GAS 模型和刺激模型理论相比，CPT 的特点为：①不像前两种理论那样，只关注压力过程的两端，而是更注重中间过程的研究，尤其强调了个体心理和行为的作用，对于全面理解压力想象具有重要意义；②克服了前两种理论中对人的机械生物化的看法，不再将人看做是只受压力情景摆布的消极有机体，而是认可和强调了人的主观能动性的重要作用；③运用该模型可促进对压力的干预方式的研究，如改变中介机制可有效控制压力反应等。

二、压力与健康的关联性

压力与健康的关系议题已被广泛探讨。许多研究发现抑郁症、冠心病、胃溃疡、糖尿病、药物滥用、事故伤害等与压力有某种程度的相关。除了对人生理、心理方面的影响外,压力也会影响个体行为,如作息时间不规则,漫不经心,对烟、酒的消费量大。有些研究则指出压力与工作绩效、工作满意度有负相关。然而个别研究所展示的结果与上述并不完全一致,有些研究显示压力与健康有正向相关存在,有些呈现两者相关性偏低,以及相关不显著。许多研究者开始考虑到压力与健康之间可能存在一些变量,调节了压力与健康之间的关系。

Pearlin(1999)指出压力过程(stress process)主要有 3 个组成部分(图 8-4):第一个组成部分为压力源(stressors),也就是客观压力;第二个组成部分为输出结果(outcomes),包括心理健康与生理健康的状态和程度;第三个组成部分是调节变量(moderators)。调节变量介于压力源与输出结果之间,扮演着调节压力效果的角色,主要包括社会支持、应对方式、人格特征等。

鲁洛(1997)则表示介于压力源与健康之间的变量可能有些不仅是调节变量,也扮演着中介(meidate)角色,因此鲁洛绘出图 8-5 所示的压力过程。她进一步指出,主观压力是连接客观压力与健康之间不可或缺的中介因子。当个体遇到可能有压力的事件时,首先会评估事件的要求对自己造成什么样的影响,随后会检查、测量目前所拥有的资源,是否足以应付当前的状况。

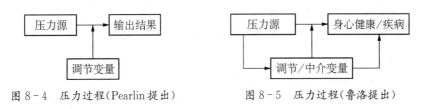

图 8-4　压力过程(Pearlin 提出)　　　图 8-5　压力过程(鲁洛提出)

三、应对方式

Lazraus 和 Folkman 则将"应对"定义为"当一个人判断与环境的交互作用可能会为自己带来负担,甚至超出自己拥有的资源时,为处理(减低、最小化或忍耐)这种交互作用的内、外需求而采取的认知和行为上的努力"。尽管迄今为止,对应对的认识还存在分歧,但对应对的定义主要集中在以下几个重要方面:应对和压力反应的关系、应对的过程、应对的性质、应对的自我调节、应对的维度和潜在类型等。并且,就应对的本质而言,可理解为个体在应激环境或事件中,对该环境或事件作出认知评价以及继认知评价之后为平衡自身状态所采取的措施。

应对方式(coping style)又称应对风格,是指个体面对不同的应激源时所采取的具体的应对方法、手段或策略。具有不同的分类和维度,如主动应对和被动应对、积极应对和消极应对、情绪指向应对和问题指向应对等。

1. 社会支持与压力　Cohen 和 Mckay(1984)指出"社会支持是指保护人们免受压力事件不良影响的有益人际交往"。它作为个体对其人际关系密切程度及质量的一种认知评价,是人们适应各种人际环境的重要影响因素。

社会支持对于个体身心健康的作用形式存在着以下两种不同的过程模式。

(1) 社会支持的作用主要发生在处于压力状态下的个体身上,称为缓冲效应模型(buffering effect model)。即社会支持的作用是针对这种压力性事件的,社会支持缓冲了压力事件对个体的影响,保护了压力状态下的个体免遭伤害(图 8-6)。

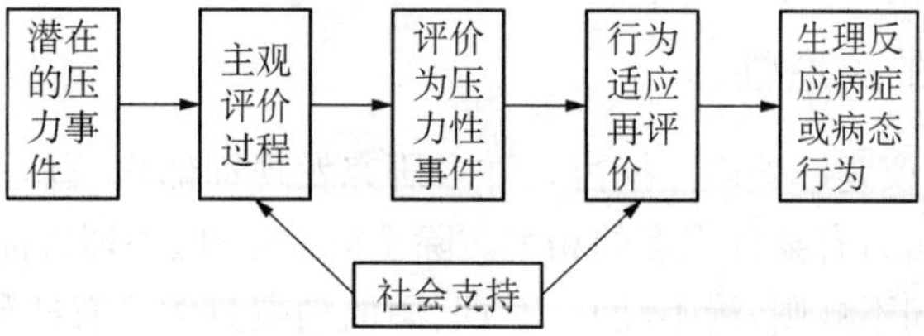

```
┌─────┐   ┌─────┐   ┌─────┐   ┌─────┐   ┌─────┐
│潜在  │   │主观  │   │评价  │   │行为  │   │生理  │
│的压力│ → │评价  │ → │为压力│ → │适应  │ → │反应病症│
│事件  │   │过程  │   │性事件│   │再评价│   │或病态 │
│      │   │      │   │      │   │      │   │行为  │
└─────┘   └─────┘   └─────┘   └─────┘   └─────┘
              ↑                    ↑
           ┌────────────┐
           │  社会支持   │
           └────────────┘
```

图 8-6　社会支持在压力过程中的缓冲作用模型

社会支持在以下两个环节上扮演着缓冲的角色：

1) 社会支持影响着个体对潜在的压力性事件的知觉评价。即个体知觉到他人能够提供应付情景所引起的反应要求的资源，从而没有把潜在的压力源评价为压力事件。

2) 在压力知觉以后，足够的社会支持能够导致压力再评价、抑制不良反应或产生有利的调整性反应，从而降低甚至消除了压力反应症状；或者直接影响生理过程，从而达到了缓冲的效果。例如，通过提供解决问题的方法，降低问题的重要程度，镇定神经内分泌系统；或者提供健康的行为方式等使人减少压力知觉后的反应。

(2) 一定的社会关系资源始终具有一种潜在的维护个体身心良好状态的作用，而不论个体是否处于压力状态下。因为这一结论来自于研究的同价统计结果，即统计过程中只出现了社会支持对个体身心反应症状作用的主效应，而未出现社会支持与不良生活事件之间的交互作用，所以称之为主效应模型(main effect model)(图 8-7)。

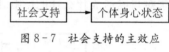

图 8-7　社会支持的主效应

2. 人格特质

(1) 人格特质(personality traits)的定义：对于人格特质，不同的学者有不同的定义。人格心理学家阿尔波特说："人格是个人适应环境的独特的身心体系。"艾森克说："人格是决定个人适应环境的个人性格、气质、能力和生理特征。"卡特尔说："人格是可以用来预测个人在一定情况下所作行为反应的特质。"Sarafino(1998)表示具有不同人格特质的人对事件的评估往往会有不同，具有某些人格特质的人较容易将事件评估为有压力、有威胁的，而有些则不会。

(2) 人格特质对压力感受的影响：在诸多人格特质中，最常为压力研究者所探究的包括控制信念、坚毅性格、A 型性格、乐观性等。

控制信念(locus of control)的观念是社会心理学家 Rotter 所倡议的，其定义为个人在日常生活中对自己与环境关系的看法。有的人相信事在人为，将成功归因于自己的努力，将失败归因于个人的疏忽，这种主动承担责任的看法是内控型(internal control)；另外有人将成功归因于机遇，失败是受人阻难，这种不愿意承担责任的看法是外控型(external control)。因此，当一位内控者面临压力时，将压力视为一种挑战，而不是威胁，因此原属于具伤害性的压力，将受到个体的控制信念影响而改变性质。相对的，当一位外控者面对压力时，可能的状况是不战而败，未战先怯，如此将扩大压力的负面影响。这样的观点指出个人不同的控制信念将影响个人压力感受的高低。

A 型性格是由美国心脏病专家 Friedman 和 Roseman 于 1974 年提出的，指出此类型人格特质与罹患心脏血管疾病有关，其特征是倾向奋力追求目标，积极竞争，急躁、赶时间，易怒等。Sarafino(1998)表示，具 A 型性格的人常把压力生活事件解释为对个人控制的威胁。坚毅性格(hardiness)是 Kobasa 于 1979 年提出的，其特征是乐于接受挑战并积极投入，相信自己可以掌控生活。有研究发现，坚毅的人相较于非坚毅的人对压力事件较少评估为负面，较常会把压力生活事件视为成长的来源,并勇于接受挑战。A型性格较易对于环境的刺激产生生理与心理上的反应,患心脏病的概率较非A型性格高出许多。

　　正因为人格特质有前述特征,因此它影响着个体对压力的判断与知觉,并进一步对个人身心健康产生影响。从压力过程而言,人格特质如一先导因素,影响着个体对压力高低的直觉。在Robbins的工作压力模式中指出,控制信念与A型人格等的个人差异因素,将会影响个人对压力的感受,且这种感受将进一步对个人的心理、生理与行为等3个方面产生影响。

（王继伟）

思考题

1. 你如何评价班杜拉的社会认知理论?
2. 如何在健康教育中应用社会认知理论?
3. 社会网络有何功能和特征?
4. 社会网络和健康之间有何联系?
5. 压力是如何影响健康的?
6. 可以采取哪些措施来减缓压力?

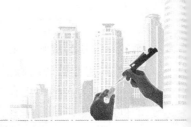

第九章

健康行为改变的社区和群体模型

第一节 通过社区组织和社区建设改善健康

一、社区的概念

WHO 对于社区(community)的定义是:"社区是指一组特殊的人群,通常居住在某一区域,有共同的文化、价值观和道德标准,按一定时期的发展形成社会关系并处于一定的社会结构中。"过去,社区更容易被看成一种地理位置或者行政区划;而今,更加强调的是社区的内部人群的共同利益和特征,如共同的兴趣、喜好和价值观等。以往,社区常常为视为个体的简单集合,或者被视为能够干预大批人群以促使行为改变的途径和场所,如 20 世纪 70 年代斯坦福的健康教育项目等。在 2004 年,Nutbeam 和 Harris 把社区视为一种互动系统,并可以通过内在的优势和能力影响和支持促进健康的方式。

按照健康生态学理论,健康的影响因素是多层次的,因此,健康教育和健康促进理论也是多层次的:个体水平的、小组水平的及社区水平的。相对而言,个体水平的理论更容易理解,也更容易通过实验研究验证。与此相比,社区水平的理论更难以验证。然而,关于社区的一些理论如此重要,值得我们去探讨。

二、社区组织和社区建设理论

社区组织(community organization)并不是指一个社区中各种各样的组织机构。社区组织是一个过程,是指帮助社区群体确定问题或目标、动员社区资源,制定和实施策略,以实现他们所设定目标的过程。在此过程中,社区工作者协助居民组织起来参与行动,协调社区内外资源,采取自助行动计划等步骤,解决社区共同问题,发展社区合作精神,提高居民生活素质与促进社区建设的整体目标。

社区组织在公共卫生领域的应用一直得到重视。1978 年,在前苏联的阿拉木图举行的国际初级卫生保健会议上,强调了社区组织和社区参与对卫生工作的重要作用。这次会议发表的《阿拉木图宣言》指出"人们有以个体或集体形式参与计划和实施他们卫生保健的权利与义务","真正的社区参与蕴涵着人们对权利与责任的分享,而非让人们简单地去遵循卫生和社会服务专业人员的意思做事情"。因为通过社区组织和社区参与可以在大范围人群中实现既定的卫生目标和社会目标,WHO 和其他一些国际组织在此后发布的一系列文件也体现了对社区组织和社区参与的重视。

1986 年,《渥太华宪章》明确了健康促进的策略,该策略强调提高人们自身对其健康决定因素的控制,公众的高度参与和多部门合作,这一策略后来也反映在了 WHO 发起的健康城市行动上。"健康城市"行动体现了在一个城市范围内的社区协作,旨在通过政府和非政府部门的合作,发展健康的公众政策,参与社区的自发行动,减少不同群体间的不公正与不平等,从而创造一个可持续发展的环境。

Rothman 把社区组织分为 3 类,该分类方法由 3 个不同实践模型组成:地方性发展(locality development)、社会计划(social planning)和社会行动(social action)。地方性发展模型强调以过程为导向,强调共识和协作,目的是要培养社区成员对社区的认同感和归属感。社会计划模型则是以任务为导向的,强调(通常是在社区外部专家的协助下)理性的和根据实证经验的手段来合理解决问题。而社会行动模型既以过程为导向,同时也以任务为导向,这种模型主要关注的是社区自身解决问题能力是否真正得到了增强,以及是否有利于减轻社会弱势群体和其他社会成员之间的不平衡现象。

Rothman 的分类方法和它的假设也受到了一些质疑,其中非常重要的一点是,Rothman 的分类方法是"以问题为基础,以组织者为中心的",而不是以增强社区解决问题能力为基础和以社区成员为中心的,这样就产生了一个理论的和实践相悖的缺陷。

随着健康促进实践项目的开展,社区建设(community building)的重要性也开始得以体现。社区建设继承了社区发展模型对于合作和自助的强调,但它所着重的不是依赖外部专家,而是更加强调社区自身的力量。倡导社区成员能够建立共同的价值观,并为实现相同的目标而努力。

过去十几年,几种社区组织和社区建设的模型已经在被不断完善,图 9-1 将社区组织和社区建设模型结合到一起,分别从"以需求为基础"和"以能力为基础"的角度对社区组织和社区建设模型进行了分类。沿着"以需求为基础"的轴向,分为主要建立在"共识"上的"社区发展"和主要建立在"冲突"上的"社会行动"。新的"以能力为基础"的模型,分为"社区建设和能力建设"和"以增权为导向的社会行动"。社区能力、领导力的培养、增权方面的多重视角等概念,都贯穿在这两种方法中。从纵向来看,"社区发展"和"社区建设与能力建设"主要是通过协作的策略,以寻求达成共识,来进行社区组织的活动;"社会行动"和"以增权为导向的社会行动"主要是通过倡导的策略,使冲突最终变为统一行动,并通过建立联盟来支持倡导的努力。中心圆内的一些策略,如领导力的培养,社区的归属感建立等,可以根据实际需要纳入到任何一个模型的运作中。

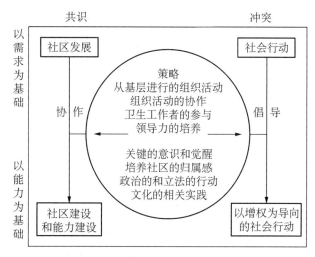

图 9-1　社区组织和社区建设模型类型

尽管目前还没有被统一认可的社区组织和社区建设模型存在,但是一些关键的概念或理论要点是运用这些模型的核心。通过社区组织和社区建设促进大众健康,其中最重要的原则就是增权、社区参与、社区资本。

三、增权、社区参与和社会资本

1. 增权　一个社区健康促进项目的成功与否,核心问题还存在于要赋予社区当家做主、积极参与和主宰自己命运的权力,也就是增权(empowerment),即能力和权力的提升,从而提高社区组织与行动的水平。因此,强化社区行动的核心是对个人和社区的增权,通过加强个人和社区自身识别和解决问题的权力和能力,以达到影响和控制其健康决定因素。

在社区组织的实践中,增权可以同时在个体和社区两个层面上发生作用。在个体层面,增权可以让个人体验到更多的社会支持,这种社会支持有助于个体产生对自己行为的控制感和自信心。在社区组织和社区建设实践中,通过增强个体的行为控制感和自信心,就可以在个体水平上解决一些由于环境诱导控制感丧失而产生或加剧的健康或社会问题。在社区层面上,社区增权可以使社区成员对社区更有归属感、形成更广泛的社区参与、加强社区能力,使政策和环境出现实质性的变化,从而增加资源,减少健康不平等。

2. 社区参与　社区组织实践的中心原则是参与原则。项目的成功与可持续常常有赖于广泛的社区参与(community participation)。即使是最健全、最完善的政策,也需要社区居民的积极参与,才能成功地将这些政策付诸实施。

社区参与的原动力是使人们能够识别生活中存在的问题并且获得解决这些困难和问题的机会。因此,在社区实践中,所选择的问题必须是可以被识别和解决的。

3. 社会资本　社会资本(social capital)在公共卫生领域日益得到重视。在这里,社会资本是指社区成员之间互相信任、互惠的关系。研究表明,缺少社会资本与低健康水平、健康相关的生活质量下降及一些疾病的发病率、死亡率上升有关。

四、社区组织和建设理论的应用

在美国加州开展的YES! (Youth Empowerment Strategies)项目是社区组织和社区建设模型的经典应用案例。该项目旨在帮助贫困社区的青少年建立健康积极的生活方式,远离吸烟、酗酒、吸毒等问题。与传统的基于个体的教育信息传递、技能提供相比,该项目更加强调青少年所在的环境对他们行为的影响,把青少年作为"批判性的思想者"和"问题的解决者"纳入该项目。这项为期3年的在校外开展的青少年增权项目融合了社区组织和社区建设的一些关键理念和原则。项目的核心是在5所学校建立了37个分别由4~12名学生组成的社区行动小组。在项目协调人的帮助下,通过问题识别、社区诊断等社区建设和社区组织的方法,确定社区的资源、优势及面临的问题和挑战,并通过达成共识,共同努力来解决问题。YES! 项目致力于建立社区意识和认同感,在此基础上在小组中通过决策制定的课程来教授相关的认知和社会技能。而在这个课程中,不仅是知识的传授和而更强调能力的建设,包括作出健康选择的技能和资源、信心、获得社会资源的途径,以及如何通过参与社区工作为社区作出贡献。课程要求学生通过拍照记录他们的校园生活,写下他们的感受,并贴在地图上。这些照片有的增加了他们的认同感,如安全、快乐、健康等,有些则反映了学校的一些问题。项目的协调人进而根据照片启发他们:从照片上看到了什么? 到底发生了什么? 这与我们的生活有什么样的关系? 为什么这个现象会存在? 我们能够做些什么? 之后通过分组讨论,引导学生体会为什么一些个人的经验和感受是共有的,而这其中的根源是什么。学生通过讨论和思考,对一些问题的重要性和可改变性进行权衡,进而提出每组的社区行动目标和计划。事实上,学生提出了不同的行动计划,有改变学校环境的,提高健康相关意识的,也有的侧重于提升校园文化和精神。因此,该项目通过让青少年识别社区问题,计划和参与社区行动从而改变那些可能会导致不良行为的社区环境。

毋庸置疑,在我们的实际工作中,很多社区的健康促进项目往往是由社区外的专家和机构开展的,所要解决的健康问题已经确定。从而和理论模型中所强调的由社区成年确定和解决问题并不完全一致。即便如此,社区组织和社区建设中的一些核心原则依然可以得到应用。如何可以通过最大限度的社区参与和领导力建设,把社区的能力培养作为整个健康教育项目的一部分。事实上,不论是现有的社区组织和建设理论还是今后的相关理论都将把改变社区的社会、政治环境作为健康教育的重要途径和策略。

第二节　创新扩散理论

一、创新扩散的概念

一个非常有意思的现象,汽车从发明到普及经历了近百年的时间,而因特网在几十年的时间里深入千家万户,也有一些创新从没有得以应用,而另外一些创新,如曾经风靡的寻呼机则很快销声匿迹了。健康促进领域也是如此。人们逐渐认识到,再有效的公共卫生项目、产品、实践,如果不能有效和广泛地被应用,在健康促进中的作用就无法真正得以发挥。

创新扩散理论(diffusion of innovations theory)阐述了新理论、新产品或新的社会实践怎样在一个社会中扩散,或从一个社会(社会体系)扩散到另一个社会(社会体系)。有效的扩散不仅涉及项目在个体水平上的播散,还涉及在不同场所中实施不同的策略,应用多种正式或非正式的媒体和扩散渠道。表9-1列出了创新扩散理论中的关键概念和扩散经历的阶段。

表9-1　创新扩散的不同阶段及其概念

扩散的阶段	定义
创新(innovation)	被个体、组织、社区或其他采纳单位看作是新的观点,实践,服务等
扩散(difussion)	一项创新通过一定的渠道经历一段时间在社会体系成员间扩散的过程
传播(dissemination)	促使项目或创新更广泛地被采用的活动或方法。扩散则是这些努力直接或间接的结果
传播渠道(dissemination channels)	信息传播的途径,包括在大众媒体、人际间传播等
社会体系(social system)	为达到某一共识或者目标的不同组织的集合。社会体系具有一定的结构、规范
创新的发展 (innovation development)	从新思想最初萌生到发展和产生过程中所有相关的决定和活动
采纳(adoption)	目标人群对项目或者创新的接受和采用
实施(implementation)	创新实践中得以应用的过程
维持(maintenance)	创新在实践中得到持续实施和应用
可持续性(sustainability)	当原有项目资源结束后,创新或者项目的效果能够维持的程度
制度化(institutionalization)	将项目与现有组织的工作规程结合,或者与当地的政策、法律结合

创新扩散过程是从创新的发展到制度化的过程。这其中非常关键的是,创新必须符合目标人群的特点。在采纳过程中,要考虑的内容包括:目标人群的需求;他们目前的态度和价值观;对创新可能做出的反应;能促使其采纳创新的因素;可促使他们改变现有的行为和采纳新行为的方法;阻碍其采纳创新的障碍;克服这些障碍的方法。

在实施阶段,采纳者必须思考所面临的问题,并寻找解决的资源以把创新付诸实践。在这一阶段,采纳者可能因为使用创新而获得理想的收效而进一步实施得以强化,也可能收效不够满意或者遇到障碍而放弃。

在维持和持续阶段侧重于项目的持续性,而制度化则可以使创新的可持续性问题得到彻底解决。当然,事实上,很多创新结果能够持续一段时间但是未必能够达到制度化阶段。

可能会有人觉得创新扩散理论和阶段变化理论有些相似。其实,创新扩散理论强调的是采纳一项有益于健康的观念或者行为,而阶段变化理论往往用于中止一项已有的不健康行为;另一方面,创新扩散理论作为社区水平的理论,强调信息和资源的影响力,阶段变化理论作为个体水平的理论,着重于个体的自我认知过程。

二、影响扩散的因素

哪些因素能够影响创新的扩散?在创新和扩散理论中,包含了4个要素:创新、传播的途径、社会体系和时间。究竟哪些因素能够影响创新的扩散?影响创新扩散的因素包括创新本身的特征、采纳者的特征以及环境特征。

1. 创新自身的特征　创新自身的特征会影响扩散的速度和范围,表9-2列出了影响扩散速度和扩散范围的创新特征。鉴于这些特征对扩散的重要影响,健康促进工作人员与研究者在发展创新阶段时充分考虑这些特征,并把相关信息传递给潜在采纳者。

表9-2　影响扩散速度和扩散范围的创新特征

创新特征	定　义
相对优势(relative advantage)	与原有方法相比,创新是否更优越
相容性(compatibility)	创新能否被受众所接受,是否与现有的价值观,信念等相一致
复杂性(complexity)	创新是否易于使用(开展)
可试验性(trialability)	在作出决定之前,能否对创新进行试验
可观察性(observability)	创新成果是否易于观察或者测量
对社会关系的影响(impact on social relations)	创新是否会对社会环境造成不良影响
可逆性(reversibility)	创新是否容易被中止和逆转
可扩散性(communicability)	创新是否能被人容易和清楚地理解
所需时间(time required)	创新能否在短时间内被采纳
风险和不确定性(risk and uncertainty level)	采纳创新所具备的风险和不确定性
所要求付出的努力(commitment required)	创新能否在投入较小努力的情况下产生效果
可更改性(modifiability)	创新会否随着时间更新和更改

2. 创新采纳者的个体特征　如果把时间因素作为横坐标,相应时点新加入的采纳者人数

作为纵坐标,创新的采纳过程呈现一条相对规则的钟形曲线;如果横坐标不变,相应时点的总的采纳者人数作为纵坐标,创新的采纳过程则呈"S"形曲线。因此我们可以通过钟形曲线(等频率曲线)或者"S"形曲线(累计曲线)表现创新扩散过程。

同一社会体系内的不同个体在采纳一项创新并非完全一致,往往呈现时间先后顺序。考虑到扩散过程中的时间因素,研究者将创新采纳者分为五大类:①具有创新精神的创新者;②受人尊敬的早期采纳者;③深思熟虑的早期大多数;④持怀疑态度的后期大多数;⑤墨守成规的落后者。作为最先采纳的创新者,他们见多识广,富有冒险精神,能够承担创新结果的不确定性。他们成为创新推广的守门人。早期采纳者往往也受过良好的教育,他们承担风险的能力高于一般水平。早期的大多数占整个人群的1/3左右,他们在采纳一项创新之前往往要经过周密的考虑。后期的大多数也占了人群的1/3,他们对于创新持怀疑态度,往往要在社会压力下才会采纳。落后者往往是教育程度不高,对创新非常保守,要历经最长的时间才能采纳创新。

影响采纳过程的因素很多,如教育经历、社会经济水平、社会状况等。一般来说,越具有同情心、能够应对挑战、理性及志向远大的人,越早能够采纳创新。

创新采纳者的分布呈正态曲线,如果在正态曲线上以垂线标出标准差,将正态曲线分成几个区域,同时在相应的区域标明该区域的个体占总样本的比例大小,如图9-2所示,正态分布被分为5个区域,代表创新采纳者的5个种类及各自所占的比例。尽管上述的分类是一种理想状态的分类,这种分类仍然可以作为某个人群中的个体进行设计和实施干预项目的基础。例如,对早期采纳者的干预应该着重于提高其认识,对大多数采纳者应该强调动机,而对较晚采纳者的干预应该注重克服障碍。

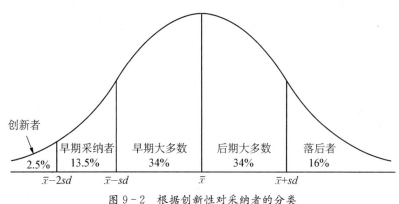

图9-2 根据创新性对采纳者的分类

三、组织环境对于创新扩散的影响

对于公共卫生领域而言,大部分的创新都包括了全面的政策、环境、制度等方面的改变。对于一个单位而言,如工作场所、学校、医院,对一项创新的接受往往意味着新的服务的引入、政策和制度的改变,包括一些人员的角色和功能的变化。而对于一些更高层次上的问题,如烟草控制,创新则意味着更高水平的变革,如税收的调整、烟草包装的变化及无烟政策的实施。事实上,烟草控制已经成为一个全球性问题,需要发达国家和发展中国家的共同努力。

人们已经意识到,能够影响创新的扩散这一过程的绝不仅局限于创新本身以及采纳者的特征。创新扩散实际上是在创新的特点、有意向的采纳者及环境背景之间的互动过程。艾滋病预防策略中一个原则是在研究者和社区服务机构之间建立协作关系。经验表明,通过多水平的涵盖计划、社会营销、培训、技术支持、能力建设和评价等方面的国家策略,可以使艾滋病预防项目的扩散速度明显提高。

有时项目的扩散和本身的效果并不一定一致。国外的分析发现,一些针对青少年在学校开展的远离毒品的教育项目,尽管没有足够的证据证明起效果,却得到广泛的推广。而一些为了预防艾滋病的针对吸毒者的针具交换项目,尽管效果已经得到证实,在一些地区的推广却遇到困难。究其原因,因为政府会比较认同青少年毒品预防教育是一个值得关注的社会问题,而针具交换则可能与一些社会的伦理、道德标准产生差异。在这种情况下,社会的价值观对于创新扩散的影响可能远远高于创新和采纳者本身。

四、创新扩散理论的应用

案例 1 旧金山遏制 AIDS 项目

1981 年,获得性免疫缺陷综合征(AIDS)的流行主要集中在美国几个大城市,其中之一是旧金山。当时,旧金山男性的同性恋现象十分普遍,社会对此也持比较宽容的态度,性自由非常普遍,导致 AIDS 在同性恋中开始蔓延。尽管同性恋组织开始努力防止 AIDS 的蔓延,但为时已晚,人类获得性免疫缺陷病毒(HIV)的感染率非常高。

遏制 AIDS 项目由旧金山男性同性恋组织发起,该项目的设计基于创新扩散模型并采用小组活动策略。该项目征集了男性同性恋者,其中许多人已感染了 HIV。他们每个人又召集了 10~12 名男性成员,并定期在卡斯特罗街等同性恋集中的地方召开小组会议。每次会议由小组的发起者(也是同性恋者,通常还是 HIV 感染者)主持,讲解 AIDS 的传播途径和安全性行为的重要性。每次会议结束前,都会有组员举手表示他们将采纳这些建议并且去组织新的小组传播这些信息。

这是创新扩散模型在 AIDS 预防的应用。该项目的假设是,如果项目能在男同性恋者区中说服大批重要的舆论领袖(opinion leader),也就是那些意见为人们所尊重的人,就可以通过他们把预防 AIDS 的新理念传递给其他同性恋人群。所采用的小组策略不断地造就新的舆论领袖,使创新的扩散成为可持续性的过程。

这项遏制 AIDS 项目获得了成功。7 000 多人接受了小组培训,这些人又影响了另外 3 万名同性恋者,大约占当时旧金山全部男同性恋者的 1/4。AIDS 新发感染人数从 1983 年的 8 000 人下降到 1985 年的 650 人。无保护的肛交等传播 AIDS 的高危行为发生率从 1983 年的 71% 下降到 1987 年的 27%。每年死于 AIDS 的人数也从 1 600 人下降到 250 人左右。

在这个案例里,我们看到了创新扩散理论和小组策略结合,在遏制 AIDS 中取得的成功。遗憾的是,这种"旧金山模式"在其他城市的适用性受到限制。例如,其他城市的同性恋者可能并非聚居于城市的某些街区并难以形成社会网络。然而,毋庸置疑,旧金山的遏制 AIDS 项目已经成为创新扩散理论成功案例之一。

五、创新扩散理论面临的挑战

创新扩散理论面临的一个挑战是如何在创新的复杂性、特异性及可行性之间获得平衡。创新的复杂性可能成为可行性的障碍,而针对目标人群的特异性又可能为在其他人群中的推广产生困难。

为了更好地理解采纳的过程,3 个研究领域值得关注:第一个领域是创新的扩散和环境因素之间的交互作用。例如,在人群扩散过程中,社会经济地位是影响个体采纳与否的重要因素,健康的公平性是值得关注的问题。第二,在一些工作场所和组织的健康促进中,组织的权力结构和领导的意向可能成为是否采纳的决定因素,其重要性远远超过了创新本身的特征。此外,我们还要更关注那些影响项目的实施、维持和可持续性的因素,在项目的扩散过程中,有哪些中间因素,作用如何? 由于越来越多的跨国和跨区域项目出现,需要更多的多中心合作研究比较在不同场所、区域和国家实施的项目,分析和深入理解影响扩散的相关因素。

在项目的评估方面,在以往常用指标的基础上,对于创新扩散项目的评价应该包括评价组织和政策变化的指标,也应该重视经济学指标。此外,时间是创新扩散过程中的重要因素,在相关研究中,很多是对于采纳创新的回顾,必须考虑可能的偏倚问题。

新的信息技术的应用和推广,也为项目的创新和扩散提供了契机。新的信息技术应用可能成为今后创新扩散的发展方向。同时,在我们的生活中,也有很多负面,不健康的错误信息。如何基于创新扩散理论来阻止这类信息的扩散也是我们需要解决的问题。

第三节　组织改变理论

一、组织改变理论的概念

组织机构(organization)是由一群有着共同目标的个体组成。组织机构也是一个完整的社会系统,常划分为较小的单元、小组或部门,组织机构利用其资源或"输入"(如原材料、资金、技术和人力资源)生产一定的"输出"(如产品、服务和利益),根据组织机构成员、服务对象和外部环境的反馈,组织机构实现其目标。全球化和技术化组织机构结构越来越复杂,组织机构与环境之间的界限也越来越难以明显区分。

理解如何促使组织机构的改变使健康促进的一个重要方面。很多的健康促进项目在组织机构里开展。例如,学校提供的性教育课程,工作场所里的戒烟小组活动等。另一方面,组织的环境、服务、政策等也会对员工健康产生影响。例如,提供职业保护减少有毒物质的损害,为员工提供健康食品,调整组织制度降低职业紧张等。组织改变理论往往不像个体水平的理论那么常用和利于理解。然而即便是针对个体行为改变的项目,仍然可以使用组织改变理论营造有利于健康行为的组织环境,或者用于解释组织中哪些问题阻碍了健康行为的形成。

组织机构是分层次的,从最宏观的处于外部周围环境中的组织机构层次,到组织机构内部管理和结构层次,到工作组层次,一直到个体成员层次。改变可以在组织机构的各个层次上发生。通常,个体层次的行为改变关注个体内在因素如知识、态度、信念、动机、自我认知、经验和技能等。而组织机构的改变,则要在一个更大的社会环境中运作。因此,组织机构层次的改变需要一系列更复杂的、对组织机构内部和外部文化及环境影响做出反应的综合性策略。只有当组织机构改变的策略能够针对组织机构的各个层次,并考虑到环境因素时,才是最有效且具有持续性的策略,才能产生最持久的理想效果。

组织改变理论包括两大类:组织机构内部改变和组织机构间改变。前者主要包括组织机构改变阶段理论、组织机构发展理论;后者我们主要介绍组织机构间关系理论。这 3 种理论均演示了如何在不同的组织机构层次水平上、通过制订不同的干预策略来实施组织机构改变。

二、组织改变的阶段理论

组织改变的阶段理论,即组织机构在改变过程中要经过一系列的步骤或阶段,每一阶段均可制订相应的策略以促进该阶段的改变。组织机构改变的阶段理论解释了组织机构如何实现新目标、提出新观点、执行新项目和创造新技术。要有效运用组织机构改变的阶段理论,必须对拟改变组织机构目前所处的阶段及社会环境进行仔细评估,以制订相应的策略。

现代组织改变的阶段理论包括如下 4 个阶段。

1. 意识阶段　这一阶段主要是意识到目前存在的问题,并积极地寻求可能的解决途径;对各种解决方法进行综合分析和评价,最终确定采取何种行动。这一阶段,需要管理者和其他相关人员参与发现问题的行动。

2. 采纳阶段　在组织内部发起行动,制定有利于组织改变的政策并获得相资源。这一阶段可能包括对于决策者的咨询、说服并需要实施者的参与。

3. 实施阶段　创新执行的开始,带来角色的变化。这一阶段要提供培训、技术支持帮助解决相关问题。

4. 制度化阶段　政策得以持续,创新项目成为常规组织工作的一部分。这一阶段需要克服制度化过程中的障碍,保证组织改变的可持续性。

在组织机构内部,不同的领导者或"组织机构改变的实施机构"在组织机构改变的不同阶段发挥着不同的作用。正如 Huberman & Miles (1984)在对学校的创新研究中发现的那样,高层管理者在发现问题阶段(意识阶段)起着重要作用;中层管理者(如校长、教学课程制订者)在发起行动(采纳阶段)和早期实施阶段具有重要作用;教师在改变实施阶段具有指导性作用;而在改变制度化阶段,高层管理者再次发挥关键性作用。同样,组织机构改变所采取的策略,也根据其所处阶段及周围社会环境(如家长教师关系和社区参与等)的支持度有关。

三、组织发展理论

组织机构发展(organization development,OD)是将行为科学知识应用于有计划的组织机构变革、策略、结构和过程改进之中,从而使组织机构更加有效的一个系统过程。组织发展所关注的不仅是组织系统本身,也包括组织间的相互关系及外部环境。组织机构发展是包括诊断、计划、实施和评价的连续过程,进而提高组织解决问题的能力。根据社区发展理论,干预应该致力于提高组织的表现和能力,提高工作质量,同时也提高组织成员们共同发现问题、解决问题的能力,从而实现在个体和组织水平的增权。

20 世纪 60 年代的组织发展干预侧重于组织的设计,并通过技术和人文措施等使工作更有成效。到了 20 世纪 70 年代,则着重于对工作能力提升的正向评价和奖励。最近,组织发展理论更侧重于通过组织学习和知识管理,以及组织规范、文化、价值观的改变,使组织更好地适应外部环境的变化。

在组织发展理论中有如下几个关键概念。

1. 组织发展　提高组织工作有效性的途径。通过组织诊断,发现影响员工健康的正向和负向因素。

2. 组织气候　是每一个组织独有的特点。每一个组织都有自身的特点和"性格"。一般说来,卓越的领导、开放的交流、参与式的管理、民主评议制度等有利于提升工作满意度,降低职业紧张。组织气候还可以预测服务质量,而且能够影响新的项目能否成功实施。

3. 组织文化　和组织气候相类似,组织文化包括组织成员一些深层次的价值观、规范及行为。组织文化的要素包括组织愿景、价值观、规范、行为模式及组织的一些有形的东西,如标志、宣传的信息等。组织的愿景、价值观、规范等这些主观特征反映了组织成员对组织的一种诠释,而这些又反映在他们的行为模式上和组织的标志、宣传语等一些有形的形式上。和组织气候相比,组织文化是在长期形成的,更加复杂、稳定和难以改变。

从健康教育和健康促进的角度,组织气候和组织文化可以影响一个组织对于新的技术、措施的应用,影响跨部门的协作。有时,组织本身就是健康教育干预的对象,组织气候和组织文化影响到这些干预措施的采纳、实施和成效。

4. 组织能力　指一个组织及其子系统的功能。Prestby 和 Wandersman 曾提出组织能力包括 4 个方面:资源的获取、组织结构的维持、生产或行动能力及成效的实现。也就是说,任何组织如果不能获取足够和正确的资源,发展获取资源和领域工作的组织结构,有效地开展动员,并且能够产生富有成效的产品或行动,这个组织必将走向衰退。

经典的组织发展理论要包括几个阶段:诊断、行动计划、干预和评价。

诊断一般由外部专家进行,分析组织的任务、目标、政策、结构以及组织文化和组织气候,环境因素、期望目标及行动意愿。对于组织进行诊断,发现目前的问题,分析问题产生的根源。诊断的方法包括知情人访谈、问卷调查等。

在诊断之后是行动计划阶段,根据诊断的问题制定相关策略。选择何种干预措施,应该根据组织自身的意愿、干预在组织内能够产生的效果,以及组织内成员实施干预的技能。本质上来说,组织机构(包括行动执行者和组织机构成员)应参与到行动计划过程中,以判定不同组织机构改变策略实施的可行性,同时也增强了他们对所选择行动的责任感。

干预阶段可能包括的组织的重新定位与设计,结构重组及过程咨询和组织发展。在这个阶段,改变的效果日益显现。同时需要组织发展的顾问帮助组织发现在组织改编中存在的障碍并解决这些问题。

评价则是对于干预实施的整个阶段进行监测,并评价其实施效果,确定是否干预相应的调整。例如,如果评价表明由于课时有限,针对学生的健康教育课程没有得到很好实施的话,就应该对于课程的安排进行重新规划和调整。

四、组织间关系理论

随着社会、政治、经济因素的复杂化及各种竞争的日益加剧,人类所面临的各种问题已不仅涉及一个部门或组织机构,越来越多的组织机构牵涉其中,因此,亟须各个组织机构之间通过加强联系来适应形势的发展,如基层社区组织机构联合开展慢性病管理工作、医院形成联合体以减少竞争和增强对技术快速创新的应对能力。组织机构间关系理论(interorganizational relations theory)是着重研究多个组织机构如何共同协作的一种组织机构理论。

组织机构间关系理论基于以下前提:社区组织机构之间的联合将会产出一个更为全面的协同措施,以应对一个复杂事件。例如,对于突发性公共卫生事件的处理,是人们意识到,必须通过社区动员和多部门合作,共同应对公共卫生问题或突发事件。

现代组织机构间关系理论是基于组织机构改变阶段理论和组织机构发展理论发展而成。

阶段理论常用于解释组织机构间关系的建立和发展。1989 年,Gray 提出建立组织机构间关系的三阶段模型:第一阶段,确定共同关心的问题和参与协作的各个组织机构,做出协作的承诺;第二阶段,确定协作的方向,安排工作日程,设立机构,分配任务,制定基本规则,达成协议;第三阶段,实施阶段,建立外部支持,完善内部结构以保障协作活动的可持续性,并监督协议的执行。

1993 年,Alter & Hage 的网络发展三阶段模型提出了组织机构网络从非正式协作到正式协作的连续过程:①交换式或合约式网络阶段,此阶段各组织机构联合松散,主要是进行资源交换和参与少数协作活动,通过在各个组织机构间进行协调和任务整合的个人来维持;②行动或促进性网络阶段,此时各组织机构对资源进行统筹共享,采取一致的行动;③系统化网络阶段,此阶段各组织机构形成正式的长期的联盟,以保证在生产或服务上的密切合作。

外部环境是影响组织机构间关系结构和运作过程的主要因素。当组织机构间关系网络依赖于单一的资金来源时,为增强投资者对工作管理和成本控制的权力,该网络结构将倾向于高度集中或被网络中的某个组织机构或小组掌握。反之,在有多方面资金来源、协作自愿的情况下,组织机构间关系网络将趋于通过组织机构间协调委员会的形式运作,此时组织机构间关系网络受指令的规范较少、对其开展的工作具有更多的选择权。

案例 2　组织发展理论在加拿大新斯科舍促进心脏健康项目的的应用

慢性病的危险因素包括不合理膳食、体力活动不足、吸烟、饮酒等危险因素,而这些危险因素又可以归因于社会的、经济的、环境的决定因素。通常,公共卫生项目往往直接从行为危险因素着手。然而,在加拿大新斯科舍促进心脏健康项目中,通过社区发展理论,强调社区动员、社区参与和环境改变取得了成效。之后,该项目又转向了提高组织机构的计划、实施和对于项目持续能力的建设。而通过组织能力的建设,项目的可持续性得以保证,并且在多个地区得以推广。

在这个项目中,组织发展作为主要的支持理论之一,从而提高组织成员健康促进的知识和实践,使他们切身感受到,健康促进如何使他们真正受益。项目包括 4 个干预策略。首先是技术支持,包括提供健康促进项目的一些培训,包括健康传播、倡导、评价等。项目还建立了一些网站提供相关的技术支持。第二个干预策略是建立社区促进心脏健康行动的队伍,针对至少一种健康危险因素进行干预。策略三是行动研究,通过监测、评价制订新的行动方案。通过评价结果的反馈,也使得各个组织的领导者意识到他们如何能在自己的组织内提升心脏健康。第四个策略是组织咨询,项目成员在决策咨询中发挥了重要作用,帮助组织能力建设,并通过组织参与为机构提供学习和提升的机会。

通过项目,在 140 个组织机构中建立了 41 个培训班,在 39 个机构中建立了 18 个促进心脏健康的团队。同时,组织机构报告通过健康促进项目知识和技能的提升。通过 6 个机构的案例分析结果表明,组织发展理论的应用,不仅使员工的相关的知识和技能得以提高,建立了健康促进的新的政策,也有建立有利于健康的组织文化。

健康促进活动正向多部门的合作,鼓励社区的广泛参与,确保健康公共政策的实施,促进能力建设的方向转变。社区组织实践模型主要关注共识与协作、社区自身解决问题的能力和社区内的权力平衡。社区建设更加强调社区自身的力量。倡导社区成员能够建立共同的价值观,并为实现相同的目标而努力。通过社区组织和社区建设促进大众健康,其中最重要的原则就是增权、社区参与、社区资本。创新扩散理论阐述了新理论,新产品或新的社会实践怎样在一个社会中扩散或从一个社会体系扩散到另一个社会体系。本章阐述了健康扩散的过程以及影响这种扩散的相关因素。旧金山的遏制艾滋病项目是创新扩散理论应用的经典案例,以舆论领袖为中心的社会支持系统成为项目成功扩散的关键。组织机构改变理论能帮助健康教育工作者深入理解如何在组织机构内促进一项基于证据的干预被采纳和制度化,并有助于解释积极的健康行为如何在组织机构内得到强化或者弱化,因而在丰富健康促进项目内容、有效利用工作网络、策略伙伴关系和组织机构联盟中发挥重要指导作用。本章论述了组织机构改变在健康促进中的作用,并为组织机构改变的成功开展分析了 3 种组织机构改变理论:阶段理论、组织机构发展理论和组织机构间关系理论。其中,阶段理论和组织机构发展理论均提出在组织机构改变的不同阶段应采取不同的策略,两个理论的结合使用将在最大限度上促进组织机构改变的顺利进行;组织机构间关系理论则强调组织机构间如何共同协作以及组织机构间关系的维持。本章介绍的部分案例将有利于读者深化对于上述理论的理解。和个体水平的健康教育、健康促进理论相比,社区和组织水平的行为改变和健康教育理论更为复杂,应用、评价时也面临着更多挑战,也需要通过更多的公共卫生实践不断加以完善。

（郑频频）

思考题

1. 如何理解社区组织与社区建设概念的不同?
2. 如何在不同组织机构层次上综合应用 3 种组织机构改变理论。
3. 哪些因素能够影响创新的扩散?
4. 组织发展理论包括哪些? 如何在不同组织机构层次上综合应用 3 种组织机构改变理论?

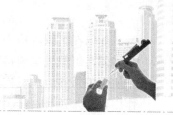

第十章

研究和实践中的理论运用

一个好的健康促进计划不是偶然创造出来的,而是努力协调后的成果,通常建立在系统的计划模式上。一个普遍化模式(generalized model)通常为:需求评估→设定目的和目标→组织发展→执行干预策略→结果评价。

为什么要发展一个可行的普遍化模式? 有以下几个主要原因:

(1) 帮助了解所有的计划模式。

(2) 在任何的情况下,都能切实执行计划。

(3) 帮助了解相关程序。

(4) 一个明确的计划模式需要在考虑许多事情的基础上建立。

(5) 计划支持者的偏好(如决策者、计划伙伴、消费者)。

(6) 时间、资金、资源。

(7) 资料收集和分析。

(8) 伙伴关系和当事人参与。

(9) 为消费者努力做到的程度(想要和需要)。

(10) 资金支持机构的偏好。

第一节 PRECEDE - PROCEED 模式

卫生专业人员的健康行为理论的应用能力是设计方案所需要的一个最关键的技能。解决当代公共卫生问题,几乎都涉及应对基本的行为危险因素。PRECEDE - PROCEED 计划模式(图 10-1)可以帮助健康促进计划者将计划重点放在相关因素上。

PRECEDE - PROCEED 模式 40 多年来一直是促进健康实践的基石,可以帮助指导健康促进实践的过程。项目计划设计的目的是为项目的成功做出有效的决策和为项目争取支持。任何一项健康促进计划都是由诊断、设计、实施和评价等部分组成的。

一、相关概念

PRECEDE(诊断阶段)是由下列单词的首字母组成:predisposing, reinforcing and enabling constructs in educational/ environmental diagnosis and evaluation。它是由 Green 与 Kreuter 共同发展的社区分析与计划制订的基本架构。为延伸 PRECEDE 模式,使之成为更加综合的模式,Green 等人在 PRECEDE 之后增加了 PROCEED 相关的概念,以使健康促进计划能更加完备,此模式也改称为 PRECEDE - PROCEED 模式。而 PROCEED(执行阶段)则是由下列单词的首字母组成:policy, regulatory and organization constructs in education and environmental development。因此,格林模式也可分为两个阶段:诊断阶段和执行阶段。

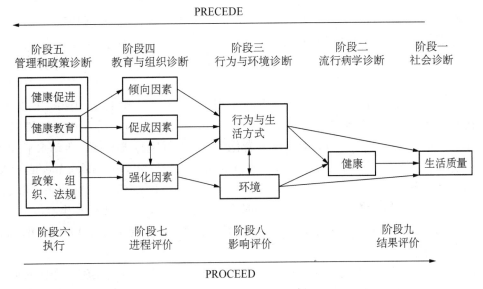

图 10-1 PRECEDE-PROCEED 计划模式

1. **诊断阶段** 在制订计划前做大量的调查,在诊断、教育和环境干预和评价设计中,要充分考虑影响行为的倾向因素、促成因素和强化因素。

2. **执行阶段** 指执行教育/环境干预中应用政策、组织和法规的手段。此模式主要用于指导卫生保健人员鉴别影响人们健康决策和行为的因素,帮助制定适宜的计划、规划和行为干预措施。特点是从"结果入手",用演绎的方法进行思考,从最终结果追溯到最初起因,广泛应用于健康教育和健康促进计划或规划的设计执行及评价中。

健康教育诊断是指面对人群的健康问题时,通过系统地调查、测量来收集各种有关事实资料,并对这些资料进行分析、归纳、推理、判断,确定或推测与健康问题有关的行为和行为影响因素,以及健康教育资源可得情况的过程,从而为确定健康教育干预目标、策略和措施提供基本依据。

二、PRECEDE-PROCEED 模式的 9 个阶段

(一) 第一阶段——社会诊断

此阶段着重于生活质量(quality of life)和需求评估,以确认是否有任何问题会影响民众生活质量。

1. **生命质量(quality of life, QOL)** 又称为生活质量、生存质量。最初是社会学概念,由美国经济学家 J. K. Calbraith 在 20 世纪 50 年代首先提出。WHO 将生命质量定义为:"不同的文化和价值体系中的个体对与他们的生活目标、期望、标准,以及所关心事情有关的生活状态的体验。"

2. **生活质量** 须以生活水平为基础,但其内涵具有更大的复杂性和广泛性,它更侧重于对人的精神文化等高级需求满足程度和环境状况的评价。当这一术语被引入医学研究领域时,主要是指个体生理、心理、社会功能 3 个方面的状态评估,即健康相关的生活质量(health-related quality of life, HRQOL)。HRQOL 作为一种新的医学评价技术,全面评价疾病及治疗对患者

造成的生理、心理和社会生活等方面的影响。生活质量指标体系主要分为以下两类：

（1）客观条件指标：包括人口出生率和死亡率、居民收入和消费水平、产品的种类和质量、就业情况、居住条件、环境状况、教育程度、卫生设备和条件、社区团体种类和参与率、社会安全或社会保障等。通过对这些客观综合指标的比较分析，可以权衡社会变迁程度。

（2）主观感受指标：主要测定人们由某些人口条件、人际关系、社会结构、心理状况等因素决定的生活满意度和幸福感。对满意度的测定通常分生活整体的满意度和具体方面的满意度两种。

3. 健康相关生命质量评价的发展　HRQOL 技术始于 1949 年 Karnofshky 和 Burchenal 用功能状况表对癌症化疗患者进行身体功能测定。1976 年，Phesman 等人用线性模拟自我评估（linear analogue self-assessment）对乳癌患者化疗前后的健康感觉、情绪、活动水平、疼痛、恶心、食欲、家庭事务能力、社会活动、焦虑水平进行的测定。1977 年，IM（index medicus）第一次用 quality of life 作为医学主题词取代 Philosophy，收入 MeSH（medical subject headings）。美国 FDA 也于 1985 年开始在接受新药时须同时递交药物对患者生存质量和生存时间的资料。世界卫生组织也于 2004 年开发了世界卫生组织生存质量测定表（WHOQOL）和简表（WHOQOL‐BREF）。

在这一阶段，计划者必须想办法对此社区有更进一步的认识。通过实施多样性的资料收集活动，如对社区领导者的访谈、社区成员的焦点小组访谈及观察、调查等方法来收集资料。在诊断的过程中，与利益相关者建立起伙伴关系是聪明的做法。

如果此项诊断是针对社区实施的，需要首先明确社区的定义。它是一般的社区，还是虚拟的社区？

一般的社区：①以地理上的界限作划分；②有共同特征、兴趣、价值观与准则的一群人。

虚拟的社区：①通过网络互相交流；②分享共同的兴趣、经验。

社区诊断必须了解社区的需求（need）和渴望（desire），并且评估此社区解决问题的能力、社区力量和资源，以及是否准备做出改变。通过社区诊断，计划者可以针对大众所关心的焦点设计出适合的健康促进计划。而这个计划也比较容易被大众接受，更可以有效地发挥它的效用。此阶段可应用的理论包括社区组织与社区建设理论等。

（二）第二阶段——流行病学诊断

流行病学评估主要任务是：①确定哪个健康问题是最严重的问题，哪些行为因素和环境因素引起这些健康问题。流行病学评估方法与社会评估是两种互补的方法。用社会评估方法可以找出人群存在的多种健康问题，而流行病学评估可找出导致健康问题的影响因素。②评估已确定的健康问题与社会问题的吻合程度。通过流行病学诊断，可以明确因某健康问题而受累的是哪一类人群，不同性别、年龄、种族、职业间的流行是否相同，而其中哪一类人群受影响最大？与该健康问题有关的各种影响因素是什么？其中什么因素影响最大？规划应针对哪类人群，解决什么问题？预期得到什么效益？什么时候得到？这些效益能持续多长的时间？并最终提出完善规划的目标行为与环境问题。

（三）第三阶段——行为与环境诊断

行为诊断的任务是区分引起健康问题的行为与环境因素；区别重要行为与相对不重要行为；区别高可变性行为与低可变性行为；确定影响行为改变的社会与物质环境。其 4 个要素是：①何人：希望行为发生的对象；②何种行为：希望改变的行为；③程度：希望行为改变到什么程度；④何时：开始干预的时间及预期所需时间。

（四）第四阶段——教育与组织诊断

其目的在于探讨影响目标群体健康行为的因素，进而作为发展完善卫生教育计划的基石。此模式更将影响人类健康行为之复杂及多方面的影响因素归纳为三类，让采用此模式者更能完整而具体地探究影响行为的因素。

1. 倾向因素（predisposing factor） 指的是行为的前置因素，提供行为的理由与动机，可以增加个人执行新的健康行为或技巧或改变态度与信念的期望。包括年龄、性别、种族、婚姻状态、教育、识字语文能力、家庭收入、职业等个人人口学特质，以及知识、态度、信念、价值与感受到的需求和能力等因素。

2. 促成因素（reinforcing factor） 为促使个人行为表现的因素。包括个人资源、健康保险、可获得的健康服务，以及小区资源，如到医院的交通、健康服务的提供等因素。

3. 强化因素（enabling factor） 是适当行为后的奖励、奖金或惩罚，可使得行为重复出现或消失。包括家庭支持、实质的与社会的益处。

（五）第五阶段——管理与政策诊断

计划者通过前几阶段的重要决定因素（倾向、促成、强化等），选择并校正计划中的干预方式，并考虑执行和持续计划时所需的资源、设备和政策，以及可能遇到的阻碍。

在设计计划时，必须从两个层面进行考虑：

（1）从宏观上说，对重要决定因素的评估：应考虑组织和环境可能造成的影响。强化因素的介入可以改变环境，同时也可以支持健康行为或健康结果。

（2）从微观上说，干预方式的选择：个人、同伴、家庭，能够更直接的影响改变者的健康行为。

最成功的计划是能运用多重策略，并在健康议题上产生有效的影响。

（六）第六阶段——执行

指执行教育/环境干预中应用政策、法规和组织的手段。该模式强调项目计划实施中要充分发挥政策、组织和法规的作用。

实施工作包括 5 个环节：制订实施时间表、控制实施质量、建立实施的组织机构、配备和培训实施工作人员、配备和购置所需的设备物品。

在实施中应该进行过程评价，即对项目计划的各个环节进行评价。应注意评价方法的科学性、完整性和代表性，选定最佳方案。

（七）第七阶段——形成评价

找出计划完成了哪些工作，以及是如何完成的，在计划执行的过程中随时评价并修正，以便确认推动计划时的障碍和问题并修正计划内容。

（八）第八阶段——影响评价

分析立即性的改变，如目标群体的知识、态度、行为及健康状况等，也就是以素质因素与增强因素的目标作为基础进行评价。

（九）第九阶段——结果评价

将结果回归至社会学评估的指针，主要在测量目标达成的情形，生活质量提升与否和身心健康是否改善。

三、PRECEDE - PROCEED 模式的优点反局限性

PRECEDCE - PROCEED 模式运用有组织的引导过程，协助健康促进计划者将计划重点

放在相关因素上,找出最适合的方法来执行或评估。PRECEDCE－PROCEED模式强调健康受多因素影响,因此对于行为、环境及社会的改变,必须经过多方面的考虑与多部门间的合作。

PRECEDE－PROCEED的不足包括:①有可能需要更多的财力、人力、专业技术和时间;②用此计划者比较偏好立即采取行动来解决问题;③只是为了能达到某种平衡,而去规划一个既不快捷也不深入评估的计划。

案例1　应用 PRECEDE－PROCEED 模型预防儿童意外伤害(图 10－2)

健康教育是一项系统工程,面对众多的健康问题和有限的人力、物力、财力之间的矛盾,制定科学计划和规划是有效的实施健康教育活动的主要任务。计划和规划既是实现目标的行动纲领,也是效果评价的依据。该模式常用来指导健康教育和健康促进计划或规划的制订、实施及评估。根据该模式从结果入手的特点,在制订计划或规划前,要明确"为什么要制订该计划,并对影响健康的因素做出诊断",从而帮助确立干预手段和目标。

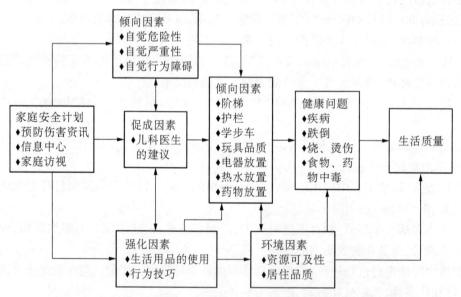

图 10－2　应用 PRECEDE－PROCEED 模式预防儿童意外伤害示意图

(1) 社会学和流行病学诊断(阶段一和阶段二):

1) 首先确认伤害发生与生活质量密切相关。

2) 查阅文献资料。

3) 收集儿童伤害发生情况。

4) 对家长进行非正式访谈。

5) 此阶段最重要的是家长的参与。

(2) 行为、环境和教育诊断(阶段三):

1) 行为改变可以减少意外伤害的发生。

2) 常见的意外伤害行为有跌倒、烧伤、烫伤、中毒。

3) 保护方法:使用楼梯栏杆、不使用学步车、安装烟雾警报器、将药物放置在高处、在家中备催吐剂。

应用计划行为理论（theory of planned behavior，TPB）教育家长，使他们知道信念、态度、行为、主观规范、障碍、环境因素等对于儿童安全的影响。所有家长都意识到了儿童安全的重要性，但实际做到的只有 5%。环境因素、居住条件、收入等与儿童意外伤害显著相关。

（3）行政与政策评估与执行（阶段四至阶段六）：包括 3 个主要干预措施。

1）儿童医师在患儿就诊时对患儿和家长的健康教育。

2）开展以儿科诊疗场所为主的安全信息中心。

3）进行家庭访视。

（4）过程、影响、结果评价（阶段七至阶段九）：经由收集资料与计划执行情况来评估整个计划。

第二节　健康行为的生态学模型

生态学理论用来说明个体发展的生态环境，个人的发展来自个体与环境的互动，互动过程不只在同一层环境系统中，而是多层环境系统中交互形成的，其中尤其强调行为受到社会系统、公共政策及物理环境等因素所影响。在讨论人类行为相关影响因素时，应多元考虑不同层面的因素，更能提供完整的解释架构。此外，生态学理论综合了许多理论的概念、观点，如人与环境适合理论（person-environment fit theory）、行为选择理论（behavioral choice theory）、创新推广理论（theory of diffusion of innovations）等。

一、基本假定

生态学的观点最早是运用在探讨动物、植物与其所处环境之间的关系，而在 20 世纪 60 年代中期至 70 年代初期，生态学的观点逐渐应用于人类行为学的研究。以生态观点研究人类行为的理论中，Bronfenbrenner 提出了以下基本假定。

（1）社会生态学观点结合了许多源自系统理论（system theory）的概念，借以了解人类与环境间的动态关系。此观点强调人与环境交互作用具有交互影响的特征，亦即物理环境和社会环境直接影响人们的行为，同时环境的参与者也会通过个人与集体的行为对环境和健康的关系给予正向反馈。因此，为促进人们的健康，必须将内部环境与外部环境间的关系予以考虑。

（2）在分析健康与健康促进的关系时，应先处理人类环境的多层面与复杂的本质。在环境部分可以从物理环境和社会环境来作分类，也可按照其对个人与群体的影响程度与接近程度来加以区分内部环境和外部环境。此外，也可依其属性的不同来加以区别，如温度、噪音、照明等；还可其组成关系加以描述，如社会气氛、人与环境的配合度等。

（3）个体与群体的健康状况不仅受到个体特征（遗传、人格、心理）的影响，同时也会受到物理环境（地理、建筑）及社会环境（经济、文化）的影响。此外，为养成并促进人们的健康行为，必须考虑人们与环境间的动态关系，而不是只考虑单一方向。

（4）环境中的参与者也可以分为个人、小群体、大群体、组织等。在社会生态学的观点中并非聚焦于个人或群体，而是结合了多种层次的分析与方法（如行为观察、现况调查等），以评价环境是否有益于人们健康以及个体与群体的适应度。生态社会学观点认为通过个人与群体在不同层次行为的协调后可以提升健康促进所带来的效益。

因此，人与环境交互作用的复杂性可以通过社会生态学跨领域的、方法论的整合来加以提供完整的讨论与解释。社会生态学在个体与群体的健康行为的形成中扮演了重要的角色。对于社会整体的健康促进具有更多的价值。健康行为的社会生态学模式是解释环境如何影响人的健康行为,研究环境与行为之间的相互作用和相互关系,以便更好地理解人的行为取向并有效地促进其形成健康的行为。

二、影响人类行为与发展的周围环境

Bronfenbremer 在其理论中,将影响人类行为与发展的周围环境分为微观系统(microsystem)、中间系统(mesosystem)、外部系统(exosystem)及宏观系统(macrosystem)等。

1. 微观系统 此系统是指个人生长的过程中直接接触的环境,包括了自然物理环境、装置和设施及彼此的关系等,如家庭就是儿童成长最早也最重要的微观系统。

2. 中间系统 指各微小系统间的互动关系,如个体与家庭和学校,个体与家庭和邻里、个体与学校和同伴,当多个微观系统在价值观念上产生冲突时,通常会造成个体适应问题。

3. 外部系统 此系统指的是几个环境的联系,但其中一个并不是个人生长过程中所直接接触及与其生长直接相关的环境。此系统会影响儿童的生活,间接影响其适应,并对微观和中间系统产生影响,包括家属、父母的职业、学校与教室的环境、社区组织与服务、大众传播媒体、社区支持与服务设施等。

4. 宏观系统 泛指整个社会大环境,包括社会阶层、文化价值观等,大系统为个体设立了行为标准,大到法律、法规的制定,小到日常生活的态度言行。

上述 4 个系统之间的关系如图 10-3 所示。

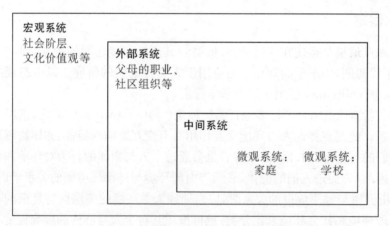

图 10-3 影响人类行为的周围环境

三、行为生态学模型的特征

生态系统理论原用来说明个体发展的生态环境,个人的发展来自个体与环境的互动,在互动过程中不仅在同一层环境系统中,而是多层环境系统中交互形成的。在行为生态体系中,环境因素会影响个体,而个体行为也会给予环境反馈,从而形成持续交互作用的机制。生态模式主张行为发生的同时也受内在、外在因素的影响,个人与环境间的适配程度是造成行为发生与否的关键因素。综上,社会生态模式改变健康行为的 4 个核心原则包括:①特定健康行为受多层次因素的影响;②不同层次间的因素可交互影响;③社会生态干预模式应该针对特定行为;④多层级干预是最有效的行为改变方式。如果环境与政策难以使个人选择健康的行为,提供个人改变行为的动机与技巧也是没有效果的。生态学模式可以为复杂且可相互影响的健康行为

决定因素提供综合性的解释架构。

案例 2 社会生态学观点解释儿童身体活动的影响因素

社会生态学理论具有科技整合的特性,结合了医学与公共卫生领域、行为及社会科学的理论架构,提供流行病学导向的健康策略,对于人们复杂的行为能够提供较为完整的解释与说明。近年来社会生态学已普遍应用于不同领域的研究,在身体活动方面环境与个人因素间的相关研究上,主要用来探索社会环境、物理环境及个人因素等方面对身体活动产生影响的因素。相关影响儿童身体活动的影响因素如下所述:

(1)人口统计学因素与生物因素:年龄、民族、性别、社会经济地位、父母婚姻状况、身体体质和家长体制等。

(2)心理、认知及情绪因素:自尊、自我效能、身体形象、态度、结果期待、课间和课后活动、身体活动意图、身体活动偏爱、知觉利益、一般性阻碍、享受感等。

(3)行为态度与技巧因素:吸烟状况、饮酒状况、热量摄取、身体活动技能、静坐时间。

(4)社会与文化因素:家庭与儿童共同参与身体活动情况、家长参与身体活动的利益、家长参与身体活动的阻碍、主观规范及同伴影响。

(5)物理环境因素:设施或课程便利性、季节、家庭居住环境、户外时间。

案例 3 青少年饮食行为影响因素的生态模式图(图 10 - 4)

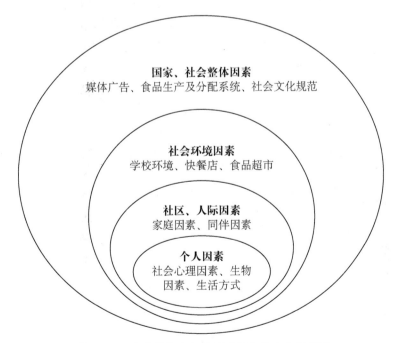

图 10 - 4 青少年饮食行为影响因素的生态模式图

(王继伟)

思考题

1. PRECEDE - PROCEED 模式应用于健康促进的计划有哪些优势,又有哪些不足?

2. 哪些行为改变理论适用于评估倾向因素? 哪些适用于评估促成因素? 哪些适用于评估强化因素?

3. 生态学模式应用于健康行为时有哪些优势? 又有哪些限制?

4. 健康行为的改变在何种情况下会达到较好的效果?

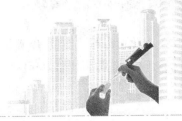

第十一章

健康行为和经历
Health behavior and experience

　　健康教育的理论必须与实践紧密结合,在掌握了健康教育的基本知识体系和基本理论以后,在实践中开展工作时,常常须针对一些重要的健康问题开展专题健康教育。这是为了矫正某些特定的对健康有害的行为生活方式或环境,为了预防某种或某类疾病,减少或消除该病的致病因素,降低发病率、患病率、死亡率而进行的专项健康教育。

第一节　食　物　与　进　食

　　随着社会与经济的发展,人们的饮食行为在发生变化,饮食行为与健康的关系越来越引发医学界的思考,2002 年"中国居民营养与健康状况调查"显示,我国城乡居民能量和蛋白质摄入得到基本满足,肉、禽、蛋等动物性食物消费量明显增加,优质蛋白质比例上升。由于我国城乡居民的饮食行为的变化,营养状况有了明显的改善,营养不良和营养缺乏患病率均得以下降;居民贫血患病率有所下降,儿童青少年生长发育水平稳步提高。但是该调查也显示,在城市人群中人均畜肉类及油脂消费过多,谷类食物消费偏低,导致慢性非传染性疾病患病率上升迅速,如高血压、糖尿病等呈明显上升趋势。正确的饮食行为可以预防疾病、保护和增进健康,不良的饮食行为则可以导致疾病。

　　一般来说,根据身体需要合理营养,平衡膳食结构,科学用餐,就是有利于健康的饮食行为。大量的流行病学调查显示,饮食行为和人群健康密切相关,如饮食中脂肪总摄入量与动脉粥样硬化症的发病率和死亡率关系密切,长期大量食用饱和脂肪酸为主的食物,可引起机体内分泌紊乱,从而易于发生子宫、睾丸、前列腺等器官的肿瘤;高热量饮食是肥胖症的主要原因之一。

　　食物与进食主要研究生活中食物营养与健康的关系,了解一些基本的营养学知识无论是对身体健康还是日常生活都极其重要。

一、营养学的基本概念

(一) 营养素

　　营养是指人体吸收、利用食物或营养素的过程,也是人类通过摄取食物以满足机体生理需要的生物化学过程。

　　食物中为机体提供能量,参与构成组织器官、组织修复及调节生理功能的化学物质称为营养素(nutrients),可分为蛋白质、脂质、糖类(碳水化合物)、维生素和矿物质。其中蛋白质、脂类和糖类摄入量较大,所以称为宏量营养素(macronutrients)。由于这 3 种营养素在体内经过氧化可以释放能量，以满足人体代谢需要，因此又称为产能营养素（calorigenic nutrients），每克蛋白质、脂肪和糖类在体内产能分别约为 4 kcal、9 kcal 和 4 kcal。维生素和矿物质需要量较小，称为微量营养素（micronutrients）。

食品的营养价值（nutritional value）是指某种食品所含营养素和能量能满足人体营养需要的程度。食品营养价值的高低取决于食品中所含营养素的种类是否齐全、数量的多少、相互比例是否适宜及是否容易被人体消化吸收利用。不同食品中所含营养素的种类和数量不同，其营养价值也就不同。例如，粮谷类食品的营养价值体现在能供给人体较多的糖类和能量，但蛋白质的营养价值较低。蔬菜和水果能提供丰富的维生素、矿物质及膳食纤维，但其蛋白质、脂肪含量极少。即使是同一种食品由于其品种、部位、产地、成熟度和烹调加工方法不同，营养价值也会存在一定的差异。因此食品的营养价值是相对的。

人体需要的营养素有 40 余种，除母乳外（对于小于 6 月龄的婴儿而言），自然界中的任何一种天然食物所含有的营养素都是不齐全的，不能全面提高人体所需要的营养素，需要经过多种食物合理搭配才能全面满足机体的生理需要。合理营养（rational nutrition）是指通过膳食得到全面满足机体生理需要量的能量和营养素，且各种营养素之间达到合理平衡的营养。合理膳食是达到合理营养的唯一途径。合理膳食（rational diet）又称为平衡膳食（balanced diet），是指能够给机体提供种类齐全、数量充足、比例合适的能量和各种营养素，并与机体的需要保持平衡，进而达到合理营养、促进健康、预防疾病的膳食，是反映现代人类生活质量的一个重要标志。

（二）中国居民膳食指南

1997 年，受卫生部委托，中国营养学会与中国预防医学科学院营养与食品卫生研究所共同成立了"中国居民膳食指南专家委员会"，制定了《中国居民膳食指南和平衡膳食宝塔》，在 2002 年中国居民营养与健康状况调查后，于 2007 年重新对此进行了修订。

中国居民膳食指南（*Chinese food guideline*）是根据营养学原则，结合当前我国居民的营养需要及膳食中存在的实际问题提出的通俗易懂的指导性意见，旨在指导居民合理选择与搭配食物，达到合理营养的、预防膳食相关疾病和营养缺乏病，促进健康的目的。

一般人群膳食指南适用于 6 岁以上的正常人群。其具体内容包括 10 条：① 食物多样、谷类为主，粗细搭配；② 多吃蔬菜、水果和薯类；③ 每天吃奶类、大豆及其制品；④ 常吃适量的鱼、禽、蛋和瘦肉；⑤ 减少烹调油的用量，吃清淡少盐膳食；⑥ 食不过量，天天运动，保持健康体重；⑦ 三餐分配要合理，零食要适当；⑧ 每天足量饮水，合理选择阴凉；⑨ 如饮酒应限量；⑩ 吃新鲜卫生的食物。

二、营养与肥胖

肥胖（obesity）是一种常见的营养障碍性疾病，在人群中肥胖患病率呈逐年增高趋势。由于肥胖增加了高血压、糖尿病、血脂异常、心脑血管疾病及某些肿瘤的发病率，而这些疾病又是人类死亡的最主要原因。因此，肥胖对人类健康的危害及由此造成的经济损失已引起许多国家的高度重视，并认为是最重要的公共卫生问题。

1. **定义** 肥胖是指人体脂肪的过量储存，表现为脂肪细胞增多和或细胞体积增大，即全身脂肪组织增大，与其他组织失去正常比例的一种状态。常表现为体重增加，超过了相应身高所确定的标准体重的 20% 以上，但超重不一定全是肥胖。当机体肌肉和骨骼特别发达时，重量也增加导致体重超过标准体重，这种情况不属于肥胖，肥胖病必须是机体的脂肪组织增加，导致脂肪组织所占机体重量的比例增加。

2. 肥胖的诊断方法　目前已经建立了许多诊断或判定肥胖的方法,常用的人体测量法(anthropometry)包括身高(body height)、体重(body weight)、腰围(chest circumference)、胸围(waist circumference)、臀围(hip circumference)、肢体的围度(limbs circumference)和皮褶厚度(skinfold)等参数的测量。根据人体测量数据可以有许多不同的肥胖判定标准和方法,常用的有身高标准体重法(weight for height standard)、皮褶厚度和体质指数(body mass index, BMI)3种方法。

(1) 身高标准体重法:这是WHO推荐的传统上常用的衡量肥胖方法。公式为:

$$肥胖度(\%) = [实际体重(kg) - 身高标准体重(kg)] / 身高标准体重(kg) \times 100\%$$

$$(11-1)$$

判断标准为:肥胖度≥10%为超重;肥胖度在20%~29%为轻度肥胖;肥胖度在30%~49%为中度肥胖;肥胖度≥50%为重度肥胖。

(2) 皮褶厚度法:用皮褶厚度测量仪(常用Harpenden皮褶卡钳)测量肩胛下和上臂肱三头肌腹处皮褶厚度,两者加在一起即为皮褶厚度。另外还可测量髂骨上嵴和脐旁1cm处皮褶厚度。皮褶厚度一般不单独作为肥胖的标准,而是与身高标准体重结合起来判定。判定方法:肥胖度≥20%,两处的皮褶厚度≥80百分位数,或其中一处皮褶厚度≥95百分位数者为肥胖;肥胖度≤10%,无论两处皮褶厚度如何,均为体重正常者。

(3) 体质指数(BMI)(表11-1):公式如下:

$$体质指数(body\ mass\ index, BMI) = 体重(kg)/[身高(m)]^2 \qquad (11-2)$$

单位为kg/m²。

表11-1　体质指数与肥胖的关系

分　类	BMI		肥胖相关疾病的危险性
	欧美成人标准	亚洲成人标准	
体重过低	<18.5	<18.5	低(但其他类型疾病的危险性增加)
正常范围	18.5~24.9	18.5~22.9	平均水平
超重	≥25	≥23	
肥胖前期	25~29.9	23~24.9	增加
一度肥胖	30~34.9	25~29.9	中度增加
二度肥胖	35~39.9	≥30	重度增加
三度肥胖	≥40		极其严重增加

(4) 腰围和腰臀比:肥胖者体内脂肪分布部位不同,对健康的影响有着明显的不同。上身性肥胖者(以腹部或内脏肥胖为主)患心血管疾病和糖尿病的危险性显著增加,同时死亡率亦明显增加。而下身性肥胖(以臀部和大腿肥胖为主)者患上述疾病的危险性相对较低。因此超重和肥胖者身体脂肪分布类型(图11-1)是比肥胖本身对患病率和死亡率更重要的危险因素。关于腹部脂肪分布的测定指标WHO建议采用腰围和臀围比,并且规定以男性腰围≥102 cm、女性腰围≥88 cm作为上身性肥胖的标准;而亚太地区的标准则为男性≥90 cm,女性≥80 cm,

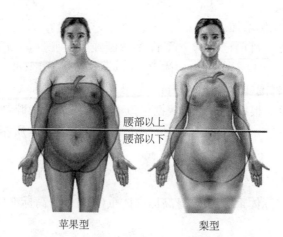

腰部以上
腰部以下

苹果型　　　　　　　　梨型

图 11-1　超重和肥胖者身体脂肪分布类型

腰臀比男性≥0.9,女性≥0.8 作为上身性肥胖的标准。

3. 肥胖发生的原因　肥胖发生根本原因是,机体摄入能量长期大于机体的能量消耗,从而使多余的能量不断地以脂肪形式贮存于脂肪细胞中,至今还未发现脂肪细胞吸收脂肪的上限,所以人体可因不断地摄入过多的热量而不断地积累脂肪,最终导致肥胖。

肥胖按发生的原因可以分为遗传性肥胖(genetic obesity)、继发性肥胖(secondary obesity)和单纯性肥胖(simple obesity)。遗传性肥胖、继发性肥胖仅占少数,而单纯性肥胖占绝大多数。

(1) 社会因素:随着经济的快速发展,人民的生活水平普遍得到了明显提高,这主要表现在动物性食物、脂肪等高热量食品的摄入明显增加,由于交通便捷、电子产品的急速普及,人们的活动量明显减少,坐着的时间明显比活动时间增多。这些因素均会导致能量摄入大于支出,从而引起肥胖。

(2) 饮食因素:饮食诱导肥胖的原因主要为:在胚胎期,由于孕妇能量摄入过剩,可能造成婴儿出生时体重偏重;另外出生后人工过量喂养,过早添加固体食物和断奶、进食速度快及食量大、偏食、喜食油腻和甜食、吃零食等都是造成肥胖的原因。高纤维膳食可能减少能量摄入,有研究者认为当饮食中缺乏纤维并摄入过量的能量时肥胖发生的可能性大大增加。

(3) 行为心理因素:部分肥胖儿童由于常受到同伴们的排斥和嘲笑而倍感自卑,性格逐渐内向抑郁,从而养成了不愿参加集体活动,抑郁寡欢,这些行为心理异常又常常以进食得到安慰。由此可见肥胖导致心理、行为问题,而心理、行为问题又促进肥胖,两者相互促进,形成恶性循环。

(4) 遗传因素:肥胖发生的遗传学基础主要表现在两个方面:一方面遗传因素导致一种罕见的畸形肥胖;另一方面遗传物质与环境因素相互作用。目前对于后一种情况的研究较多,进展亦有重大突破,陆续发现了与膳食相互作用的基因近 300 余种,分布在除 Y 染色体外的所有染色体上,其中瘦素(leptin)、瘦素受体(leptin receptor)、神经肽 Y(neuropeptide Y, NPY)、增食因子 A 和 B(orexin A and B)、黑素皮质激素受体-4(melanocortin-4 receptor)主要影响能量摄入;解偶联蛋白(uncoupling protein)和 β_3-肾上腺素受体(β_3-AR)基因主要影响能量消耗。

4. 肥胖的防治　肥胖是一种易发现、明显的,却又是复杂的代谢失调症,是一种可影响整个机体正常功能的生理过程,也就是说肥胖本质是一种信号,预示机体存在更难预防或治愈的严重"疾病"。

肥胖的预防意义远远大于治疗。关于预防措施,首要任务是在公众中宣传肥胖对人类健康的危害;教育和指导居民合理平衡膳食的可操作方法,改掉不良饮食习惯、生活习惯;多参加户外活动和体育锻炼。

肥胖的预防主要有 3 种形式:普遍性预防、选择性预防和针对性预防。普遍性预防面向全人群,以降低肥胖发生率和患病率为目标,通过改善膳食结构和提倡适当体力活动及减少吸烟、饮酒等生活方式的改变来预防肥胖;选择性预防面向肥胖高危人群,即超重和有肥胖、2 型糖尿病、高血压家族史及其他危险因素,如吸烟、低出生体重、静坐式工作等人群。选择性预防以降低肥胖患病率为目标,在学校、社区中心等场所宣传教育加以具体的干预措施对肥胖高危人群进行肥胖的预防;针对性预防,以预防体重增加及降低体重相关疾病的患病率为目标,在已经超重或属于肥胖的个体中采取措施预防控制肥胖。

肥胖防治最基本的原则是限制能量的摄入、增加能量的消耗,达到能量负平衡,促进脂肪分解。最基本的方法是饮食干预和运动、行为干预。

(1) 饮食干预:

1) 能量:限制每天的食物摄入量和摄入食物的种类到达控制能量的摄入,但必须以保证人体能从事正常活动为原则,一般成年人每天摄入能量控制在 1 000 kcal,不可低于下限值 800 kcal,否则影响正常活动,甚至会对机体造成损害。一日三餐食物的总量应控制在 500 g 以内,应选择低热量、低脂肪、高蛋白质的食物,以期每周减重 0.5～1.0 kg。

2) 糖类:过多的糖类在体内可以转化成脂肪,故要限制糖类的摄入量,以谷类主要来源,同时增加粗杂粮类的摄入。以糖类占总能量的 40%～55% 为宜,每日膳食纤维摄入量不低于 12 g。

3) 脂肪:应限制总脂肪(尤其是动物性油脂)的摄入量,增加单不饱和脂肪酸、多不饱和脂肪酸的摄入,如橄榄油、葵花籽油、花生油、玉米油等。胆固醇的摄入量与非肥胖者无异。过度限制能量会导致脂肪大量分解诱发酮症,对机体不利,要予以避免。脂肪的摄入量占总能量的 20%～25%。

4) 蛋白质:由于糖类和脂肪摄入量的限制蛋白质摄入需要有所增加,应占总能量的 20%～30%,尤其处于生产发育期的青少年,要提供优质蛋白。

5) 矿物质和维生素:增加新鲜蔬菜、水果的摄入获取丰富的维生素和矿物质以满足机体代谢的需求,同时还能获得较多的膳食纤维。

6) 三餐分配:三餐能量分配可以考虑早、中、晚分别占 25%、50%、25%,晚餐尽量保持清淡,减少动物油脂的摄入。

(2) 运动、行为干预:长期低强度体力活动(散步)和高强度体育活动一样有效。每天较剧烈有氧运动 30 min 或中等程度运动 1 h,长期坚持可以收到减肥效果。但大多数肥胖者不习惯户外体育活动,有的人坚持不了,最终便前功尽弃,造成反弹。而低强度活动,如散步、骑自行车等亦是肥胖患者的首选运动疗法,贵在坚持。

同时应克服进食过快、暴饮暴食、喜食零食、偏食挑食等不良饮食习惯,让肥胖者记膳食日记,将所摄入的各种食物、饮料、零食详细记录,有助于膳食自我管理。通常饮食干预和运动行为干预并用会取得更有效的减肥效果。

第二节　烟草与吸烟

一、吸烟的现状

吸烟已成为当今世界最严重的社会问题之一。WHO 称吸烟是严重威胁人类生命的 21 世纪瘟疫。吸烟杀死了 1/3 吸烟者,其中 1/2 为中年人。吸烟危及周围的不吸烟者,特别是儿童和妇女,而且严重污染环境,成为社会一大公害。没有其他任何习惯有类似这种程度的危害。据 WHO 估计,目前全世界每年死于吸烟的人数达 300 万,预计到 2025 年将增加到 1 000 万,其中 700 万死亡将发生在发展中国家。但 WHO 又指出吸烟是最有可能通过健康教育和健康促进进行干预的不良行为生活方式,消除吸烟危害是世界性趋势和历史性潮流。

目前中国是世界上最大的烟草生产国和最大的烟草消费,有超过 66% 的男性吸烟,总吸烟人口为 3.2 亿,占全世界吸烟人口的 1/4,且每年以 2% 的速度递增。据有关研究表明,中国每年有 80 万人死于因吸烟引起的疾病,到 21 世纪中叶,中国每年会有 300 万人死于与吸烟有关的疾病,将占中国成年男性死亡总数的 13%。在所有吸烟所致的死亡中,慢性阻塞性肺部疾病占 45%,肺癌占 15%。研究证明,长期吸烟的人群中,约一半在中老年因吸烟而死亡。如果目前中国的吸烟率不变,即 2/3 的男性(少数女性)在 25 岁之前成为吸烟者,那么在 29 岁以下的 3 亿年青年男性中,最终将有 1 亿人因吸烟而死亡,其中半数死亡发生在中年期,另一半发生在老年期。所有的关于人群吸烟率、吸烟量、烟草的生产和消费数据均表明,中国的控烟形势非常严峻,若不能采取积极的、有效的措施控制烟草瘟疫的蔓延,这会影响到我们每一个人及下一代的身体健康,几十年后因吸烟带来的各种危害将会严重影响中华民族的整体素质。

自 1970 年以来,WHO 已通过 16 个烟草或健康决议,鼓励成员国实施综合性国家控烟政策。WHO 将 1988 年 4 月 7 日 WHO 成立 40 周年纪念日作为世界第一个无烟日(现将每年一度的无烟日定为 5 月 31 日),这是 WHO 第一次表明全球性控烟的战略行动。WHO 历届无烟日的主题如下。

1988 年:要烟草还是要健康,请您选择。

1989 年:妇女与烟草。

1990 年:青少年不要吸烟。

1991 年:在公共场所和公共交通工具上。

1992 年:工作场所不吸烟。

1993 年:卫生部门和卫生工作者反对吸烟。

1994 年:大众传播媒介宣传反对吸烟。

1995 年:烟草与经济。

1996 年:无烟的文体活动。

1997 年:联合国和有关机构反对吸烟。

1998 年:在无烟草环境中成长。

1999 年:戒烟,口号:放弃香烟。

2000 年:不要利用文体活动促销烟草,口号:吸烟有害勿受诱惑。

2001 年:清洁空气,拒吸二手烟。

2002 年:无烟体育——清洁的比赛。

2003 年:无烟草影视及时尚行动。

2004 年:控制吸烟,减少贫困。

2005 年:卫生工作者与控烟。

2006 年:烟草吞噬生命。

2007 年:创建无烟环境。旨在提醒公众认识烟草烟雾对被动吸烟者和环境的危害。

2008 年:无烟青少年。口号:禁止烟草广告和促销,确保无烟青春好年华。

2009 年:烟草健康警示。口号:图形警示揭露烟害真相。

2010 年:性别与烟草——特别抵制针对女性的市场营销。

2011 年:烟草致命如水火无情,控烟履约可挽救生命。

2012 年:烟草业干扰控烟,口号:生命和烟草的对抗。

二、烟草的主要成分

纸烟烟雾包含 4 000 多种已知的化学物质,主要有害成分包括尼古丁、焦油、潜在性致癌物(至少有 40 种)、一氧化碳和烟尘。它们具有多种生物学作用,包括:①对呼吸黏膜产生刺激,如醛类、氮氧化合物、烯烃类;②对细胞产生毒性作用,如腈类、胺类、重金属元素;③使人体产生成瘾作用,如尼古丁等生物碱;④对人体具有致癌作用,如多环芳烃的苯并芘,以及镉、二甲基亚硝胺、β-萘胺等;⑤对人体具有促癌作用,如酚类化合物;⑥使红细胞失去携氧能力,如一氧化碳。

评价烟草有害物质含量通常检测烟焦油、尼古丁和一氧化碳。

1. 尼古丁(Nicotine) 是一种无色透明的油状挥发性液体,既是一种兴奋剂,也是一种抗焦虑药,可以使吸烟者感受到一种轻柔愉快的感觉,过量可以引起抑制或麻痹作用。尼古丁还可以使支气管上的纤毛丧失活力,甚至脱落,致使支气管黏膜受损,易发炎和感染。尼古丁刺激中枢神经系统,使心率和脉率增加,血压上升使血管发生狭窄,影响血液循环,使心脏负担加重。

尼古丁最大的危害还在于它的成瘾性。尼古丁的作用极为迅速,纸烟烟雾中的尼古丁被吸入后只需 7.5 s 就可以到达大脑,而经静脉注射的尼古丁则需要 13.5 s。尼古丁是主要的成瘾源,它在血浆中的半衰期为 30 min,如每天吸 1 包纸烟者,每 30～40 min 就要吸 1 支烟,以维持大脑尼古丁稳定水平,当不能达到这一水平时,吸烟者就会感到烦躁、不适、恶心、头痛,并渴望补充尼古丁。

2. 一氧化碳(CO) 是一种无味无色的气体,每支烟可产生 CO 20～30 ml,它使血液里碳氧血红蛋白浓度升高,破坏人体输氧功能,加剧缺氧,危害心血管系统。除心脏疾病外,吸烟者的一系列器官也将由于缺氧而产生病理改变。此外 CO 可与尼古丁协同危害吸烟者心血管系统并促进胆固醇储量增多,加速动脉粥样硬化。

3. 焦油(Tar) 是一种棕黄色、黏性的树脂,它可黏附在咽部和支气管的内表面上。焦油储积多年后可诱发异常细胞生成,促成肺癌。烟焦油系由酚、脂族烃、多环芳烃、酸类、吲哚、咔唑、吡啶等浓缩物构成。

二、烟草对健康的危害

自从 20 世纪 50 年代英国肿瘤专家道尔(Doll)和希尔(Hill)发表《吸烟与肺癌回顾性调查》之后,半个世纪以来全球已有数以万计的论文令人信服地证实了烟草是当今人类最大的公害,主要结论有 5 个方面:①吸烟明显地促发了严重疾病并造成劳动力丧失和死亡。②孕妇吸烟危及胎儿,而父母吸烟威胁到幼儿的健康。③被动吸烟造成的危害。④石棉、煤尘或其他物质和颗粒与纸烟烟雾起协同作用。⑤增加意外伤亡,特别是由于火灾而造成的伤亡。

根据 WHO 统计,全球每年至少有 300 万人死于吸烟有关的疾病。根据英国和美国的前瞻性研究表明,吸烟者死亡率高于终生不吸烟者 2～3 倍。青少年时开始吸烟者中至少 50% 的人最终死于吸烟相关的疾病。吸烟导致许多疾病,在绝大多数发达国家中,90% 以上肺癌、约 1/3 其他肿瘤、20%～80% 的主要慢性疾病,如冠心病、脑卒中、慢性阻塞性肺病均是由吸烟引起的。

(一) 对吸烟者的危害

吸烟导致大量死亡的不是老年人，主要是年富力强的中年人，烟草危害远远超过酒、糖、汽车和摩托车。

1. 肺癌　吸烟是肺癌的最主要病因，其危险程度与每天吸烟量、持续吸烟时间和烟草中的焦油和尼古丁含量有直接关系。肺癌患者绝大多数是吸烟者，重度吸烟者患肺癌的危险性高于不吸烟者 15～25 倍。5 个国家 8 次前瞻性研究，1 750 万人年的随访观察（表 13 - 1）充分证明了上述结果。美国研究者通过多次前瞻性调查发现吸烟斗和雪茄者肺癌死亡率低，但仍高于不吸烟者。丹麦和荷兰吸烟斗和雪茄者较美国深吸，肺癌死亡率接近于吸纸烟者。

2. 缺血性心脏病　吸烟是冠心病主要危险因素，尼古丁能显著地加快心率并使血压升高，由于一氧化碳使血红蛋白携氧能力下降，增加了心脏的负荷。尼古丁和一氧化碳损害血管壁，使脂肪在管壁沉积，使血管变厚变硬，以致狭窄阻塞、心律不齐，最终导致冠状动脉阻塞，吸烟者发生冠心病的常见于 35～64 岁。

根据不同国家 10 次大的前瞻性研究，共观察 2 000 万人年，各次研究发现吸烟者缺血性心脏病的发病率和死亡率高于不吸烟者 70%，这一结果不仅见于美国，也见于加拿大、英国、斯堪的纳维亚和日本。总结 5 个研究结果表明，40～59 岁男性每天吸 1 包以上纸烟者第一次冠心病发作风险是不吸烟者的 2.5 倍，有显著的剂量相关。1983 年，美国卫生总署报告"在美国，纸烟是冠心病最大的而且是可以预防的危险因素"。65 岁以下因冠心病致死病例中有 25% 是由于吸烟造成的。流行病学调查表明，妇女的吸烟趋势与冠心病死亡的升高是一致的。其严重性与开始吸烟年龄、吸烟的数量、频度呈剂量关系。

虽然，吸烟、高血压和高脂血症同样都是冠心病的危险因素，但吸烟与其他危险因素有协同作用，同样还证明吸烟妇女口服避孕药者的冠心病死亡率为不吸烟、不用口服避孕药者的 10 倍。吸烟斗和雪茄者增加患冠心病的危险性，但介于吸纸烟与不吸烟者之间。

3. 慢性阻塞性肺病(chronic obstructive lung disease，COLD)　估计 80%～90% 的慢性阻塞性肺病是由吸烟引起的。1984 年，美国卫生总署报道"COLD 死亡率与每日的吸烟量呈明显剂量关系，并与开始吸烟年龄、吸入深度有关"。

吸烟最常见的症状是咳嗽、痰多，最后导致肺功能的下降(特别是呼气气流)，造成慢性呼吸道阻塞症状。许多大的前瞻性研究表明，吸烟斗和雪茄 COLD 死亡率高于不吸烟者，但要比吸纸烟者为低。

由于美国妇女吸烟率的增加，其相应的死亡率也升高。妇女 COLD 年龄标化死亡率在 1970～1980 年，白人增长 5 倍，非白人增长 2 倍。男女死亡率从 1970 年的 4.3∶1 降低到 1980 年的 2.3∶1。

4. 其他肿瘤　吸烟者发生口腔、喉、食道癌的概率显著高于不吸烟者，排泄焦油的泌尿系统如肾、膀胱肿瘤也明显增加，据报道，胃癌、胰腺癌和宫颈癌也与吸烟有关。

5. 其他疾病　吸烟与其他心血管疾病，如脑卒中、外周血管病、动脉硬化及其他血管疾病有关。吸烟妇女口服避孕药发生脑卒中的危险性高于不吸烟、不口服避孕药妇女 20 倍。

(二) 对被动吸烟者的危害

被动吸烟指不吸烟者无意或被动吸入由于烟草燃烧所产生的烟雾，环境中烟雾来源有两个：其一，由吸烟者吸烟时所喷出的烟，称为主流烟雾；其二，由于烟草直接燃烧产生的烟，称为侧流烟雾。室内侧流烟雾要占吸烟者所产生的 85% 烟雾，含有比主流烟雾更大危险性的气体，其中最重要的是一氧化碳和尼古丁。

1. 母亲吸烟对胎儿的影响　妊娠妇女吸烟,其婴儿出生体重平均减少 200 g。吸烟妇女其低出生体重婴儿发生率是不吸烟妇女的 2 倍,并且不受种族、胎次、母亲体型大小、社会经济、儿童性别及妊娠月份的影响,这主要是由于胎儿发育受阻,表现为身高、头围、胸围和肩围的减少。吸烟造成母亲和胎儿血中的碳氧血红蛋白增加,导致了胎儿的缺氧,增加流产 10 倍,增加早产及胎儿、新生儿的死亡,胎盘早期剥离、早期出血等的风险。

2. 被动吸烟对儿童的影响　父母吸烟与其 2 岁以下婴幼儿的呼吸道疾病(支气管和肺炎)有密切关系,且呈剂量效应。父母中仅一人吸烟,其子女患支气管炎和肺炎的发生率低于双亲均吸烟者,这种儿童期的呼吸道感染对整个儿童时期和成人期均有影响。一个大型的研究发现,母亲吸烟,其婴儿和幼童因支气管炎和肺炎入院率高于不吸烟母亲的儿童 28%。另一报告称,母亲吸烟其孩子因呼吸道疾病住院率高达 70%,当母亲戒烟后儿童哮喘明显改善,反之则继续加重。父母吸烟影响婴儿生长发育,增加婴儿猝死风险,而且是中耳炎的危险因素。

3. 被动吸烟对成年人的影响　被动吸烟最常见的影响主要表现为眼部刺激、头痛、鼻部症状、咳嗽及过敏反应,并可加剧患有心、肺病和过敏反应的人的症状。

4. 被动吸烟与肺癌　首次报道于 1981 年,日本前瞻性研究发现,不吸烟妇女其丈夫每天吸烟少于 1 包者,相对危险度为 1.6;丈夫吸烟每天超过 1 包者为 2.1。希腊的病例-对照研究得到相似的结果。但美国癌症协会的前瞻性研究和退伍军人的研究分别为 1.3 和 1.1,且未见有显著意义。美国的病例-对照研究报道,其母亲为吸烟者的男性罹患肺癌危险性较其母亲为非吸烟者增加 1.5 倍。配偶中一方为重度吸烟者相对危险性为 3.5。由于尼古丁抑制性激素的分泌,可导致吸烟妇女月经失调、绝经期和更年期提前。

(三) 戒烟的好处及戒烟后应注意的问题

戒烟能有效地减少发生与吸烟相关疾病的危险性,戒烟者降低冠心病的危险性明显,但降低的程度取决于戒烟前吸烟时间的长短、吸烟量和戒烟时间。戒烟 1 年后可降低冠心病的危险性近 50%,但要达到从不吸烟者的水平约需 10 年左右。肿瘤死亡率与戒烟年数的关系相对要长,戒烟 5 年后肺癌死亡率较吸烟者下降 40%,戒烟 15 年后可接近于不吸烟者。食管癌在戒烟后头 6 年下降迅速,16 年后与不吸烟者相近。喉癌、口腔癌、膀胱癌的危险性接近于不吸烟者均需戒烟 15 年左右。总之,戒烟不仅可以减少慢性疾病的发生,促进健康,且可节约开支,消除异味,融洽人际关系。任何时候戒烟都不晚,医学研究证明如下:

1. 戒烟 20 min 后　尼古丁会限制血液的流动,因此随着戒烟后身体里尼古丁含量的降低,全身的循环系统得到改善,特别是手和脚部。

2. 戒烟 8 h 后　血液中的含氧量达到不吸烟时的水平,同时体内一氧化碳的含量减少到一半。

3. 戒烟 24 h 后　体内残留的一氧化碳消失殆尽,肺部开始清除黏液和其他令人讨厌的吸烟残留物。

4. 戒烟 48 h 后　尼古丁全部消除,你会感觉你的味觉和嗅觉开始得到改善。

5. 戒烟 72 h 后　呼吸变得更加轻松,同时你会发现整体精神状态有所改善。

6. 戒烟 3~9 个月后　任何呼吸问题都得到了改善,而且肺部的效率增加了 10%。

7. 戒烟 1 年后　生殖能力增加 1/3。

8. 戒烟 5 年后　患心脏病的风险下降到了吸烟前的一半,而患脑卒中(中风)的危险与不吸烟者相当。

9. 戒烟 10 年后　患肺癌的概率降低一半。

10. 戒烟 15 年后　患心脏病的危险与从不吸烟的人相同。

如果你在 35 岁前戒烟成功,那么你的预期寿命将和正常人一样。

戒烟后再度吸烟是十分常见的,据调查在不吸烟 6 个月内有 75％～80％再度吸烟,戒烟 1 年后仍有高达 40％的复发率。尽管复发率很高,仍是暂时性反复,是行为改变模式过程的一个阶段。吸烟者戒烟时应该总结这种反复再吸烟的经验教训,认识造成复发的危险因素及解决复发的要素,对避免今后的复发是十分重要的,如果不能认真地加以总结,复发将使人感到内疚和失败而导致今后复发的危险。

引起反复的高危情形包括:①情绪不良(如生气、受挫折、压抑、厌烦);②与人争执时(如家人或同事);③社会压力,可以是直接来自某个人的压力,也可是间接来自某个有吸烟者存在的场合的压力,如聚会;④饮酒或进食;⑤晚餐后在家休憩时。

预防复发首先要认识到导致早期复发的原因,把以往复发作为学习的经验而不认为是失败;确认造成吸烟的高危状况,制订短期和长期的行为改变计划;制订长期预防复发计划;探索是否有某种生活方式的改变有助于降低吸烟的高危情况,如减少饮酒、加强锻炼、控制体重、心理调适减少精神压力等。

从对许多成功戒烟者的经验总结表明,吸烟者一旦明白了抽烟对健康的危害,大多都会萌发戒烟的念头,但是,这时要做好以下 2 个方面的心理准备。

第一,不要将戒烟看作只是一种个人行为。吸烟者大多认为戒烟是否成功的关键在于个人意志,无需别人指导或参考教科书。其实,吸烟习惯本质上是一种尼古丁依赖症,每天不停地抽烟使其成为一种习惯性行为。因此,仅强调个人意志并不能彻底戒烟。由于人们已经确立了一套行之有效的戒烟方法,与其个人自行摸索,还不如借鉴成功的经验更能顺利戒烟。

第二,即使戒烟失败也不要气馁。现实生活中,有些人确实能够一次戒烟成功,但是,由于吸烟习惯并非一朝一夕养成,许多人往往需要花费相当长的一段时间,经历了多次戒烟失败后,才能最终告别香烟。行为学家把戒烟看作是一个"过程",要成为一个终生戒烟者,需要不断练习和积累经验。只有经历了多次失败后仍不灰心,才有可能最终取得成功。

五、控烟策略

在综合性国家控烟规划和政策中,首先要求政府把法规的制定放在优先位置。制定控烟的健康教育和公共信息规划,包括戒烟规划也是十分重要的。实践证明,控烟工作是极其复杂和艰巨的工作,仅有健康教育而没有政策支持是难以奏效的。反之,只有政策而没有健康教育,政策也难以贯彻。控烟的干预措施必须从群体(社区、医院、学校、工矿企业)出发而不是从单个的吸烟者的角度考虑。在执行控烟措施中应特别强调加强组织领导、多部门的合作。控烟的目标不仅在于创建"无烟单位",更重要的是要使吸烟者实现终生不吸烟。在我国吸烟十分普遍情况下,干预必须有重点,不可面面俱到,重点应放在机关、学校和医疗卫生单位,其工作人员的不吸烟行为将为社会树立良好的榜样。

控烟措施必须强调综合性,包括:限制向青少年出售烟草制品、全面禁止室内外烟草广告和烟草公司对体育、艺术等各种形式的赞助、健康警语、提高烟税、建立无烟区及限制烟草中的有害物质和无烟烟草的生产。现将上述策略分述如下。

(一) 烟草税和价格政策

全球的控烟经验表明,连续地提高烟草税进而提高烟价是控制烟草消费最有效的措施之一。芬兰研究表明,标化了影响吸烟的其他因素之后,烟价提高 10％将使烟草消费量下降

3.5%,尤其是青少年和经济条件较差者。加拿大 15～19 岁青少年吸烟率 1985～1994 年持续下降,1995 年开始烟草税减少导致烟价下降,青少年吸烟率再度上升到 1985 年水平。提高烟草税减少烟草消费量并不减少国家的烟草税收,对于缺少资金用于控烟的发展中国家,这一措施却是一项利国利民的大事。目前,芬兰、冰岛、葡萄牙、罗马尼亚、新加坡、美国加州、澳大利亚都把增收的烟草税用于促进健康的项目,如澳大利亚通过抽取 5% 烟草税用作建立健康促进基金会,基金会支持健康研究项目、开展健康促进和健康教育工作、取代烟草公司支持体育与艺术的资助。这一趋势已得到国际认可并得以进一步发展。

(二) 全面禁止烟草广告和促销活动

这是对烟草公司严重挑战、也是控烟必不可少的措施。挪威自 1973 年开始全面禁止烟草广告,到 1995 年至少已有 10 个国家完全禁止烟草广告。大部分国家为部分禁止。我国已出现不少无烟草广告城市,全面禁止烟草广告已作为我国创建卫生城市必要条件之一。全面禁止烟草广告能使青少年在无任何商业影响的无烟环境中健康成长。英国卫生部对 4 个全面禁止烟草广告国家的研究表明,排除了影响吸烟的其他因素外,挪威烟草消费量减少 9%,芬兰减少6.7%,新西兰减少 5.5%,加拿大减少 4%。

(三) 健康警示语、限制焦油和尼古丁含量

早在 1977 年瑞典规定在烟盒上必须写明健康警示语。瑞典、冰岛、加拿大、澳大利亚、挪威、法国等都要求用醒目的警示语,挪威还规定每一牌号烟草必须有 12 条不同的警示语。如澳大利亚所有烟盒正面 1/3 写警示语、反面 1/3 写致病原因、侧面注明尼古丁、焦油和一氧化碳含量并作说明,如尼古丁 1.2 mg 或是有毒的成瘾性药物;一氧化碳 10 mg 或是致死性气体,可致血液携氧量减少;焦油 12 mg 或烟雾含有许多化学物质,包括某些致癌物质。烟盒警示语对提高烟民对吸烟危害的认识、降低吸烟率有很大的作用。

限制烟草有害物质含量也是综合性控烟措施之一,但效果不尽如人意。发达国家大量过滤嘴和低焦油香烟投放市场,使纸烟的焦油含量下降了 2/3(从 38 mg/支下降到 12 mg/支),尼古丁含量从 2.3 mg/支下降到 1.2 mg /支。这种纸烟在 20 世纪 60 年代末 70 年代初投放美国市场(焦油含量低于 15 mg/支),1983 年占 50% 以上,1984 年占 62%,另外还有极低焦油烟(0～10 mg/支),70 年代后期投放市场,约占 15%。虽然有报道吸低焦油烟者肺癌与心脏病下降,但从弗雷明翰研究和几个病例-对照研究认为过滤嘴低焦油烟并没有降低心脏病发病风险/发病率,对慢性阻塞性肺病也没有效果;同时还发现不同牌号纸烟中低焦油、尼古丁量和人体血浆尼古丁和一氧化碳的水平相关性很差,可能是由于吸低尼古丁纸烟者为补偿所缺,常常吸得更多,吸得更深。

(四) 禁止向未成年人销售烟草及其制品

1899 年挪威通过立法,限制向青少年售卖烟草及其制品,澳大利亚于 1915 年开始实施这一法规,目前已有许多国家都有这一法规,我国也不例外。问题是许多烟草零售商没有严格实施,如美国加州有 70% 的零售商仍继续向青少年售烟,经对零售商教育后下降到 32%。

(五) 建立无烟区

建立无烟区的目的是有效地保护不吸烟者免受烟害的影响。目前绝大多数国家都采用这一措施,尤其是 80 年代后期以来逐渐得以加强。如 1988 年,加拿大制定了《不吸烟者权利法》,1991 年新西兰制定了《无烟环境法》,1992 年泰国制定了《不吸烟者健康保护法》,严格限制在室内公共场所、工作场所、交通、学校、医疗卫生机构吸烟,实现无烟区。例如,美国于 1989 年实施国内无烟航班,1990 年公共场所禁止吸烟,到 1992 年美国 59% 的工作场所实施了无烟政策,

1993 年环保机构把烟雾确定为致癌物,更促进了无烟环境法的力度。1978 年,加拿大、澳大利亚实现国内、国际无烟航班,1996 年国际民用航班组织实施全球无烟航班法,建立无烟区得到全球的关注,无烟区范围也在逐渐扩展。

（六）禁止销售无烟烟草制品

如禁止销售嚼烟、鼻烟。

六、帮助吸烟者戒烟的技巧

帮助吸烟者戒烟是综合性控烟措施中非常重要的一项内容。要使吸烟者自觉改变吸烟行为是十分艰巨、细致和复杂的工作,必须有针对性。以往劝阻吸烟者戒烟收效甚微,主要原因就是对吸烟群体缺乏具体分析,采用一体化手段。为了提高戒烟效果,介绍一种戒烟过程"改变阶段模式"(stages of change model),即根据吸烟者戒烟意愿,采取不同的干预方法。

通常情况下,吸烟群体中,吸烟者对戒烟处于以下 4 个阶段。

1. 没有戒烟愿望　约有 40％吸烟者没有戒烟愿望,其比例大小取决于当地开展控烟的深度。这些吸烟者从未考虑过戒烟问题,甚至对提出戒烟问题有反感,一般来说他们偏爱吸烟,而不愿知道吸烟的害处,这时给予过多的吸烟危害劝告可造成逆反心理而达不到预期的效果,这就是许多医务工作者干预失败的原因,而不是技巧问题。因此,在这一阶段,不必在干预上花费太多的精力,仅是简要地让吸烟者去思考吸烟的利弊,并欢迎他们在有需要的时候再进一步提供帮助。

2. 犹豫不决阶段　约有 40％的吸烟者,尽管他们知道吸烟的危害想戒烟,但又担心戒烟会带来许多不良后果,因此处于犹豫不决阶段,这时需要帮助吸烟者澄清吸烟的利弊并解决一些困惑问题,如戒烟后造成体内失衡,反而导致癌症的发生;戒烟造成体重的增加;戒烟产生戒断症状等。帮助的技巧在于开诚布公地和吸烟者讨论吸烟的利弊,启发"自我意识"和"自我评价",认真听取吸烟者的意见,允许吸烟者在戒烟前有充分时间考虑是否戒烟,让吸烟者自己做出抉择,用这种方法让吸烟者产生戒烟的动机并主动戒烟,称为"引发动机式交谈"(motivational interviewing),而不是用传统的教育手段,告诉吸烟者应该做什么,不应该做什么? 这种以"患者为中心"的方法对处理生活方式问题要比传统的方法更容易见效。

3. 准备戒烟阶段　只有 20％左右吸烟者决定戒烟,这阶段需要为吸烟者提供更积极的干预方法,帮助克服戒断症状和更多的支持,目的是为吸烟者提供戒烟方法及如何巩固戒烟的成果。以下方法可供参考。

（1）行为技巧:用"DEAD"4 个英文字母表示。

1）推迟(Delay):尽力推迟吸烟直到一阵烟瘾过去。推迟是一种策略,是用以降低由戒烟引起的焦虑和恐慌的最有效方法。

2）回避(Escape):当吸烟的朋友聚会或其他特定环境可诱发烟瘾时,可暂时离开引起你烟瘾的场所。

3）避免(Avoid):戒烟的最初 2 周往往是最易复发的危险期,应避免接触主要的刺激物或场所,如会见吸烟朋友、参加宴会、俱乐部,避免情绪消极或悲伤事件。

4）分心(Distract):烟瘾通常仅持续数分钟,这时你可以通过与朋友打电话、饮水、散步、淋浴等活动分散对烟瘾的注意力。

（2）其他策略:在戒烟开始的 1～2 周内,当你的吸烟习惯,如饭后一支烟、写作时吸烟等还没有打破,新的不吸烟习惯还没有建立之前,往日与吸烟密切相关的情景会不断促使你继续吸烟,因此改变生活方式,如饭后散步、饮茶等将有助于戒烟,这需要得到家庭、朋友或同事的支持。帮助新戒烟者的其他策略还有:少饮咖啡、多饮果汁和水、不饮或少饮酒、增加体育锻炼等。

1) 认知策略:烟瘾大的吸烟者戒烟会产生不同程度的痛苦和焦虑,戒烟者应提醒自己吸烟可能导致的严重后果,回忆同事或长辈由于吸烟过早地离开这个世界以增强自己戒烟的信心。对一些曾经有一次或一次以上戒烟后又重新吸烟的戒烟者会感到复发是不可避免的和无法控制的,重要的要使戒烟者认识到这绝不是再次复发的先兆,复吸仅作为学习的经验,要以此教训重新建立新的信心,相信自己完全有能力控制自己的行为。

2) 替代疗法:尼古丁替代疗法有助于减轻烟瘾,并有助于预防戒断症状。对烟瘾较大或戒断症状较严重者可采用替代治疗,常用的有尼古丁口香糖和戒烟皮肤粘贴剂等。

4. 预防复发阶段 戒烟后再度吸烟是十分常见的,据调查在不吸烟的 6 个月内有 75%～80% 的人再度吸烟,戒烟 1 年后仍有高达 40% 的复吸率。尽管复吸率很高,仍是暂时性反复,是行为改变模式过程的一个阶段。吸烟者戒烟时应该总结这种反复再吸烟的经验教训,认识造成复发的危险因素及解决复发的要素,对避免今后的复发是十分重要的,如果不能认真地加以总结,复发将使人感到内疚和失败而导致今后复发的危险。

复发的危险因素有:消极的情绪,如生气、挫折、压抑、无聊;人际关系紧张;社会压力;饮酒或赴宴;饭后休闲时间。

预防复发首先要认识到导致早期复发的原因,把以往复发作为学习的经验而不认为是失败;确认造成吸烟的高危状况,制订短期和长期的行为改变计划;制订长期预防复发计划;探索是否有某种生活方式的改变有助于降低吸烟的高危情况,如减少饮酒、加强锻炼、控制体重、心理调适、减少精神压力等。

第三节　酒　精　与　饮　酒

很久以来,中国的饮酒和日常生活及每年一度的特殊节日联系在一起,酒类已经成为人们日常生活中不可缺少的饮料。大量对酒的赞美体现在中国的文学作品、诗歌和传统文化中,酒已经成为一种独特的饮食文化。尽管这些对饮酒的描述承认了酒在中国文化中的积极作用和酒对健康的有利方面时,但也不能或忽视酒带来的危害问题。由于酒本身具有的化学性质和所产生的和生理效应,饮酒与健康之间存在"适量有益,过量则有害"的关系。

一、概述

考古研究认为,人类酿酒和饮酒是从鸟类那里学来的:人类祖先先是通过鼻子闻到了发酵的水果味道,发现鸟类吃了这些发酵的水果后变得有些"发疯",他们便决定品尝一下发酵水果汁的味道,结果发现味道好极了。一来二去,他们很喜欢这种"水果汁"的味道,便自己动手让水果发酵,从中提炼其液汁,这就是最初的酿酒术。

1. 酒的分类 酒的种类很多,成分差异很大,其营养价值也不尽相同。酒的主要成分乙醇,即酒精,其他微量成分包括有机酸、高级醇、酯类、醛类、多元醇等有机化合物。这些微量成分决定着酒的香气、口味、风格。制酒的基本原理是将原料中的糖类在酶的催化作用下首先发酵分解为寡糖和单糖,然后在一定温度下由乙醇发酵菌种作用转化为乙醇,这个过程称为酿造。发酵只能使酒精度达到 15%(v/v) 左右,要提高酒精度数需要通过蒸馏。酒类按其生产工艺一般可分为蒸馏酒、发酵酒和配制酒。

2. 酒的主要成分与生物学效应

(1) 乙醇(alcohol)：是酒类的主要成分，除了可提供能量(每克乙醇在体内氧化可产生7 kcal 能量，介于蛋白质、糖类与脂肪产能系数之间)外，几乎无任何营养价值。乙醇主要在肝脏代谢，先出乙醇氧化为乙醛(CH_3CHO)，再氧化成醋酸(CH_3COOH)，最后分解成二氧化碳和水，同时放出热量；在其氧化过程中，肝脏的正常功能和物质代谢均让位于乙醇。人体对乙醇的氧化速度较为恒定，不受血液浓度高低的影响，因此，饮酒如超过人体对乙醇的氧化速度，将会蓄积而造成乙醇中毒。

乙醇是一种对人体各种器官都有损害的原生质毒物，它对中枢神经系统、呼吸中枢、心脏、肝脏等都有抑制和毒害作用。

(2) 甲醇(methanol)：来自制酒原料(薯干、马铃薯、水果、糠麸)中的果胶。在原料的蒸煮过程中，果胶的半乳糖醛酸甲酯中的甲氧基分解生成甲醇。此外糖化发酵温度过高，时间过长也会使甲醇含量增加。

甲醇一种剧烈的视神经毒物，主要侵害视神经，导致视网膜受损，视神经萎缩，视力减退和双目失明。甲醇中毒的个体差异很大，一次摄入 5 ml 可致严重中毒，引用 40% 的甲醇 10 ml 可致失明，30 ml 为人的最小致死剂量。此外甲醇可在体内代谢为毒性更强的甲醛和甲酸。我国蒸馏酒及配制酒卫生标准规定，以谷物为原料者甲醇含量应≤0.04 g/100 ml，以薯干等代用品为原料者应≤0.12 g/100 ml(均以 60°蒸馏酒折算)。

(3) 杂醇油(fuse oil)：是比乙醇碳链长的多种高级醇的统称，由原料和酵母中蛋白质、氨基酸及糖类分解和代谢产生，包括正丙醇、异丁醇、异戊醇等，以异戊醇为主，高级醇的毒性和麻醉力与碳链长短有关，碳链越长毒性越强，杂醇油在体内分解缓慢，可使中枢神经系统充血，因此饮用杂醇油含量高的酒常使饮酒者头痛或酒醉。我国规定蒸馏酒及配制酒中杂醇油的含量(异丁醇和异戊醇)应≤0.20 g/100 ml(以 60°蒸馏酒折算)。

白酒在蒸馏过程中，由于各组分间分子的引力不同，使得酒尾中甲醇含量高于酒头，而杂醇油正好与之相反，酒头含量高于酒尾。为此酒厂多采用"截头去尾"的蒸馏工艺，恰当地选择中段酒大大减少成品中的甲醇和杂醇油。

(4) 醛类：包括甲醛、乙醛、糠醛和丁醛等，醛类毒性大于醇类，其中以甲醛毒性最大，其毒性比甲醇大 30 倍。但只要在蒸馏中采用低温排醛就可以去除大部分醛类。

(5) 其他成分：氰化物是以木薯和果干为原料制酒时，原料中的氰苷经水解后产生氢氰酸，它可致组织缺氧、呼吸中枢和血管运功中枢麻痹。

酒中的铅主要来源于蒸馏器、冷凝导管和储酒容器。馏酒在发酵过程中可产生少量有机酸，含有有机酸的高温酒蒸汽可使蒸馏器、冷凝导管和储酒容器中的铅溶出。长期饮用含铅高的白酒可致慢性中毒，故对酒中铅含量必须严加限制，因此蒸馏设备和储酒容器应采用含锡99% 以上的镀锡材料或无锡材料。

二、适量饮酒对健康的益处

现代医学研究表明，适量饮酒，可以增加食欲，促进消化液的分泌；减轻心理负担，预防心血管疾病；还能加速血液循环，有效地调节和改善机体内的生物化学代谢和神经传导，有助于人们的身心健康。传统医学认为，酒为水谷之气，味辛甘，性热，适量饮酒有活血行血、祛风散寒之功效。所以，酒为百药之长，从古到今都有饮酒可治病强身的观点。

（1）酒具有一定的营养作用和促进血液循环作用。被中华民族称为国酒的黄酒中的酒精度在 18%（v/v）以下，酒度低。除含乙醇和水外，还含有糖分、糊精、醇类、甘油、有机酸、氨基酸、脂类、维生素等，是一种很有营养价值的饮料，特别是人体需要的 17 种氨基酸都可以提供。福建的风俗习惯是产妇生小孩后，非喝黄酒不可，还要用它炖鸡煮肉，以补养身体。另外，适量饮用含 10% 左右酒糟的低度酒，可以促进胃液分泌，增进食欲。乙醇还能扩张皮肤血管、促进血液循环、使人体温升高，引起发汗。

（2）乙醇对神经的麻醉作用可用来安神镇静，或做兴奋剂。

（3）可能降低心肌梗死发病率。哈佛大学医学院 2003 年报道的一项大规模流行病学研究指出，每周至少饮酒 3～4 次的男性，可以大幅降低罹患心肌梗死的概率。科学家通过 12 年的随访调查中发现，那些每周饮酒 3～4 次，每次限量一杯的男性罹患心肌梗死风险最低，比每周饮酒 1 次以下或完全不喝酒的人低 32%。死亡率是一种最明确的指标，以饮酒量为横轴，死亡率为纵轴，描绘出来的死亡率曲线表明，少量饮酒群和中等量饮酒群的死亡率低；非饮酒群和大量饮酒群死亡率高，从而形成"U"形死亡率曲线。其中非饮酒人群的心脏病死亡率高，大量饮酒人群的癌症死亡率高，这种倾向在 50～70 岁的中老年人中尤为明显。科学家推测定时定量的饮酒对健康有好处，因为适量乙醇会提高体内高密度脂蛋白的水平，稀释血液，防止血栓形成。

三、过量饮酒对健康的害处

适当饮酒对身体有益，无限量饮酒则其害无穷。现代医学研究证明，长期过量饮酒则对人体各器官组织系统带来严重影响，使人的工作效率低下，生活质量下降，同时给家庭、子女和社会带来一系列不良影响。早在 1985 年，WHO 大会就把酗酒带来的问题定为全球性的卫生健康问题。

1. 神经系统损害　长期饮酒会引起脑、神经系统损害。主要表现为：说话颠三倒四，手脚震颤，走路不稳，智力明显减退。近年来的研究显示，长期饮酒者肝脏肿大、代谢障碍、中间代谢产物丙酮酸等在血液中堆积，易造成维生素 B_1 缺乏，因而可导致脑神经组织损害的综合征：精神异常、智力低下、记忆力减退、手指鼻不准、走路不稳等。该病治疗的关键是严格戒酒，服用大剂量维生素 B 可望使病情缓解。

2. 循环系统损害　长期饮酒，特别是饮烈性酒可引起血压升高，随着饮酒量增多，高血压的发病率也相应增多，饮酒可使原有高血压的患者发生脑部出血性脑卒中，且多数病情较重，急性期死亡率极高。长期大量饮酒也可使缺血性脑卒中危险性增加 20%～30%。因为饮酒不仅会使血压升高，也会使血黏度增高，红细胞柔韧性降低，血小板聚集性增加，从而易形成血栓。饮酒后还可影响脑循环自动调节，导致脑血流量降低，血流缓慢易发生血栓，促进脑梗死发生。此外，饮酒可影响心脏健康，增加心脏负担，加重心肌缺血，诱发心肌梗死、心律失常，并由此而出现脑血栓。

3. 消化系统损害　大量的临床试验证实：乙醇对肝脏的伤害是最直接，也是最大的。它能使肝细胞发生变性和坏死，一次大量饮酒，会杀伤大量的肝细胞，引起转氨酶急剧升高；如果长期饮酒，还容易导致酒精性脂肪肝、酒精性肝炎，甚至酒精性肝硬化。据上海环境经济研究所灾害预防研究室的一项科研报告披露：近 7 年间，因大量长期饮烈性白酒造成乙醇中毒的患者上升 28.5 倍，死亡人数上升 30.6 倍。乙醇对食管和胃的黏膜损害很大，会引起黏膜充血、肿胀和糜烂，导致食管炎、胃炎、溃疡病。乙醇主要在肝内代谢，对肝脏的损害特别大，肝癌的发病与长期酗酒有直接关系。研究表明,平均每天饮白酒160 g,有75%的人在15年内会出现严重的肝脏损害,还会诱发急性胆囊炎和急性胰腺炎。长期大量饮酒,肝硬化的发病率升高,胃溃疡和十二指肠溃疡的发病率升高。长期酗酒还会造成身体中营养失调和引起多种维生素缺乏症。因为乙醇中不含营养素,经常饮酒者会食欲下降,进食减少,势必造成多种营养素的缺乏,特别是维生素B_1、维生素B_2、维生素B_{12}的缺乏,还影响叶酸的吸收。

4. **导致骨质疏松** 美国一个研究小组曾指出:长期酗酒是引起男子骨质疏松的原因。该小组对96名男性酗酒者进行长骨X线检查,其中45例有广泛的骨质丢失迹象。在呈现严重骨质丢失患者中,有1/3的患者年龄在45岁以下。他们另对12名慢性乙醇中毒患者做了骨组织活检,结果均证实为有骨质疏松症。有关专家认为,饮酒过度所引起的营养不良和吸收障碍,均能影响骨质形成和骨矿质化减少,日久可导致骨质疏松症。空军沈阳医院骨科几年来对手术治疗的100多名股骨头坏死患者进行研究,发现因乙醇中毒所引起的约占8%,占成人股骨头坏死的30%以上。成人因乙醇中毒引起的股骨头坏死有以下临床表现:①曾有长期大量饮酒史。②早期衰老、面目憔悴、消瘦、发痴、嗜睡。③单侧髋关节疼痛、跛行,关节功能明显受限。④因长期饮酒,心、肝功能有不同程度损害。⑤X线片显示股骨头损坏,或局部骨质严重塌陷。

5. **损伤视力** 酒的主要成分是乙醇,饮酒过多后全身皮肤会发红发热,在眼部则表现为眼球结膜充血。若结膜经常充血,局部组织营养欠佳,易发生慢性结膜炎等,维生素B是眼睛的重要营养物质,大量饮酒会造成体内维生素B的不足,从而导致角结膜干燥,视神经炎或晶体状混浊。酒中含的甲醇,对视网膜也有明显的毒副作用。另外,酒还能直接影响视网膜,阻碍视网膜产生感觉视色素,导致眼睛对适应光线能力的下降。晚上喜欢喝酒的人,酒后2 h之内,黑暗中辨别东西的能力大受影响。患有青光眼的人,醉酒后,交感神经兴奋性增强,瞳孔放大,可使原来狭窄的眼角阻塞,引起青光眼急性发作视物模糊。因此,近视眼、青光眼病者不要过量饮酒。

第四节 运动与活动

运动是生命存在的基础。所谓运动,主要是指体育运动,它不仅是肌肉活动的表现,而且是整个机体活动的需要。当今世界,由于现代化交通和家庭电气化的发展,在西方许多发达的工业化国家,体力活动减少已成了健康状况下降和某些疾病发病率上升的重要原因,"少动"引起了世界"文明病"的增多。所谓"文明病",是指由于活动减少而引起的心血管疾病、肥胖症及其并发症等疾病。据统计,日本死亡人数中50%是"文明病"所致;在美国和欧洲,都以心脏病的死亡率最高。可见,运动不足对身体和社会都将会产生严重的不良影响。

一、体育运动对健康与长寿的影响

(1)运动能健全循环系统功能,运动与健康长寿相关,已为世界所公认。早在20世纪末,比较生理学的研究报告指出,运动能使心脏功能增强。有人做过这样一个实验:把一只关在笼子里养的兔子放出来,让一只狗去追,结果,兔子跑不远就死了。经过解剖,发现这只兔子死于心脏破裂。但野生兔子却可以长距离地奔跑而不死,可见运动对于心脏功能有重要的影响。又例如,德国医生对"老年长跑爱好者协会"的40～80岁的成员进行心功能检查时发现,这些长跑者的心功能与不锻炼的20岁青年相仿。而瑞士有位学者让5名自愿接受试验的20～29岁的男青年安静卧床休息3周,然后进行循环系统功能检查,最大心输出量减少了26%。这说明缺乏运动是促使循环系统及其他器官功能衰退、过早衰老的原因之一。

现代研究表明,运动时冠状动脉的血流量比平时增加好几倍,大大改善了心肌营养,从而有助于改善心肌的代谢过程。同时,体育锻炼可使副交感神经紧张度增加,交感神经兴奋性减弱,这就使得人们无论在安静或运动时,心率都比没有锻炼的人慢。体育锻炼对心血管系统的好处还表现在具有降低胆固醇的作用,最近的研究表明,动动可使血中高密度脂蛋白水平明显升高,而低密度脂蛋白水平明显下降,这对预防动脉硬化和冠心病有很大意义,对于高脂血症患者来说,运动比服降脂药物的效果要好得多。此外,体育运动还能使血压保持稳定,可防治高血压病。

(2)运动能改善肺功能。体育运动可以使膈肌、肋间肌等呼吸肌活动增强,使这些呼吸肌纤维变得粗壮有力,从而大大增强人们的肺功能。同时,经常锻炼的人,呼吸次数较少,深慢而均匀,这是一种最省力而且效率最大的呼吸方式,它有利于每次呼吸后的充分休息,减少了呼吸肌的疲劳,并可使能量储备和氧的利用率增高,加强了呼吸系统的"应急"能力。

日本学者浅野胜已让平均年龄 41 岁的男性每周进行 3 次、每次 20 min、相当于最大摄氧量 70% 的运动,共进行 16 周。结果发现最大摄氧量绝对值增大 22%,单位体重摄氧量增大 18%。这表明 40 岁以上的中老年人通过运动能改善心肺功能,提高摄氧能力,延缓衰老的发生。国内一些研究资料也表明,长期练习太极拳的老年人呼吸频率明显减少,肺活量比一般老年人大 300 ml 左右。医学研究认为,老年人免疫力的降低是因为营养与身体活动不足导致的,除补足营养外,如再加上运动,肯定有助于增强免疫系统。美国医学及体育运动科学刊物报道,人到了 80 岁才开始运动也有增强免疫系统的作用,且可减轻病情。荷兰研究人员对 120 位平均年龄为 79 岁的老人进行了 17 周的研究,其中一部分服用维生素,加上每周 2 次 45 min 的运动,一部分只吃维生素,另一部分人只运动而不吃维生素,结果发现只吃维生素的老人虽然身体健康,但并未增强免疫力。此外,体育运动对阻塞性肺气肿患者的呼吸频率、潮气量(平静时一次呼出或吸入的气体量)、肺活量等都有明显改进。前面提到的 5 名瑞士年轻人,在安静卧床了 3 周后,最大摄氧量减少了 27%。可见,体育运动不但对老年人,而且对中青年人的肺功能都是相当重要的。

(3)运动能增强消化功能和提高代谢水平。古语云:"手足之勤,腹肠之养也。"

体育锻炼由于可以使呼吸加深,与呼吸有关的膈肌和呼吸肌活动大大加强,从而对消化道有良好的按摩作用,可增强胃肠的蠕动,改善消化系统的血液循环,活跃消化腺的分泌,促进食物的消化和吸收。此外,由于体育运动使胃肠道弹性增加,蠕动加快,供血改善,肝、胰等脏器功能加强,从而对延缓消化道的老化大有帮助。例如,长期练太极拳的老人,胃口好,唾液淀粉酶的含量及活性比不锻炼的同龄老人高 2 000～3 000 单位/毫升。

运动对代谢的作用也是很明显的。素有锻炼的人,基础代谢水平提高,体内脂肪减少,能保持适宜的体重、预防肥胖。

(4)运动能提高骨骼、肌肉等运动系统的功能。长期锻炼可使肌肉纤维变粗,坚强有力。使肌肉内的蛋白、糖原、三磷酸腺苷等含量增加。肌肉酶系统活力增强,分解和合成糖原及利用蛋白质的能力提高。运动不仅对肌肉的形态和生理功能产生良好的影响,而且还能促进骨外层的密度增厚,内层松质分布得当,有利于承受更大的负荷。同时也提高了其抗折断,防变形等性能。据北京运动医学研究所报告,太极拳对骨骼、肌肉、关节活动影响十分突出。据在老年人中的有对照的比较观察,主要有 3 个方面差别:练拳老人中因衰老导致的脊柱畸形(驼背)发生率明显减少,对照组老人驼背者占 47.2%,而练拳组老人驼背者仅占 25.8%。练拳老人关节僵直者少,脊柱活动度大,以直腿弯腰时手指或手掌接触地面来衡量,练拳组 77.4% 老人均可触地,而对照组老人中仅 36.6% 的人能触地。老年退行性骨质疏松发生率两组也大不相同,经 X 线摄片发现练太极拳组发生率为 35.6%,而对照组则高达 63.8%。

(5) 运动对神经系统和免疫系统的作用:身体活动可以给予神经系统以良好的刺激。神经细胞经常受到体育活动的刺激和兴奋,可延缓退化和萎缩的过程,同时,全身性运动可增强代谢、呼吸、循环、消化和内分泌等各系统的功能。这些系统的协调统一和富有生命力,也必然起到防止脑细胞衰退的作用。而且还间接使兴奋和抑制、传导和反应等基本生理功能得以改善。

近年研究发现,运动可以使体内免疫功能增强,因而有预防癌症及其他疾病的重要作用。据对坚持慢跑、平均年龄为 65.9 岁和无锻炼习惯,但无免疫系统疾病,平均年龄为 58.1 岁的两组老人进行细胞免疫和体液免疫功能的测定,结果表明:素有锻炼的老人无论细胞免疫还是体液免疫功能都明显优于一般老人。

(6) 运动对于寿命的影响:生理学家对动物寿命的观察发现,野兔平均寿命为 15 年,而家兔只能活 4~5 年;苏格兰牧羊狗可活 27 年,可是看家狗的平均寿命仅 13 年;野猪的寿命比家猪长 1 倍;野大象能活 200 年,而动物园里的大象一般只能活 70~80 年。这些差别的根本原因在于运动。科学家们曾利用大鼠做严格对照实验,几组科学家都同时发现,运动的大鼠比不运动的大鼠寿命要长。国外曾有人报告,划船运动员的平均寿命比对照组要延长 10%。这些观察和实验都表明,运动对寿命的长短有重要的影响。

俗语说:"手舞足蹈,九十不老。"运动为什么能祛病延年,推迟衰老,增进健康? 新陈代谢是生命的基本特征。从生理学的角度看,衰老现象的发生,是由于新陈代谢的迟滞,机体衰退引起的。而适当的运动或体力劳动,正是从积极的方面促进人体新陈代谢的过程,从而增强各器官功能,延缓衰老过程。曾有人报告,素有锻炼的 65 岁的老年人,其工作能力比平时未经锻炼的 36 岁的中年人还要好,可见欲延缓生理性衰老的过程,运动起着主要的作用。

二、怎样运动

怎样运动是一个很大的题目,我们在这里只提出一些原则供参考。

1. 因人而异 首先要考虑自己的年龄、体质、体力和爱好。年轻人和体质强壮的中老年人可选择较剧烈的运动项目,如游泳、爬山、跑步、球类等。平时少运动的人和体质较差的中老年人,则宜选择运动量较小的项目,如体操、慢跑、太极拳、气功等。

2. 因地制宜 在进行体育锻炼时应结合自己的工作特点和生活环境、条件来选择运动项目。尤其是老年人,到离居住地比较远的运动场所不方便,可以在室内或家门口进行就地踏步或蹲起运动及老人体操、保健按摩等活动。

3. 循序渐进 运动量和运动次数必须循序渐进,由小到大,由少到多,对于体质差和缺少运动的肥胖者尤其应如此。开始时每周运动 1~2 次,适应后方可再逐步增加次数和运动量,因为这关系到体育锻炼效果的好坏,对身体健康是有益还是带来损害的问题。此外,每次运动时还必须遵循由慢到快及渐进缓退的原则,从准备运动开始,至整理运动结束。否则,突然爆发运动,容易造成肌肉、肌腱、关节等的损伤;或戛然停止运动,会使运动时组织代谢加剧所产生的大量废物无法即时清除,迫使呼吸与心率减慢,血液回流受限,心输出量减少,导致血压下降,加上重力的影响,可造成一时性的脑供血不足,发生头昏、恶心、呕吐等不良反应,以及局部组织的酸、麻、胀、痛等症状。

4. 检查效果、持之以恒 进行有计划的锻炼之前,最好请医生检查心肺功能及消化、运动系统功能,经过一段时间的锻炼后,再作全面的复查。这种前后对比有利于分析运动与健康的关系,鉴定锻炼的效果,调整或修改原订的运动项目及强度,进一步提高锻炼效果。此外,锻炼身体必须保持经常性和系统性,持之以恒,不能"一日暴,十日寒"。况且,锻炼是没有一劳永逸的效果的,一旦放弃体育锻炼,各种功能就会逐渐下降。体育锻炼必须伴随生命的始终。

5. 注意自我保护　这一点可以根据各人的具体情况灵活掌握。例如,夏季运动要注意补充水分,避免在烈日下锻炼;冬季要注意保暖;有心血管疾病者要有同伴一起锻炼,以防意外;自我感觉不佳和身体不适时,如头痛、心慌、休息不好等,可暂停运动。还要注意保证营养和睡眠,注意潜在性疾患(定期体检)等。

此外,老年人在进行锻炼前,最好先作自我生理功能测验:清晨起床后数自己脉搏,然后在床边做蹲起运动 20 次(若平时缺乏锻炼或体质虚弱的老人,也不强求一定要蹲 20 次,可酌情而定)再数脉搏,记录好蹲后脉率的改变到恢复蹲前水平所需的时间。一般以蹲起运动脉率的改变于 3 min 内恢复到蹲起运动前的水平为心功能较好的标志。在进行运动时,老年人则以心率不超过 120 次为限。

对一些平时缺乏锻炼习惯的老年人,即使渐入晚境时才开始锻炼仍为时不晚。科学研究证明:尽管老年人机体结构与功能会产生一些老年性退行性变化,但是仍然存在着提高和改善的可能性。科学的适量的运动和劳动会使机体承受一定的体力负荷,从而使新陈代谢过程得到改善,各器官系统功能对体力负荷适应性增强。

所以,即使是高龄者,仍能减轻退行性改变的程度及延缓其发展的进程,使老人机体生理功能得到增强和改善。

三、有氧运动、无氧运动、混合氧运动

简单地说,以有氧代谢供能为主的运动形式是有氧运动;以无氧代谢供能为主的运动形式是无氧运动;以有氧代谢、无氧代谢混合供能为主的运动形式是混合氧运动。

那么,什么是有氧代谢、无氧代谢呢?这要从能量的来源上说起。人体肌肉细胞的细胞质中有一种细胞器,叫"线粒体",线粒体内部有许多高低不平的突起,使其有很大的表面积。在这些高低不平的突起表面,附着有许多酶,在这些酶的作用下,人体的能量物质之一——葡萄糖,被氧化分解,并释放出能量物质三磷腺苷即 ATP(葡萄糖中的能量被转化到了 ATP 中),而 ATP 正是肌肉纤维收缩运动时,所直接能够利用的能源物质。这就是细胞中的能量代谢。

在葡萄糖的分解过程中,有两个步骤。

第一步:葡萄糖分子在没有氧参与的条件下,直接断裂,分解成两个丙酮酸分子,并释放出少量的 ATP。由于这一过程没有氧的参与,所以被称为"无氧代谢"。

第二步:丙酮酸分子在氧的参与下,继续氧化分解,最终生成二氧化碳(CO_2)和水(H_2O),并释放出大量的 ATP。由于这一过程需要有氧的参与,所以被称为"有氧代谢"。

无氧代谢的特点是:产生 ATP 速度快,无须氧的参与,但是产生 ATP 的数量却比较少;有氧代谢的特点是:产生 ATP 的数量比较多,需要有氧的参与,但是产生 ATP 的速度却相对比较慢。

对于短时间的运动(如百米赛跑、跳高、跳远、举重等),肌肉在很短时间内需要充足的ATP,所以,这时的代谢大多是以无氧代谢为主。对于较长时间的运动(长跑、马拉松、划船、有氧操等),肌肉在较长时间内需要大量的 ATP,所以这时的代谢大多是有氧代谢。但是实际上,有氧和无氧是相互制约又相互滋生的关系,代谢中不可能只有无氧代谢而没有有氧代谢或只有

有氧代谢而没有无氧代谢,而是有氧、无氧同时存在,混合供能,只是以哪一个为主罢了。这也就是这几年学术界对有氧、无氧运动争论较多,改变观点的原因之一。

有氧运动的最低要求是:每天运动的累计时间不能少于 30 min,每周运动次数不能少于 3 次。只有达到这样的运动时间和频率,才能有效增强耐力素质。每周少于 3 次,每天少于 30 min 的运动很难提高人的耐力素质。

第五节 性行为与经历

一、性与性教育

当前在青少年中开展性健康教育的重要性日益受到重视,在大学生中开设性健康教育课已成为一种趋势,在大学中普及性健康教育必将成为素质教育不可缺少的内容之一。

1. 性观念 人类有男女性别之分,这是人类社会得以存在和发展的根本前提。人既是社会性动物,又是一种性动物。性在人类社会生活中所占有的重要地位。

在我国,性禁忌观念历史十分悠久,也十分普遍。在封建社会中,"男女授受不亲"作为男女的行为规范、道德规范,渗透到我国民族的深层意识之中。谈"性"色变,讳莫如深。在现实生活中,人们由于缺乏科学的性知识,导致夫妻生活不和谐,进而导致感情不和,乃至离婚者也大有人在。同时传统影响所形成的两性关系的狭隘和片面的观念,认为性欲、两性接触都是肮脏的观念将会使青少年心理发展遇到巨大障碍,会使青少年的性格形成偏颇,会引起他们中的一些人对性的恐惧。性禁忌会使一些青少年不正常地强化对异性的好奇心,会加强品尝"禁果"的意念,形成各种病态的心理现象。所以,转变传统观念,是进行性健康教育的重要基础。

2. 性健康与性健康教育 大学生是当代青年的重要组成部分,他们将成为建设祖国现代化的人才和栋梁,他们的健康成长将决定着我们国家未来的面貌。对青年大学生来说,应力求使自己的生物学年龄、心理年龄和社会年龄随着日历年龄的增长而得到协调发展。大学生的心理正处在迅速发展趋于成熟而又尚未完全成熟的阶段,心理活动中的情感表现多样而复杂起伏,既敏感又脆弱,既表现出很强自尊,又表现出自制力和意志力的相对不足,呈现不稳定性,极易受消极因素的影响。大学生处在性意识的发展时期,上述的心理特征必定也会在友谊和爱情中得到反映和表现。针对当代大学生的心理特征和行为特征,加强性健康教育对于促进他们德、智、体全面发展具有十分重要的意义。据有关资料统计,心理疾患在大学生中占有很大比例,由于遗精、手淫、单相思等引起的困扰及恋爱中的矛盾和冲突,不懂得心理的自我调节,而引起精神失常乃至自杀、他杀也是屡见不鲜,这些都说明对大学生进行有关性健康教育应引起充分重视。对于大学生间的异性交往,我们不仅不应该反对,而且应当鼓励。因为人际交往是人的一种基本需要,也是个体适应社会生活,担当一定社会角色,形成与丰富健全个性的基本条件。一些大学生有孤独感,就是因为缺乏健全的社交生活。应该鼓励这些学生改变自己不适当的处世态度和生活方式,勇敢地走向人群,以自己的心去换取别人的心。友谊会使生活更美好,而异性间的交往还有一些特殊的功能:其一,有利于培养健康的性心理。异性交往能增进了解男女在生理和心理上的差异,破除神秘感,有助于消除对异性的理想化和偶像化。在异性交往中得到友谊和信赖,也会使情感得到升华。其二,有利于个性社会化的健康发展。不同观点、不同性格、不同专业的男女青年在多维型的自然的交往模式中,对于男女性别角色将起着有益的互补作用,这将有助于充实和完善自身。同时这种交往一般都能使性意识置于人格之中和社会道德允许的规范之内,有利于个体学习社会行为,增强行为的自我控制能力,增强自身对他人的责任感和社会的义务感,推动个体从他律到自律,从自律到自觉,使个性社会化得到健康的发展。其三,满足青年人的择偶需要。爱情和异性交往的友情,都带有浓厚的感情色彩,但又有着本质的区别,成熟的爱情是以异性间的相互好感和倾慕为基础的,异性交往也必然会开出鲜艳的爱情之花,满足年轻人的择偶需要。

3. **大学生性健康教育的目标和主要内容** 在大学生中进行性健康教育,有助于使大学生了解有关性的科学知识,以及正确的婚恋态度,既有利于培养爱情的道德意识以及调节爱情的动机冲突,也有利于培养健全的人格,更好地适应社会生活。

(1) 大学生性健康教育的具体目标应包括:①具有系统的与性有关的生理、心理知识。②能以开放的心态,消除个体在性发育过程中的恐惧和担心。③对性征上出现的各种表现(包括自己和他人)能持有客观和理解的态度。④在男女两性间的关系上的正确态度以及了解自己应对他人所具有的责任感。⑤认识健全的人际关系在个人生活和家庭生活中的重要作用及建立良好情绪的重要性。⑥培养良好的道德价值观。⑦具有足够的知识,驱除对性生活恐惧心理,防止性放纵和性异常,能保护自己并且不损害自己的身心健康。⑧通过学习和教育,使自己在将要担当的配偶,父(母)亲、社会成员、公民等各种不同的角色中,能创造性地、有效地运用自己的性征。

(2) 大学生性健康教育的主要内容:

1) 生殖系统的解剖和生理知识。因为"性"首先是生理现象,人体是一个完整的系统,是一个整体,生殖系统是机体的组成部分。对自身的了解完全应该包括生殖系统。由于传统的观念对"性"的错误认识,生殖系统成了人对自身认识的一个禁区。应该让人们了解自身的这个系统及其变化,因为只有正确了解自己身体的变化,才能更好顺应自然的人体变化规律,有益于卫生和健康。

2) 性生理的发展规律,保持良好的心理卫生。人类个体的发育、成熟、衰老的各个阶段,都伴有性功能的相应变化,同时伴有相应的心理变化,没有任何一个系统能比"性"更充分地体现精神和肉体的相互作用。人类性行为的发展,不仅依赖于个体的生理成熟,也必须依赖于心理的成熟。我们现在见到的许多性问题都和不正确的性心理教育有关,与不良心理影响有关。恋爱过程中出现的严重焦虑、痛苦或恐惧也和性心理障碍有密切关系,所以人类的性,又是一种心理现象。性健康教育不仅使我们正确认识性心理的发展,保持良好的心理卫生,同时对完善我们的人格,具有正常的感情和理性,也是至关重要的。

3) 防治性传播疾病的知识。性传播疾病主要是指通过性行为或类似行为引起的疾病。其中包括梅毒螺旋体、细菌、病毒、衣原体、寄生虫、真菌、原虫等引起的疾病,共有20余种。性传播疾病也是一种世界性传染病,随人口流动可造成广泛传播。AIDS已成为性病中的"癌症",当初专家还在讨论为什么AIDS没有在亚洲流行,而如今亚洲的感染者已远远超过200万,在我国周边的一些国家AIDS感染者数量已直线上升,我国也存在着性传播疾病,包括AIDS流行的现实条件,值得引起重视的还在于人们对此危害性缺乏认识,甚至在一些医科大学的学生中,对这种全球性疾病侵袭的严重性也反应冷淡,防护意识薄弱。因此,开展防治性传播疾病的健康教育是非常必要的。

4) 普及避孕和优生知识教育。控制人口数量,提高人口质量是我国的一项基本国策。在人口生育问题上的无知和愚昧与缺乏科学的性知识教育有密切关系。人类的生育能力有一定的时限,但人类又是富有繁衍能力的生物,不能不受控制,任其天马行空。让大家了解和掌握生育和避孕的科学道理,自觉采取节育措施,就能减少人工流产,从而有益于妇女的身心健康。优生优育在提倡一对夫妇生一个孩子的今天显得格外重要,通过优生知识的教育,就能大大减少影响人口质量的首要因素——遗传性与先天性疾病,这不仅和家庭的幸福与欢乐有关,而且影响到民族素质和国家的盛衰兴亡。

5) 树立正确的性价值观。我们面临着改革和开放的全新社会环境,呈多元化状态的多种文化、思潮不断地影响着我们。在"性"的领域里,形形色色的观点良莠杂陈,通过各种传播途径,每日每时都在对人们(尤其是青少年)的思想产生影响,所以向青少年进行性健康教育非常重要。我们要把性健康教育看做是移风易俗的大事,培养青少年健康的、良好的性态度,建立正确的性价值观,使性的欲望和理性达到和谐的统一,防止发生性越轨行为和性犯罪,以利于社会的安定。

二、性行为的道德和法律调控

从文化人类学的角度来看,人类的性行为不仅属于生理范畴,在很大程度上也属于文化范畴,是一个社会文化问题。人类的性行为与道德和法律有着重要的联系。人类与动物在性行为方面最大的区别是:人类性行为不是单纯的生理发泄,而是一种社会的行为,它必须受到社会规范的制约。社会规范标准有两种:一种是社会道德标准,违反它的性行为称为越轨性行为,可能受到道德的谴责和行政的处罚;一种是法律标准,违反者称为性违法行为或性犯罪,要受到法律的追究。

1. 人类性行为的社会调控　在我们已知的一切社会,包括原始社会在内,性行为都受到一定方式的调控。没有哪一个社会放任自己的成员个人的性行为彻底自由,各个社会均制定了指导个人性行为的准则。除了手淫等少数性行为因为不涉及他人,不属于社会行为,不需要社会的调控外,大多数的性行为都是社会行为,都要受社会的调控。社会对性行为的调控一般分两个层次:第一层次是道德调控,主要是针对轻度越轨但尚不触犯法律的一类性行为;第二层次是法律调控,完全是针对性犯罪行为。两者互相补充,相辅相成。

(1) 道德调控:人类与动物最大的不同是,人类的性行为不仅是受激素支配的纯生理行为,而且本质上是一种社会行为,必须接受社会的调控。所以必须有一种力量,来调节人类的性行为,使人类以集体和平共处的方式生活在世界上,不管强弱都平等地享有性权利。只有这样人类才能形成一种集体的力量,最终成为世界的主宰。而这种力量就是性道德。

(2) 法律调控:性行为的道德调控在人类社会的形成和进化中发挥了巨大的作用。但是,当私有财产的出现、阶级产生之后,人类的婚姻家庭形式不断变化,从群婚制、对偶婚制过渡到一夫一妻制。人与人之间的关系也变得越来越复杂,性行为不仅涉及当事人的人身权力,而且关系到经济利益、家庭结构、社会组织等各个方面,单靠道德的力量已经不能起到保护个人的性权利、婚姻家庭的利益和维护社会稳定的作用,必须有另外一种社会成员普遍承认和共同遵守的标准来保护社会成员的正当利益,制裁越轨行为,打击性犯罪,维护家庭和社会的稳定。因此,调节性行为的法律就产生了,并成为调节人与人之间的性关系以及处理与性行为有关的矛盾和纠纷的主要依据。与性有关的法律大致可以分三类:第一类是保护人身权力不受侵犯的法律,如《保护妇女儿童条例》;第二类是保护婚姻的法律,如《婚姻法》;第三类是惩治性犯罪的法律,如《刑法》。人类的性行为不但受到道德的约束,又加入了法律的调控。

2. 性犯罪的认定及其防治

(1) 性犯罪的定义:性犯罪是指以满足性欲或以营利为目的实施性行为,强迫、引诱、容留、介绍他人实施性行为,而侵犯他人性权利或妨害社会所构成的犯罪。目前我国刑法中所规定的性犯罪有强奸罪;强迫、引诱、容留、介绍他人卖淫罪;制作、贩卖传播淫秽物品罪;流氓罪等四类。

(2) 性犯罪的表现及其认定:

1) 强奸罪。强奸是指违反他人意愿,用暴力、胁迫或者其他手段,企图强迫进行的性行为。强奸首先是一种暴力,是违反受害人意愿,强迫别人进行的一种性行为。违背妇女的意志集中表现在犯罪者使用暴力、胁迫和其他手段,强行与被害人发生性关系。被害人在不能抗拒(身体上的强制)、不敢抗拒(精神上的强制)、无法抗拒(失去知觉)3 种情况下被奸淫。强奸的受害人主要是各年龄段的妇女,但也包括其他一切人,如儿童等。我国刑法规定,奸淫不满 14 岁的幼女的,以强奸论,从重处罚。实施强奸犯罪的过程中未达到性交目的称为强奸罪未遂。两人以上在同一时间内轮流对同一被害人实施强奸的,称为轮奸。这是比单人强奸罪给被害人带来更大伤害的罪行,因此具有更大的社会危害性,一般法律都规定轮奸为强奸罪的加重惩罚情节。

2) 强迫、引诱、容留、介绍妇女卖淫罪。我国刑法规定了"强迫他人卖淫罪"和"引诱、容留妇女卖淫罪"。强迫他人卖淫罪指违背他人意志,使用暴力、胁迫、虐待或行其他手段,迫使他人卖淫的行为。与强奸罪相比较,两者在违背妇女意志和使用手段上是相同的,而引诱不满 14 岁的幼女卖淫,不论是否采用暴力和强迫手段,均以强迫不满 14 岁的幼女卖淫罪定罪。引诱他人卖淫罪指行为人用金钱、物质或者其他利益为手段勾引、诱惑他人从事卖淫的行为;容留他人卖淫罪是指行为人为他人卖淫提供场所的行为;介绍他人卖淫罪是指行为人为他人卖淫拉客的行为。

3) 制作、贩卖和传播淫秽物品罪。指行为人以营利为目的,制作、贩卖和传播淫秽书刊、照片、电影片、录像带、电脑软件、光盘、淫药、性器具等国家认定的淫秽物品。该犯罪侵犯的客体是社会风化,毒害了青少年,诱发他们的性犯罪。

4) 流氓罪。指与性犯罪有关的包括侮辱妇女或者进行其他流氓活动等行为,而国外一般称为猥亵罪,指能够使行为人或者其他人受到性欲上的刺激、兴奋或满足的动作,损害了一般人正常的性的羞耻心,违反善良的性的道德观念。这种猥亵行为可以是行为人施之于他人的行为,也可以是行为人自身的行为。

(3) 性犯罪的防治:在各种文化性质的社会中,性犯罪在刑事犯罪中始终占较高的比例,英国、德国、美国、日本等几个主要国家的有关性犯罪方面的统计数字表明,性犯罪不但在世界各国都很严重,而且呈逐年递增的势头。性犯罪在各类重大的刑事犯罪中,仅次于抢劫罪,其发案率占第二~三位。

针对性犯罪的原因,对性犯罪的防治可以从以下几方面着手:

1) 加强对青少年的性教育。青少年处于青春发育期,随着年龄的增长和性功能的成熟,萌发了比较强烈的性欲、性冲动和对性知识的渴求。性欲只可能被压抑,绝不可能被消灭。如果对青少年追求性知识的愿望不从正面引导,而听任他们自己去摸索,那他们在探索中很可能干蠢事,通过不正当的途径和接触淫秽物品满足好奇心,遭到毒害和引诱,甚至走上性犯罪的道路。对青少年进行适时、适度的性教育是预防性犯罪的重要措施,但性教育必须把性知识教育和性道德教育有机结合,让他们懂得什么是性,如何正确对待性;区分什么是友谊,什么是爱情,培养健康的性爱心理,树立正确的性价值观,充分认识到一个高尚的人应该把自己的性需要和性欲望置于道德和法律许可的范围内,能够克制和调节自己的性冲动和性行为,性教育是一项全社会的系统工程,家庭、学校、社会都应参与,共同关心青少年的性教育工作。

2) 净化社会环境,铲除社会丑恶现象,加强综合治理。社会环境对一个人影响很大,而性犯罪又往往是主客观原因共同作用的结果。因此,开展扫黄专项斗争,铲除卖淫嫖娼等社会丑恶现象,可以净化社会环境,避免不良刺激,减少性犯罪的诱因。同时在性犯罪的高发季节和高发地段要加强警力和治安巡逻,堵塞漏洞,预防性犯罪的发生。

3) 加强性犯罪的理论研究,完善性犯罪的刑事立法。性犯罪是一种很复杂的犯罪现象,与生理、心理、政治、经济、宗教、文化等多种因素都有关系,在性犯罪的防治方面也要加强理论研究,注意区分病与罪的界限。同时也要完善性犯罪的刑事立法,普及法律知识的法制宣传,加大对严重性犯罪分子的打击力度,有效地扼制性犯罪上升的势头。

4) 加强对性犯罪犯人的教育改造。在对性犯罪分子进行惩罚的同时也要做好教育改造工作。还可以与医学相结合,针对部分犯人还存在性心理不健全的问题,可与心理学医生一起,运用行为矫治的手段,帮助他们恢复。

（李　枫）

思考题

1. 可以开展哪些活动来促进平衡膳食?
2. 应该采取哪些措施来保障食品安全?
3. 青少年拒吸第一支烟、控制二手烟、吸烟者戒烟的健康教育方法各有什么特征?
4. 如果你身边有人吸烟,你会采取哪些方法帮他们戒烟?
5. 应该采取哪些措施来防止青少年饮酒?
6. 过量饮酒对健康有哪些损害?
7. 对饮酒人群的健康教育与对吸烟人群的健康教育有何异同?
8. 运动有哪些健康益处?
9. 静坐的生活方式与哪些因素有关?
10. 如何给自己制订一个运动计划?
11. 性健康教育与性传播疾病健康教育有何异同?
12. 对小学生、中学生、大学生开展性健康教育的内容应有何不同?

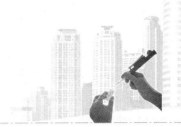

第十二章

场所健康促进
Settings for Health Promotion

第一节　家庭健康促进

家庭是指同一处居住的,靠血缘、婚姻和收养关系联系在一起的,两个或更多的人所构成的基本单位。可以说,家庭是社会的细胞,是构成社会的基本单位。因此,家庭健康是社会健康的基础。家庭是人类生活的主要场所,以婚姻和血缘关系构成了家庭,人们习惯于家庭生活,主要的人际关系和最基本的生活经历都发生在家庭,日常生活饮食起居需要家庭,遇到事情更离不开家庭,可以说家庭是温馨的港湾,是人生的加油站,也是进行健康教育的最好场所。

家庭对健康的影响涉及家庭成员的生理、心理和行为的各个方面,是个人健康和疾病发生发展的重要背景因素。家庭成员的疾病和健康状况与家庭生活方式、生活环境、人际关系密切相关。为此,WHO 提出"健康自家庭开始"。健康教育工作者的重要任务之一,就是要使健康教育家庭化,只有每个家庭都充分认识到健康教育的重要性和必要性,并积极参与健康教育,自觉接受健康教育,健康教育才算真正落到实处,同时,家庭健康是社会健康的基础。只有实施健康教育,促使每个家庭形成健康的生活方式,才能更有效地避免疾病发生,促进社会人群健康素质的提高。

家庭健康教育(family health education)就是以家庭健康为目标,对家庭成员进行有计划、有组织、有系统的教育活动,促使家庭成员自觉采纳有利于健康的行为和生活方式,消除和降低影响健康的危险因素,以达到预防疾病、促进健康,提高生活质量的目的。

一、家庭对健康的影响

家庭可以通过遗传、环境、情感、支持和社会化等途径来影响个人的健康,反之,个人健康也可以影响家庭各方面的功能。

(一) 遗传的影响

每个人都是一定基因型与环境相互作用的产物,许多疾病都是通过基因而继承下来的,如血友病、地中海贫血、白化病等。一些影响健康的生理或心理特性也受遗传因素的影响,家庭成员的这些方面经常有类似的遗传倾向。例如,研究表明,怀孕期间严重焦虑的母亲所生的婴儿有神经活动不稳定的倾向。

(二) 对儿童发育及社会化的影响

家庭是儿童生理、心理和社会性成熟的必要环境与条件,个人身心发展的重要阶段(0~18岁)大多数是在家庭内完成。儿童躯体和行为方面的异常与家庭病理有密切的关系。例如,长期丧失父母照顾与自杀、抑郁及社会病理人格障碍这 3 种精神问题有关。

（三）对疾病传播的影响

家庭可以是导致疾病的场所。容易在家庭中发生传播的疾病多为感染性疾病和神经质。例如，Meyer 和 Haggerty 的研究表明，链球菌感染与急、慢性家庭紧张有关。病毒感染在家庭中也有很强的传播倾向。Buck 和 Laughton 的研究证实，有神经性疾患的人的配偶也有产生与他们自己相同的神经性质疾患的倾向，尤其是在结婚第七年之后。

（四）对成人发病率和死亡率的影响

研究表明，许多疾病在发病前都伴有生活压力事件的增多。例如，国外有学者 1983 年研究发现，压力水平高而支持水平低的孕妇出现产科并发症的比例升高；1959 年的研究也表明年轻鳏夫多种疾病的死亡率都比普通组高出 10 倍左右（结核病高出 12 倍；神经系统疾病高出 8 倍；心血管病高出 5～10 倍；呼吸系统疾病高出 8 倍）。

（五）对疾病恢复的影响

家庭是治疗疾病的良好场所。家庭的支持对各种疾病（尤其是慢性病和残疾）的治疗和康复有很大的影响。有人研究发现，糖尿病控制不良与低家庭凝聚度和高冲突度有关，因为家庭的合作和监督是糖尿病患者控制饮食的关键。家长的漠不关心可导致最严重的糖尿病失控和病孩患抑郁症。脑卒中瘫痪等慢性患者的康复，更与家人支持密切相关。

（六）家庭对求医行为、生活习惯与方式的影响

家庭成员的健康信念往往相互影响，一个成员的求医行为会受到另一成员或整个家庭的影响。家庭功能的良好程度也直接影响到对卫生资源利用的频度。家庭成员的过频就医和对医生的过分依赖往往是家庭功能障碍的表现。另外家庭成员具有相似的生活方式与习惯，由于受模仿和从众心理的影响，一些不良习惯可能成为某一家庭成员的"通病"，明显影响家庭成员的健康。例如，父亲吸烟，儿子也容易吸烟等。

二、家庭健康教育的特点

（一）健康教育内容丰富

家庭成员包括妇女、儿童/青少年、老年人等多种类型人群，由于各成员所处年龄阶段与社会环境的不同，家庭健康教育须内容丰富多样，以满足不同成员的需求。

（二）健康教育形式多样

针对不同类型家庭成员的文化水平、生活习惯、社会经历等，家庭健康教育宜采用针对性的健康教育形式。如儿童/青少年可通过网络、老年人可采用小组形式等。

（三）健康教育内容的阶段性

目前，普遍将家庭生活周期分为 8 个阶段，每个阶段都有不同的家庭问题，针对不同的家庭问题，健康教育的内容也将是不同的。如新婚期的家庭应注重婚前检查、性教育等，而老龄化家庭健康教育应注重角色变化及慢性病的防治等方面的内容。

三、家庭健康教育的内容

在开展家庭健康教育活动时，着重可从家庭环境卫生、生活方式、心理健康、疾病防治、防病知识、安全教育、生殖与性教育等方面加以考虑。

（一）生活环境教育

家庭环境的好坏，对家庭成员的健康有着重要的影响。因此，如何创造一个美好的家庭环

境,是家庭健康教育的重要内容。

家庭环境主要是居室内部环境。有些从建造房屋之时就已经存在,有时可能存在于装修过程,有的则在于我们日常对家庭环境的管理中。具体内容如下。

1. 住宅装修方面 室内装饰材料的选择,某些装饰材料可能在短期或长期对人体健康造成危害。家庭厨房的布置,居室色调与健康的关系。床位和家具的合理摆放,老年居室的布置,儿童居室及写字桌的正确布置,灯具选择等均与健康密切相关。

2. 家庭卫生方面 居室空气消毒的方法,怎么防止空调病,注意开窗透气,扫地除尘应注意的问题;怎样保护厨房的卫生整洁,卫生间的卫生要求;居室养花与空气的关系,庭院绿化与空气净化和气温、气湿的关系;怎样保护庭院的卫生与整洁,注意清扫楼道等室外公共卫生区域;注意垃圾和污染物的处理等。还要警惕来自身边的环境污染。

(二) 生活方式教育

家庭健康教育应格外重视生活方式教育,人们的日常活动,大多数是在家庭中进行的。另外,一个人比较稳定的生活方式的形成,往往需要较长的时间。通过家庭成员之间的相互教育,相互影响和相互监督,尤其是家长对子女的言传身教,比之于其他形式的健康教育,更有利于建立良好的生活方式。

1. 饮食行为知识健康教育 人体所需的能量和各种营养物质都来源于饮食。食物的品种、数量、质量、卫生状况及人们的不同膳食方式都与健康的关系十分密切。饮食行为知识教育是生活方式教育的重要内容,具体实施教育时可选择以下几个方面。

(1) 食品卫生知识教育:包括如何储藏食物,如何保持厨具、碗柜、冰箱等地卫生,怎样防止家庭食品的污染及污染食品的处理办法,加工生熟食的案板、刀具及盛放容器均应分开等。

(2) 食物中毒的防治知识教育:什么叫食物中毒,可能引起食物中毒的各种原因,可能引起中毒的食物有哪些种类。发生细菌性食物中毒的原因和种类,河豚中毒的症状和抢救原则,毒蘑菇中毒的症状和抢救措施,亚硝酸盐食物中毒的预防,如何清洗蔬菜水果以预防农药中毒,怎样预防假酒、工业用油等不良食物中毒等。

(3) 营养知识教育:《中国居民膳食指南》针对各年龄段和生理特点的人群,作出了具体的膳食指南。如一般人群,应该做到食物多样化,谷类为主;粗细搭配,多吃蔬菜水果和薯类;每天吃奶类、大豆或其制品;常吃适量的鱼、禽、蛋和瘦肉;减少烹调油用量,清淡少盐;三餐分配要合理,零食要适当;每天足量饮水,合理选择饮料。孕期、哺乳期妇女,应多吃鱼、禽、蛋、瘦肉、海产品、奶类制品膳食应清淡适口,戒烟限酒,孕期妇女尤其要注意补充叶酸、铁、碘等元素;老年人则注意食物的粗细搭配,应松软、易于消化吸收,重视预防营养不良和贫血。

2. 起居生活习惯教育 起居习惯往往影响人的睡眠质量。尤其是儿童,形成有规律的起居习惯,对睡眠、健康、学习都有益处。起居教育内容应包括:布置符合卫生要求的居室;怎样正确地掌握起居时间;根据不同季节调整冷暖适度的卧具;形成有利健康的睡眠姿势;孩子睡觉的卫生要求,老年人起居的注意事项等。

家庭健康教育要重视日常生活行为习惯的教育,尤其对孩子,要从小注重培养,使之建立起终身良好的卫生习惯。如科学的刷牙习惯,饭前便后正确洗手的习惯;行、走、坐、卧的良好姿势;爱清洁、勤理发、勤洗澡、勤剪指甲、良好的用眼习惯等。戒除不良习惯,如儿童吮吸手指、咬指甲、用脏手揉眼睛、挖鼻孔、蒙头睡觉、爱吐唾沫、随地吐痰、长时间看电视、上网玩游戏等不良习惯,只有在家长的教育监督下才能戒除。

起居和日常行为习惯的养成,无论是良好的习惯建立或是不良习惯的改变,家庭健康教育是最常用和最有效的途径。其具体的教育内容,在不同的家庭,要根据其家庭成员的不同行为习惯酌情而定。

3. 休闲、娱乐放松教育　适当的娱乐能减轻疲劳,放松紧张情绪,有利于人们的身心健康。相反,一些不良的娱乐方式,或娱乐时间不当,则会有损于人们的身心健康,甚至危及人们的生命安全。因此,在家中不能忽视休闲、娱乐方式教育。具体内容包括:哪些娱乐活动有益于健康;音乐舞蹈与身心健康,怎样在不同条件和心境下选择适宜的音乐;怎样避免电视综合征;禁止赌博和过长时间的打牌、下棋、玩网络游戏;养花、养鱼、钓鱼对健康的益处及注意事项。

4. 健身运动教育　运动锻炼是现代生活中重要的保健方法之一。健康操、跑步、爬山、游泳、跳舞及各种球类运动,中国特有的武术、太极拳、气功等都有极其良好的保健作用。但是目前我国能每天都坚持一定量运动锻炼的人,按人口总量的比例来看并以不多。2000 年全国体质调研和 2002 年中国居民营养与健康状况调查结果一致表明:我国居民每周参加 3 次以上体育锻炼的比例不足 1/3,以 30～49 岁的中年人锻炼最少。因此,国家倡导的全民健身运动到目前远未真正普及。另一方面,部分重视锻炼的人群,尤其是离退休老人,由于不能掌握适合自身情况的锻炼方法及适宜的运动量,往往因运动不当导致损害,甚至引起严重疾病。因此,健身运动教育也应成为家庭健康教育的内容之一。具体内容包括:了解体育锻炼对身体有哪些益处;如何正确选择运动项目;如何把握好锻炼的时间;进行体育锻炼应注意的事项;运动后的注意事项;慢性病患者如何选择合适的锻炼项目等。

健身运动的项目相当多,各个家庭成员应根据自己的实际情况,选择恰当的运动项目、运动时间和运动强度。

(三) 心理健康教育

WHO 指出健康不仅是没有疾病和虚弱,而是身体、心理和社会适应能力均处于完满的状态。躯体健康是指生理健康,而心理健康和社会适应能力实际上都可纳入心理健康之中。即健康的内涵大大增强和突出心理健康的重要性。概括地说,心理健康是指个人能够充分发挥自己最大的潜能,以及妥善处理和适应人与人之间、人与社会环境之间的相互关系。

心理健康已成为当前危害人群健康的主要问题之一。家庭是一个人最基本的生存环境。人从出生到成年到死亡,整个生命的过程,无不受到家庭的影响。家庭关系、生活方式、家庭气氛、父母的教养态度等,在潜移默化中促进或制约着人的发展和成长。因此,家庭心理环境对个体心理健康具有重要意义。同时,家庭又是组成社会有机体的基本细胞,家庭心理健康则是整个社会心理健康的基础和前提。在开展家庭心理健康教育时,必须考虑到普及性和适宜性,要选择简单易懂、与家庭特点相一致,而且日常生活相关的心理卫生知识作为教育的内容。具体内容可包括:心理健康的标准;如何正确面对困难与挫折;嫉妒对健康的危害、在自卑感困扰时如何寻求帮助;怎样摆脱不良情绪的困扰;怎样寻求心理咨询;如何培养孩子良好的心理素质;青春期心理健康教育;怎样对待孩子的逆反心理、父母如何正确对待孩子;恋爱期心理卫生;夫妻如何相处;女性月经期的心理表现、妇女孕期的心理特点;中年人如何保持心理健康;老年人的心理特点及心理变化,如何对待退休等角色转变等。

(四) 疾病防治教育

提高家庭成员的自我保健能力,就是提高家庭成员预防疾病和对一些疾病的紧急处理能力及家庭护理能力和疾病的自我管理能力。这种能力的提高,需要卫生服务人员、社区机构等多方面的努力,但是家庭成员的自我教育是一种较有效的途径。

1. **家庭护理知识** 家庭成员应掌握一些基本的家庭护理和用药知识,如对骨折、高热、高血压、冠心病、糖尿病、瘫痪及癌症患者的家庭护理方法;预防压疮、做冷热敷、测体温、数脉搏、看呼吸、量血压的方法等。

2. **用药知识** 家庭成员应知道:药品的批准文号及有效期,药物的各种剂型、药物的不良反应,正确掌握用药量,失效药物的特征,常备药物的收藏保管方法,旅游用药须知,服用补药、营养药的注意事项,中西药的服用方法,煎中药的方法,注意药物搭配禁忌,切忌乱用未经验证的秘方、偏方,滥用药物的危害,烟、酒、茶对药物的影响等。

3. **急救知识** 家庭成员应掌握一些急救知识,包括窒息的处理、外伤的处理、烫伤的处理、骨折的处理、人工呼吸、徒手心肺复苏等。

（五）生殖健康教育

健康教育工作者,应该本着科学精神,将正确的生殖与性知识用恰当的方式传播给不同人群。而在家中开展生殖与性教育,则要把握好传播的内容和传播方法。

1. **夫妻间的生殖与性教育** 在家庭成员中,夫妻间的生殖与性知识的教育,其内容可包括:男女生殖器官的解剖、生理知识、孕育知识、孕期的注意事项;男女青年为什么要做婚前医学检查、检查哪些内容;新婚夫妇性生活需要注意哪些问题、如何做好产前检查、怀孕期怎样过性生活、避孕知识、各种避孕药具的使用方法和注意事项、避孕失败怀孕怎么办、人工流产的注意事项;怎样过性生活、正确的性意识、性道德教育、男女性反应的差异;怎样看待性欲、性爱抚、性高潮;常见性生活和性心理疾病常识,性功能障碍的表现、治疗和预防,性病及 AIDS 病的预防知识等。夫妻间的性教育,可推荐较好的书籍,共同阅读、共同交流,也可以看一些生殖与性教育的录像带(切忌将黄色录像或书籍用作性教育,以免误入歧途),如果夫妻间存在解不开的性疑难则可寻求性咨询。

2. **父母对子女的性教育** 在很多家庭,父母往往回避孩子提出的性问题,或是给予不恰当的回答。孩子进入青春期时,就开始对性发生兴趣,如果家长没有及时给予关心和指导,他们就可能在他人的影响下,偷偷地看黄色书画或黄色影碟,浏览黄色网站。更严重的是,这些孩子迈出第一步之后,如果没有得到关心和纠正,就会一发不可收拾,甚至学坏。所以,家长应主动成为子女的性启蒙老师。如果子女好奇的问题在家长那里得到正确答案,他们就不会想入非非了。因此,家长应在孩子青春期将要到来时,对他们进行青春期性生理变化知识的传授,并给予正确的与异性交往的指导,既要鼓励男女青年友好相处,又要防止早恋,还要对青春期男、女性特征给予正确的解释,使其正确认识和保护自身的正常发育。父母对于青年子女的婚恋、生育及性知识的教育和指导,更不能忽视。尤其是性问题。这也是受传统观念和知识结构的影响。如果选择恰当的方法,父母与子女仍然可以进行性知识的交流。如果是不具备这种能力的家长,最好由社区组织的青年性知识培训班,给予比较完整的性及生育知识教育。

3. **中老年人的性教育** 进入中、老年期后,由于性心理反应发生一定程度的退行性变化,性心理也会出现问题。老年人的性教育应针对他们的生理和心理特点进行,主要内容包括:更年期性问题教育,破除更年期及老年人不应有性生活的错误观念,中老年性功能障碍预防知识,指导中老年怎样过性生活。但在家庭成员中,这阶段的性教育,往往也能在中、老年夫妻间进行,有能力的可以通过书刊自我学习,绝大多数子女与父母也不易直接讨论性问题。但子女可给中老年父母推荐一些书刊或专题文章,也可鼓励父母参加中、老年性知识培训班学习。

（六）谨防伤害教育

意外伤害，是人们日常生活中经常遇到的问题，我们可以选择生活中经常遇到的问题作为教育的内容，如煤气中毒后可采取哪些措施；如何处理灭鼠药中毒、蛇咬伤、蜈蚣咬伤，蝎子蜇伤怎么办；怎样防止触电，怎样拯救触电者，为什么不能直接用手去救援触电者，怎样防止雷击；烫伤、烧伤后怎么办，怎样拯救溺水者，火灾发生后被困在楼中的人如何脱离危险；怎样做好水灾时的安全防范工作；地震时怎样进行自我防护；脑外伤后流血较多怎么办，指压止血法适用于哪些部位的出血，对插入体内或颅腔的致伤物能马上拔出吗；肉中扎刺后怎么办，骨刺鲠喉怎么办，关节扭伤后怎么办，如何预防老年跌倒等。

四、家庭健康教育的方法

目前我国家庭教育尚处于启蒙阶段，健康教育家庭化的到来尚需要健康教育工作者付出长期而艰辛的努力。事实上，父母对子女的日常教育中，已包含了许多健康教育的内容，如洗脸、刷牙、讲卫生等一般习惯的养成，在许多家庭中潜移默化地进行着。而全面、系统的家庭健康教育活动，则需要健康教育工作者去有计划、有组织地实施。

（一）家庭健康教育的传播方式

开展家庭健康教育，究竟通过什么渠道，采用什么手段，才能使教育内容得到充分的体现，并达到预期的效果呢？这与科学地运用和选择教育的传播方式有着密切的关系。常用的健康教育传播方式有如下几种。

1. 个人传播　如个别谈话、谈心、咨询等。

2. 群体传播　包括集会演说、讲座、座谈会、报告会、经验交流会、上课、参观访问、小组讨论等。

3. 大众传播　包括报纸、杂志、书籍、广播、电视、电影、传单、墙报板报、网络等。

选择家庭健康教育传播方式时，要注意3点：①针对性：是指健康教育要因地制宜、因人而异，对症下药。避免不看对象，泛泛而谈，不着边际，无的放矢。②接受性：是指宣传教育所采用的方式是否被群众所接受，宣传内容是否科学合理，通俗易懂，能被群众所接受。③有效性：是指健康教育的目的，既要在群众中普及健康卫生知识，又要使群众在充分认识健康教育意义的基础上，自觉行动，积极配合，达到健康教育家庭化，促使每个家庭成员的不良行为得以改变或形成良好的健康行为，真正取得宣传教育的实效。

（二）培训主要家庭成员

要推动健康教育家庭化的形成，首先要培训家庭主要成员。使受过培训的家庭成员能够承担起对家庭其他成员进行健康教育的责任，能在长期的家庭日常生活中给其他家庭成员以教育、指导和监督。

举办家庭健康教育主要成员培训班，应由社区行政部门和社区卫生部门共同承担，由社区行政部门负责组织召集工作，卫生部门承担培训任务。也可采用社区行政部门与卫生部门共同组成健康教育委员会或领导小组，承担培训任务。

（三）培养家庭健康教育示范户

要使家庭健康教育得以普及，利用榜样的力量培养家庭健康教育示范户，也是一种较好的方法。大多数人都有一种崇善、崇美的向上心态，在人们不知道怎么去做的时候，有了示范户，让人们感受到其好处时，人们往往会愿意效仿。

培养家庭健康教育示范户，可以在培训家庭主要成员时，挑选出一些素质较高的人员，再在这些人的家中开展知识及行为的综合健康教育活动。首先要在改变家庭环境面貌上下工夫,是使周围的人能感受到示范家庭环境逐步变美,从而产生模仿学习的心理愿望,示范的作用就会逐步扩展,蔚然成风。

1. 组织家庭健康教育小组 在培养示范户的基础上,可以组织家庭健康教育小组。做法是:把临近的几个家庭组织起来,成立一个既有组织又比较自由的健康教育小组。这种小组一般以 3～5 户为宜,使一个家庭能容纳整个小组成员,这样就便于集中学习。在小组中有一户示范户带动大家,则学习效果会更佳。

家庭健康教育小组的活动时间应相对固定,具体时间可由小组成员共同决定。一般每次学习时间在 2 h 左右为宜。学习地点不一定固定在某一家,每次的学习可在每户间轮流,这样可以促进各家的环境卫生面貌。因为各家都会互相比较,暗自竞争。鼓励与竞赛是促进家庭健康教育家庭化的重要手段,健康教育工作者,可以组织一些激励和竞赛性的活动。激励与竞赛的具体形式,每个社区都可根据自己的具体情况,制订一些相应的办法,只要有利于促进健康教育的家庭化就可以。

授课人也可在健康教育小组的家庭成员中轮流承担,这样能促进每一个成员在学中讲,在讲中学,以提高学习效果。另外,要求别人做到的,自己必须以身作则先做到,也能促进不良行为的改变和良好行为的形成。

2. 举办社区健康行为竞赛 为检验家庭健康教育的成效,发现存在的不足之处。健康教育工作者可在社区内举行家庭健康行为竞赛。可以整个家庭为对象,也可以特定人群为对象;可以采用多种多样的竞赛形式,如健身知识竞赛、儿童健康行为大比拼等,促使社区内人群主动学习相关知识。对于各种活动的优胜者,要给予适当的物质与精神奖励。同时,此类活动可以依托广播、电视等媒体举行,从而使健康知识传播面更为广阔。

五、家庭健康教育的评价

评价工作是总结经验、吸取教训、改进工作的系统化措施。实施家庭健康教育监督、评价和强化工作是健康教育的重要工作。评价工作不只是在家庭健康教育计划完成之后,而应在开始时就进行评价。贯穿于整个家庭健康教育过程的评价活动应该对健康教育工作起到正面的激励作用,使家庭健康教育工作始终面对健康的挑战。

(一) 评价方法

具体参见第六章第三节。

(二) 评价形式

评价形式按照评价的性质可以分为形成评价和总结评价。

1. 形成评价 是指在家庭健康教育工作开始时和健康教育工作过程中对健康教育工作的评价。主要用于了解家庭居民的需求和对健康教育工作的反馈。同时对发现的问题、存在的矛盾及失误、遗漏和不完善、不切实际的内容进行修订和调整。

2. 总结评价 是在健康教育工作计划开张一段时间后进行的全面评价,也是对健康教育工作的回归和总结。不仅评价健康教育计划实施后所取得的技术效益、经济效益和社会效益,而且对制订下一步家庭健康教育计划提供有益的经验,有利于长远目标的实现。

(三) 评价指标

评价指标可以分为支持指标、工作指标和效果指标 3 类。

1. 支持指标 将家庭健康教育作为街道办事处社区工作站的日常工作并纳入其年终绩效

考核。

2. 工作指标

(1) 培训率：社区中有家庭成员接受过健康教育培训的家庭占该社区家庭总数的百分比。

(2) 建档率：社区健康服务中心为辖区居民建立健康档案占辖区居民总数的百分比。

(3) 健康教育应做到"九进"家庭，即个别谈心、家庭访视、健康咨询、卫生传单、卫生报刊、卫生广播、健康互联网、电视健康栏目及医学科普图书进家庭。

3. 效果指标

(1) 近期指标：如家庭关键成员对健康知识和健康危害因素的知晓率。

(2) 长期指标：家庭成员的健康行为形成率，如不吸烟、规律体育锻炼等。

(3) 慢性病的控制率：如高血压控制率、糖尿病控制率；卫生服务费用等。

（余金明）

第二节　学校健康促进

学校不仅是一个传授知识的地方，而且也是让学生获得健康的场所，学校对于学生的身心健康发展起着举足轻重的作用。在学校场所开展健康促进，就是通过学校及学校所在社区成员的共同努力，对学生健康的多种决定因素进行多层次的综合干预，其重要性已经在 WHO 和联合国儿童基金会（UNICEF）等多个国际性机构所倡议的各种行动中得到了体现。

一、在学校场所实施健康促进的背景

在学校开设健康教育课程一直以来都被教育界和卫生界所重视，因为学校人员比较集中，且大多是处于生命早期的儿童青少年，学校的教学活动制度也使健康教育课程比较容易实行，因而学校课堂历来是进行健康教育的方便场所。

20 世纪 70 年代前后，为了减少日益沉重的成人期慢性疾病负担，健康教育开始大规模地进入欧美国家的学校。但是，经过一段时间的实施以后，发现单纯的健康教育并没有起到预期的效果，诸多健康危险行为（如吸烟、酗酒、少女怀孕等）发生率在青少年中人群中居高不下。究其原因，学校并没有注意到学校环境与健康教育内容的一致性，教师的不良习惯依旧，没有充分考虑学校周围社区与家长对于学生健康行为形成和发展的重要影响。

20 世纪 80 年代中期，随着现代健康促进理论的建立，尤其是《渥太华宪章》提出了健康促进五大行动纲领，传统的学校健康教育开始逐步发展到包含政策、环境、卫生服务、社区家庭、个人技能等诸因素在内的学校健康促进。1995 年，世界卫生组织在《健康新地平线》中特别强调了在学校中开展健康促进，指出："在校学生正值成长发育阶段，是能够养成健康的习惯和形成健康的生活方式的。健康促进容易对在校学生起作用，具有低投入高效益的特点。在校学生是能够作为改变现状的力量来改善他们的家庭和社会的健康状况。"

过去 20 几年中，WHO、联合国儿童基金会（UNICEF）、联合国教科文组织（UNESCO）、国际健康促进及健康教育联盟（IUHPE）等全球多个国际性机构和组织机构开发并实施了不同的策略和计划，名称上虽有所不同，如健康促进学校、综合学校健康计划、爱生学校及集中资源发展学校健康等计划，但事实上这些计划都是以"全校性策略"为大前提，都是通过学校管理和生

活各个层面的共同努力来促进学生的健康。透过这些策略,我们可以看到,学校若要充分发挥其在促进学生健康方面的潜力,再也不能只是单向性地在校内提供健康教育讲座或课程,而是应该实施更为全面的健康促进方案。

二、学校教育与健康的关系

健康与学习相互依赖。拥有健康的身体有助于提高学习效率;而学习对于提高维护自身健康的能力也至关重要。教育的根本目标是育人,提升学生健康素质理应成为学校素质教育的重要目标。因此,目前我们国家的和很多地方的《中长期教育改革和发展规划纲要》已经确立了"以学生健康为本"、"为了每一个学生的终身发展"等教育发展核心理念。

其实,学校健康促进的重要任务和目的就是针对影响儿童青少年学生身心发育的各种影响因素,通过采取各种积极的卫生措施,改善学校内外环境条件,减少和控制消极不利因素,以达到增强学生体质、促进身心健康发展的目的,为生命全程健康奠定良好基础,从而提高生活质量。

(一)培养健康生活方式

健康教育是健康促进的根本。学校要利用各种课堂和非课堂教育,向学生系统地传授健康知识,培养和引导学生采纳健康的生活方式,养成良好的卫生习惯,提高健康素养。

(二)预防和控制学生常见病、多发病

近视和弱视、龋齿和牙周疾病、单纯性肥胖、过敏性哮喘、缺铁性贫血等是儿童青少年学生的常见病和多发病,威胁着学生的体质健康水平。越来越多的医学研究证据已经表明,除了早发现、早矫治,基于学校和家庭的针对性健康教育是低成本、高效益的学生常见病和慢性病干预手段。学校应定期为学生开展体检,采取必要措施,改善学校卫生条件,预防和和控制学生常见病、多发病。

(三)促进心理健康发展

学龄期也是认知、情绪、人格和社会适应性等心理发展的重要时期。目前我国儿童和青少年中普遍存在以自我为中心、意志薄弱、依赖性强、胆小懦弱、缺乏团队意识、与他人沟通交流的能力和应付挫折的心理素质低下等心理问题。尽早地发现和控制儿童的情绪问题、顽固性不良习惯、健康危险行为等,必将在很大程度上缓解这些心理行为问题对于他们社会适应和生活质量造成的损害。学校可以通过心理健康教育课、开设心理健康讲座、配置心理咨询师、开展心理健康促进活动等方法有意识地提高学生的心理健康素质,促进和保护学生的心理健康。需要注意的是,心理健康促进工作应与学生德育教育区别开来,不能简单地用德育教育代替心理健康促进工作。

(四)为师生员工提供良好的学习和工作环境

改善教学卫生条件,完善各种教学和生活设施,为师生员工营造有利于保护和促进健康的学习、工作环境,对于预防和控制学生常见病、多发病具有重要作用,也是学校健康促进的重要工作内容。当然,除了学校的物质环境,如教室照明和通风的改善、安全清洁饮水设备的配置、平衡膳食的提供、体育运动设施的改建等,学校也应通过开展树立团结友爱、积极向上的良好校风,鼓励帮助弱者,避免欺侮,建立诚信等工作为师生创建良好的社会心理环境。

三、学校健康促进的工作策略

根据健康促进的行动纲领,在学校场所开展健康促进的核心工作理念有如下几点。

（一）转变观念

教育行政部门和学校领导、教师都要转变办学观念，树立"健康第一"的思想，以促进学生身心健康发展为己任，为社会培养健康人才作为第一追求目标，并把这一观念体现在具体的政策制定和行动上。

（二）制定校本健康政策

不同于简单的健康教育，健康促进首先要求学校从政策（规章、制度）方面给予健康更高的重视，要根据学校的具体情况适时出台相应的健康政策和实施方案，如不准在校园内吸烟的制度、有关运动时间的规定、学校午餐的卫生管理规定、突发事件演练制度等。

（三）学校内部的多个部门协调工作

学校健康促进工作非常注重在学校领导的主持和协调下，学校内多个部门共同应对师生面临的健康问题。这是因为，现阶段学生健康面临的挑战和问题变得非常复杂化、多样化，单靠卫生部门或者学校卫生保健部门已经无法在其职责范围之内妥善地处理这些问题。

例如，学生近视的防控工作就需要学校层面的领导在资源、人力和工作职责的安排上做出统筹决定。2008年，教育部印发的《中小学学生近视眼防控工作方案》中的"中小学学生近视眼防控工作岗位职责"就是一个非常好的例子，它明确指出了学校领导、体育卫生或思想教育管理部门、总务后勤部门、班主任、任课老师、校医（保健教师）的岗位职责，只有在调动校内多部门的力量的基础上，才能有效地应对学生视力不良和近视高发的现状。

（四）与学校所在社区合作，形成跨部门联动、师生和家长共同参与

社区中有着各种各样的资源，如医疗卫生机构在学生常见病防治方面的人力和技术资源、社区中的学生实践场所资源、社区治安机构的学生安全教育资源、企业和商业机构的资金资源、非政府组织和社区志愿者服务资源、学生家长资源等，如果能够充分开发和利用这些资源的话，可以使学校的健康促进工作有效地开展、持久化地发展，最大限度地促进学生的健康。同时，学生也可以把在学校学到的知识带到社区和家庭，影响社区居民的健康行为，形成学校和社区的良性互动。

（五）与学校其他工作有机结合

从某种意义上来说，健康促进是一种工作方式，要求学校在其教学管理、人才培养和卫生工作的方方面面始终考虑"会不会对学生健康构成威胁"、"是不是有利于学生的身心健康"这些问题。因此，学校健康促进是素质教育的重要策略之一，应与现有的教学改革措施、教育行政主管部门推行的工作密切结合，融为一体，而不能简单地认为健康促进是学校的额外负担。

四、健康促进学校

（一）健康促进学校的定义和工作范畴

如果把在学校场所按照健康促进的基本理念和策略开展工作称作"学校健康促进"，那么其中一些工作过程和成效较为卓越的学校就有可能被命名为"健康促进学校"。

WHO提出的"健康促进学校"（health-promoting school，HPS）的完整定义是："学校社区内的所有成员为保护和促进学生健康而共同努力，为学生提供完整的、有益的经验和知识体系，包括设置正式的或非正式的健康教育课程，创造安全、健康的学校环境，提供适宜的卫生服务，动员家庭和更广泛的社区参与，促进学生健康。"

从上述定义可以看出，健康促进学校不仅仅是一个传授知识的地方，而且也是让学生获得健康的场所；创建健康促进学校就是通过学校及学校所在社区成员的共同努力，对学生健康的

多种决定因素进行多层次的综合干预。

20 世纪 90 年代初期,为了积极倡导健康促进学校行动,世界卫生组织西太平洋地区专门制定了《发展健康促进学校区域行动纲要》,根据这一行动纲要,健康学校建设应该围绕以下 6 个方面进行:学校健康政策、学校的物质环境、学校的社会环境、社区关系、个人健康技能、健康服务,以便最大限度地促进和保障学生与社区成员的健康。

(二) 国内外健康促进学校网络的发展

1991 年,匈牙利、捷克斯洛伐克和波兰等欧洲国家开始把健康促进的思维模式和工作机制引入学校,试行了健康促进学校的创建工作,并于 1992 年正式建立了欧洲健康促进学校网络。这一网络发展很快,至 1997 年已有 37 个国家加入。

WHO 西太平洋地区于 20 世纪 90 年代初积极倡导健康促进学校行动,并首先在澳大利亚、新加坡和斐济等国创建健康促进学校;1995 年 12 月制定并颁布了"健康促进学校发展纲领",并于 1997 年在我国召开西太平洋地区健康促进学校网络工作会议。从此,西太平洋地区的健康促进学校创建活动不断由试点走向推广。

我国自 1995 年开始健康促进学校试点工作。首先命名上海市数所学校为"健康促进学校实验基地"。1995 年 11 月,我国启动了北京、武汉和赤峰 3 个城市的 12 所中小学参加的"中国/WHO 健康促进示范学校"项目,随后又陆续启动了四川、云南省的"以降低学生肠道蠕虫感染为切入点发展健康促进学校",山东、浙江省的"以预防烟草使用为切入点发展健康促进学校"等项目。1996 年起,我国在北京、天津、上海、成都、洛阳、柳州、威海、昆明等 8 个世界银行贷款健康促进项目城市的试点学校,实施了以促进控制吸烟、营养失衡、高血压、缺乏运动、意外伤害、不安全性行为为主的学校健康促进活动。随后,试点范围从小学、中学到大学,从公立学校到私立学校,从普通中、小学到中等专业学校及聋哑学校,都取得了显著成绩和成功经验。有些地方已经把开展健康促进学校工作纳入了政府工作计划,将创建健康促进学校与城市的综合发展结合起来。

五、在学校开展健康促进的难点和解决策略

在当今中国应试教育的社会文化背景下,很多人由于不能够看到学生健康促进项目的直接健康益处,从而使得健康促进学校的推行面临一定的阻力。例如,学校领导层往往会因为一些健康促进活动挤占了学生的学习时间而担心影响升学率,甚至担心安排某些活动(如体育活动)可能会发生意外伤害事故而顾虑重重;教师方面,很多人认为学生健康问题并不是教师的责任,搞健康促进学校纯属多此一举。而对于家长而言,孩子的近视或肥胖等健康问题与考试分数相比,后者远比前者重要得多。为此,上海市按照健康城市建设的社会动员原则,加强了政府主导的力度,从政策干预和环境干预入手,结合健康教育等手段,积极稳妥地推进健康促进学校的工作。

案例 1　学校健康促进项目在上海推广实施中所取得的成功经验和面临的挑战

(1) 背景:自 1995 年,上海市通过开展 WHO"健康促进示范学校"的试点工作,世界银行贷款"疾病预防健康促进项目"(简称卫Ⅶ项目)中以控烟、合理营养、控制意外伤害和不安全性行为为优先项目开展学校健康促进活动,先后建立了相应的工作制度和规范,也积累了经验、锻炼了队伍。

2000 年 3 月,上海市教育委员会和上海市卫生局联合下发"健康促进学校的实施方案",使学校健康促进工作从单因素干预向多因素干预发展,并从项目区扩大到非项目区,2003 年联合命名 48 所"上海市健康促进学校"。

2003、2006、2008 年,上海市人民政府先后下发了实施《上海市建设健康城市三年行动计划》的通知(2003~2005 年、2006~2008 年、2009~2011 年)。为了将创建健康城市和健康促进学校工作紧密结合起来,上海市教委提出了在全市学校开展创建"健康校园"活动,会同市卫生局等部门制订并实施了 3 轮"健康校园"行动计划,旨在根据阶段性的目标任务,采取切实有效的措施,逐步改善影响学生身心健康的各种因素,增强学生体质。

(2) 上海市学校健康促进所采取的主要策略、措施与成效:

1) 加强政策支持。除了上述的"健康促进学校的实施方案"和"健康校园行动计划",上海市政府先后下发一系列政策文件,推动学校健康促进工作的开展。例如,在 2000 年 8 月下发的《上海市预防和控制慢性非传染性疾病中长期规划(2001~2015 年)》和 2011 年 3 月下发的《上海市健康促进规划(2011~2020 年)》中,明确提出了创建无烟学校和健康促进学校的目标;2011 年 6 月,上海市政府出台《上海市学生健康促进工程实施方案(2011~2015 年)》,切实提出了当前学校健康促进的具体工作内容。

2) 营造安全卫生的校园环境。作为学校健康促进的首要任务,近年来上海的教育行政部门通过加大资金投入,改进学校卫生管理水平,不断营造健康的学习环境、健康的饮食环境、无烟的校园环境,做到校园环境整洁,教室采光照明明亮均匀,课桌椅高度与就座学生身高相符合,教学楼厕所和洗手设施良好,为学生提供安全卫生、营养均衡的午餐和符合卫生标准的足量饮用水。

3) 调整教学安排,确保学生每天有 1 小时以上的身体活动时间。从 2007 学年开始,上海市的教育主管部门调整中小学校教学计划。一方面严格控制教学时间总量,减轻学生过重的课业负担,推迟中小学生早上到校时间;另一方面,要求本市中小学校调整并增加学生体育活动课时,实行"3 课、2 操、2 活动",即每个年级每周安排 3 节体育课、2 节体育活动课,每天安排广播操或健身操(不少于 1 遍)、眼保健操(不少于 2 遍),并开展了专项督查。据调查,本市中小学实施作息时间调整以来,小学生每天平均睡眠时间比原来增加了 22 分钟。同时,广泛开展学生阳光体育运动,实施初中毕业升学体育考试,促进学生养成体育锻炼的习惯。

4) 优化学校健康教育。学校开展健康教育是学生健康行为养成的有效途径。目前,上海市 95% 以上的中小学都能保证每周 20 分钟的健康教育时间。2010 年,上海市教委制定了《中小学健康教育实施方案》,把学校健康教育内容划分为循序渐进的 4 个等级,并通过梳理知识点,与多个学科教育有机结合,注重课堂内教学与课堂外教学活动结合起来,发挥学校健康教育的整体效应。

(3) 经验与挑战:从上海市的实践中我们可以体会到,健康促进学校的创建过程,是秉承包括躯体、心理、物质环境和社会环境健康方面及相互联系的现代健康理念开展的活动,既强调改善校园物质环境,又重视形成良好的校风,从而为促进学生身心健康发育、培养欢乐情绪和积极人生观等提供有力保障。经过近十几年在上海推广和实施,证实以下因素是健康促进学校项目成功的关键。

1) 政府主导是保证健康促进学校成功的关键。教育行政主管部门的倡导能够促使相关部门在原有工作基础上加大对学校物质环境建设等的投资力度,从而使保障学生健康成长的需求得到满足。因此,要充分发挥校领导的核心指导作用,将健康促进规划纳入学校工作计划,有明确的责任制度。

2）多部门合作可以促成学校健康项目的成功实施。参与人员的多层次性是健康促进学校的重要特点，其中不仅涉及学生，还涉及全体教职员工、学生家长和学校所在社区机构的成员。现阶段学生健康面临的挑战和问题变得非常复杂化、多样化，光靠学校卫生保健部门已经无法在其职责范围之内妥善地处理这些问题，只有在调动校内多部门的力量的基础上，才能有效地促使学生健康成长。

3）与社区和家庭的互动是健康促进学校的必要因素。学生健康意识和健康习惯养成，需要在日常生活中经常性地强化。鼓励家长参与学校健康促进活动，注意到家庭环境对促进儿童青少年健康的重要性，加强与社区的合作，把社区的健康服务与学校联系起来，进而全方位地促进和保护学生健康，可以为培养学生的健康行为提供良好的氛围和支持性环境。

4）不断丰富活动内涵、创新活动形式可以保持健康促进学校的永恒生命力。虽然我们强调政府部门的政策性因素是健康促进学校创建工作的主导力量，但是每一个学校的创新能力也值得鼓励。健康促进学校的工作目标是确定的，但是如何达成这些目标，却有待于每一个学校不断地根据校本实际而丰富活动内涵、创新活动形式，这样才能使学生不断强化自觉健康意识，掌握健康知识技能，发挥健康潜能。这也是健康促进学校的生命力和持续发展核心所在。

2011 年 7 月，上海市政府出台了《上海市学生健康促进工程实施方案（2011～2015 年）》，这是在全国率先而为的、由政府作出的对学校健康促进的承诺。如何科学、规范地在上海进一步开展健康促进学校的申报、评估和命名活动，展示"健康促进学校"在促进儿童青少年学生健康成长中的成功经验与做法，以推动本市学生健康促进工程的全面实施和目标实现，这是当前面临的重要挑战。为此，必须进一步加强专业技术部门对学校健康促进工作的指导，加强人力资源开发，加强宣传教育和培训，让学校老师明确在日常工作中如何开展健康促进、深刻领会健康促进学校具体做法。

（史慧静）

第三节　工作场所健康促进

工作场所健康促进（health promotion in workplace）已成为职业医学的重要内涵。国内外的卫生学家都深刻认识到保护职业人群健康的关键，不在于治疗有病的工人，而在于治疗有病的作业场所，故职业人群健康教育与促进又称作业场所的健康教育与健康促进。据 WHO 资料，目前世界上就业人口约占全球人口的 50%，而就业年龄段为 20～60 岁，可见职业人群是人类社会最富生命力、创造力和生产力的宝贵资源，他们的文化技术素养、身心健康和社会适应状态将直接影响国民经济发展和进步，影响企业生存发展和社会稳定。1994 年 10 月，在我国北京举行了 WHO 职业卫生合作中心会议，进一步讨论并正式通过了"人人享有职业卫生保健"的宣言。鼓励各国政府部门制定特殊的职业卫生政策和计划，包括制定适宜的法规，建立相应的组织机构。在 WHO 颁布的全球工人健康规划中，明确提出职业卫生，特别是小工业职业卫生必须与初级卫生保健相结合的方针。

一、作业场所健康教育与健康促进的概念

作业场所健康教育(health education in workplace)是指通过提供知识、技能、服务,促使职业人群自觉地采纳有益于健康的行为和生活方式。它的本质是行为矫正。职业场所健康促进(health promotion in workplaces)是指以教育、组织、法律(政策)和经济学手段,干预职业场所对健康有害的行为、生活方式和环境,以促进健康。它包含了企业管理的政策、法规和组织,职工的健康教育、积极参与改变不利健康的行为和环境、加强卫生服务等。通过采取综合性干预措施,以期改善作业条件、增进健康生活方式、控制健康危险因素、降低病伤及缺勤率,从而达到促进职工健康、提高工作生命质量(quality of working life)和推动经济持续发展的目的。其本质是行为和环境的双重矫正。

二、作业场所健康教育与健康促进的意义

(一)职业人群在社会发展中的地位

职业人群是人类社会最富有生命力、创造力和生产力的宝贵社会资源,他们的文化技术素养、身心健康水平、社会适应能力都将直接影响人类社会进步和国民经济的发展,同时也影响着企业的生产效率和企业的生存与发展。职业人群的年龄构成,一般是指 18～60 岁,这一年龄阶段是人们在一生中从事生产活动和其他社会活动最为复杂、时间最长、范围最广、其精力最旺盛的生命阶段。他们要同时承担着生产劳动、家庭生活、社会活动等多方面的压力和负担,他们既面临着与一般人群相同的公共卫生问题,又面临着特殊的职业卫生问题,尤其那些从事有毒有害作业的人们,可能会因为职业因素对健康的影响而丧失正常的劳动能力,甚至生活自理能力。因此对职业人群开展职业健康教育与健康促进活动,将对促进国民健康水平的提高具有重要的现实意义。

(二)职业人群健康教育投入相对少产出高

人类社会的一切物质财富和精神财富都是由职业人群创造的。如果职业人群素质包括健康素质低下,生产力水平则不能迅速提高,在国际竞争中就将总是处于劣势。这种"低素质—低生产力"的恶性循环会使某些国家总是处于落后状态。职业人群医疗费用急剧的上涨也同样影响着国民经济和企业经济效益的增长,据报道,20 世纪 50 年代初美国的卫生总费用只占国民生产总值的 4.4%,而在 80 年代中期则增至 10.7%;1981 年企业对健康保险投资是 688 亿美元,而 1985 年则增至 1 046 亿美元。1985 年因感染呼吸道疾病及外伤等所造成的工时损失仍高达 3.3 亿个工作日。过高的医疗费用开支和因病伤缺勤所造成的经济损失,同样制约着发达国家的经济发展,要想打破这种恶性循环,必须依靠发展教育和科学技术,同时也要靠发展卫生事业,特别是开展健康教育和健康促进活动,促进职业人群提高健康素质,提高生产力水平。因此,职业人群健康教育是一项投入少,成效大的工作。

(三)职业人群的健康问题的特殊性

职业人群作为社会群体,面临与一般人群相同的公共卫生问题挑战;而作为某一特定职业的群体,又面临诸如化学性、物理性、生物性职业危害因素,以及职业性心理紧张等因素的威胁,故职业人群面临双重的健康问题。因此,有必要给予优先的医疗卫生照料,并实施健康促进计划。

安全舒适的劳动环境、良好的作业条件、和谐的人际关系,或已经适应了的工作,或认为能充分发挥自己聪明才智和体现自己劳动价值的工作,都有利于人们的身心健康,与此相反,则有害于劳动者的身心健康。由于我国经济水平和科学技术水平的限制,那种理想和完美的劳动环境还十分少见,多数企业,尤其是工业企业还广泛存在着各种有害的职业因素。目前通常所说

的职业卫生或职业健康问题主要是指工农业生产过程中的劳动卫生或职业卫生问题。实际上，职业卫生还涉及其他各行各业。即使所谓工业生产中的职业卫生，目前所关注的也仍然是尘、毒、高温、噪声、振动等生产性有害因素对工人健康的影响。据初步统计，我国乡及乡以上工业企业中，约有 4 500 万名职工接触各种有害因素，其中 45％的人从事粉尘作业，20％的人从事化学毒物作业，另有 30％的人主要从事物理性有害因素的作业；由于作业环境恶劣，新的职业病患者不断发生，目前全国每年上报的新病例在 15 000 例左右，其中主要是难以治疗的尘肺病。职业卫生(occupational health)与职业健康问题在乡镇企业尤为突出。据卫生部 20 世纪 90 年代初的调查，80％以上的工业企业存在着明显的各种职业危害，1/3 以上的工人从事各种有害作业，作业环境中有害因素的浓度(或强度)60％ 以上超国家卫生标准，其职业病的检出率达 4.4％，可疑职业病的检出率达 11.4％。作为农村职业卫生问题的重点是农药中毒。目前我国每年使用农药近百万吨，农村直接和间接接触农药的人口在 2.0 亿人以上。农药的运输、保管、使用都可能使人发生中毒。据统计，每年由于使用农药而中毒，加上意外伤害的农药中毒人数至少数以万计。至于因接触农药而产生的健康影响则更无确切资料。可见职业健康教育与健康促进活动，不仅要面向国有大中型企业，更要面向众多的乡镇企业和农村广大的农民群众。

三、作业场所健康教育与健康促进的内容

职业人群作为社会群体，面临与一般人群相同的公共卫生问题挑战；而作为某一特定职业的群体，又面临诸如化学性、物理性、生物性职业危害因素，以及职业性心理紧张等因素的威胁，故职业人群面临双重的健康问题。相应地，职业健康教育也应包括与职业卫生有关的健康教育和与一般生活习惯有关的健康教育。

(一) 与职业卫生有关的健康教育

1. 职业卫生知识教育 通过各种形式的传播媒介、卫生服务和干预措施，使职工了解自己及其所处的环境，包括人的基本生物学特征、生活和作业环境、可能接触到的有害因素，以及个人的癖好、行为和生活方式等；了解上述个体及环境因素对健康的可能影响；参与环境和生产方式的改变，控制影响健康的危险因素，自觉地实行自我保健。

(1) 改善劳动环境，治理职业有害因素，预防职业病的发生。几乎所有的工农业生产及科学研究过程中都会产生这样或那样的尘、毒、物理性有害因素，因此治理和预防粉尘、化学毒物及工作场所物理性有害因素等危害是目前职业卫生工作的重点，也是职业健康教育工作的重点。

(2) 改变不良作业方式，预防有关工作疾病。不良作业方式一方面由客观的劳动生产所决定，同时也与个人主观的习惯有关。例如，长期站立作业，如售货员、理发员、外科医生等，由于重力作用可引起下肢静脉曲张、痔疮、内脏下垂等，其他一些引起视力疲劳的作业、强迫体位作业、搬运作业及视屏(VDT)作业等都可引起相应的某些疾病。因此，应通过健康教育，改变不良作业方式，预防有关工作疾病。

2. 职业心理健康教育 作业环境中除存在的生物性、化学性和物理性因素可致职业性病损外，劳动过程还可能存在精神及心理方面的不良因素，构成职业性紧张(occupational stress)。与作业环境有关的不良心理因素包括：工作超负荷、工作量不足、作业管理不善、职业缺乏保障、工作单调及轮班制工作等。精神紧张不仅可引起神经症状或心因性精神病，同时也与其他慢性疾病有关。精神紧张可以是身心疾病的病因，也可能是诱因或促成因素。由于精神紧张，首先使自主神经功能或内脏功能发生变化，当这种变化是可逆性的生理反应时，称之为"心理生理反应"，当这种变化为持续性或器官组织已发生病理变化时，则称为"身心疾病"。

引起精神紧张或精神疲劳的职业或工作很多,尤其在目前激烈竞争的社会环境中,常见的易引起精神紧张或精神疲劳的工作主要有:①长期从事简单重复的作业,如各种流水线作业人员、司机、收银员等;②长期与社会、家庭隔离的工作,如远洋航运、捕捞,天文观测与极地考察等;③上班时间经常变动的工作,如医务人员、火车司机等;④精神高度集中的工作,如高空作业、宇航与导航、监听与监视作业等;⑤企业管理者;⑥工作环境中不良的人际关系,尽管并非职业本身所致,但也是职业人群常见的精神紧张因素之一;⑦职业变化或失业、下岗和多余人员分流而造成的心理恐慌及思想不稳定等。

减轻或消除精神紧张的办法与措施应从多方面入手。首先要求企业的管理者采用先进的管理模式,合理地组织劳动与生产,正确地处理管理者与职工之间的关系,同时也要对职工不断地进行生产技能与思想认识的培训与教育,同时进行心理卫生的健康教育,即根据职工的心理生理特点,教育职工摆正自己的社会地位和角色,充分认识自己的能力、作用和价值,和谐地处理人际关系,使之感到劳动和工作成为人生的需求。对于精神或心理有异常表现者,应尽快进行心理咨询、诊断和治疗;对于已有其他病症者也应尽快进行诊治。

3. 对缺乏医务照料职业人群的健康教育 1987年,WHO执行局第七九届会议指出:"某些未包括在国家卫生服务范围内的职业人群,如农业工人、乡镇企业工人、未成年工人及雇工等,应视为'缺乏医务照料的职业人群'(underserved working population),应给予充分重视。"

由于地理、交通、经济及文化和风俗习惯等方面的原因,农业工人(农民)所能得到的医务照料远不及城市工人。但他们同样受到各种职业危害因素的威胁,如工伤、化学中毒和高温中暑等。除此还受到与农村特殊环境有关的"职业性危害",如人畜共患疾病、破伤风、疟疾、丝虫病、血吸虫病、毒蛇及节肢动物咬伤等的威胁。同时由于农村职业人群文化程度低,构成广(包括男女老少),生产方式落后且场所分散,难以实施成套的"健康教育规程",通常是通过初级卫生保健(PHC)加以贯彻,例如:①扩大基层卫生保健网的覆盖率,改善服务质量;②举办短训班,对基层卫生医务人员进行职业健康教育,以便对农业职业人群开展基本的职业卫生服务,并与初级卫生保健紧密结合;③通过农村新闻媒介及通俗读物对农业职业人群进行促进健康的教育。

近年我国乡镇工业得到迅猛发展,据估计全国乡镇企业数达200万个以上,乡镇企业职工人数达9 000万。随着乡镇工业的迅猛发展,乡镇企业尘毒等职业危害也日趋严重。由于生产技术落后,企业管理水平低,作业场所污染严重,空气粉尘及毒物浓度的"点合格率"远低于市区国有企业。如水泥尘的点合格率,乡镇企业与市区全民企业相比为0∶1,铅为0.06∶1,矽尘为0.32∶1,苯为0.58∶1,等。对乡镇企业职工的"健康促进活动"亦应与农村的初级卫生保健相结合。原则和方法与农业职业人群相仿。

4. 职业卫生法制教育 职业卫生法制教育与职业健康教育可互相促进。由于职业卫生问题是劳动者在从事某种工作过程中"被动"接受的,因此企业领导或组织者应对此负有责任。有关的法律法规已规定了企业负责人应当向工人说明有关职业危害,工人也有权知道其有害性,以保护自身的合法权益。但是,如果工人和企业领导者缺乏职业卫生法律知识,就不可能真正了解各自的权利、义务和责任,如果企业领导或工人不知道存在着职业危害,则企业领导就不会按照有关法律法规的要求去改善劳动环境或劳动条件,也不会支持或重视环境测定和健康体检,企业职工也不会主动参与环境改造及健康体检。因此,职业安全卫生法规教育也应作为职业健康教育的重要内容之一。

(二) 与行为生活方式有关的一般健康教育

职业人群的健康不仅受职业因素的影响,同时也受到一般人群所暴露因素的影响,如生物因素、生活环境因素、个人行为与生活方式等,是社会各人群所共同面临的问题。因此对职业人群也必须进行一般性健康教育。一些公共暴露因素往往会加强职业因素的危害程度。

1. 戒烟教育　吸烟是心脑血管病、呼吸道疾病及肺癌的重要危险因素,而某些职业因素恰好也是这些疾病的重要危险因素,当这些职业与非职业危险因素同时存在时,其危害效果将是协同作用。例如,吸烟可刺激和破坏呼吸道黏膜,使之排出异物的功能下降,而粉尘也有类似的作用,因此粉尘作业工人如果同时又吸烟,则使吸入到肺泡的粉尘颗粒更难排出体外,因而可促进尘肺病的发生;吸烟可促使气管炎发病,如同时接触刺激性气体,则可使发病率增高,呼吸道症状也可明显加重;职业流行病学研究证明,吸烟可使从事铬、镍、铀、石棉作业工人肺癌增加几倍,甚至十几倍,可见戒烟教育的重要性。

2. 节制饮酒　过量饮酒与醉酒是导致工伤交通事故的重要原因之一。此外,由于一切有机化学毒物,也包括乙醇,都要在肝脏进行分解代谢,因此饮酒可加重肝脏负担,更容易使其他化学毒物加重对肝脏的破坏作用,同时也可使中毒症状加重或更易引起中毒。所以节制饮酒的教育对某些职业人群具有重要意义。

3. 营养与合理膳食教育　一些从事重体力劳动的职工,由于劳动强度过大,尚有营养不足的问题,因此应给予充分的营养。例如,冶金、砖瓦等高温作业的人群,由于大量出汗而失去盐分和水分,此时应合理地补充盐和水及维生素类等,否则会出现疲乏无力、食欲下降、睡眠困难等症状。此外,一些从事脑力劳动,又缺乏锻炼的人要防止食入过多,营养过剩。因此,要通过健康教育指导,使不同的职业人群有针对性地补充不同的营养,合理安排膳食。

4. 一般卫生习惯教育　经常洗手洗脸刷牙和洗澡,保持良好的卫生习惯,对某些职业人群则具有特殊意义。职业卫生学与毒理学研究结果表明,化学毒物进人体内的途径主要是呼吸道、消化道和皮肤,因此不在有尘毒危害的现场吃喝、休息,可减少毒物进入体内的机会;如接触铅等金属毒物的作业,经常洗手可以防止其从消化道吸收;农药、有机化合物、金属毒物粉尘等可污染皮肤及衣物,经常清洗不仅可防止本人吸收中毒,也可防止给家庭成员带来危害;保持劳动现场清洁对预防尘毒污染也有明显效果。此外,金融业、售票员、售货员等经常接触现金货币者,其消毒、洗手对防止肝炎等肠道病的传染是十分重要的。

四、作业场所健康教育的实施

目前,职业人群的健康促进尚处于起步阶段,传统的职业卫生与安全仍占主导地位。目前,已开展此项计划的多数国家多侧重于纠正个体的某一行为危险因素,而较少考虑各种因素的综合作用和采取综合性干预措施。我国有优越的社会主义制度,工矿企业有较严密的组织系统和广泛的社会协作基础,许多企业已具备开展全方位的工矿企业健康促进计划的条件。1996 年 7 月成立的"中国健康教育协会工矿企业健康教育委员会"强调发挥各工业部委(局)、总公司及所属主管单位和总工会,以及计委、劳动、环保等相关机构,新闻媒介和企业自身的作用,逐步实施《中国工矿企业健康促进工程》,创造经验全面推广。

(一) 提高认识,争取领导支持

职业健康教育与健康促进项目的投入一般比较多,尤其在作业环境改造过程中,企业要有较多的投资,且在一段时间内见不到效益,因此政府和企业管理部门往往积极性不高,这就需要对领导层进行教育开发,取得政府和主管部门的支持,争取政府将职业卫生问题纳入初级卫生保健考核指标和当地社会经济发展总体计划,这样才能从政策,法规及经费等方面得到支持。

(二) 推广适宜技术,改善作业环境

职业健康水平的提高或职业病发病的下降,关键在于作业环境的改善及有害作业点的技术

改造。因此,在计划的实施过程中需要根据不同行业、不同作业的特点,在健康促进策略的指导下,实行跨部门协作,总结和推广各种适宜的治理技术。

(三) 计划实施的主要原则

1. 生动而准确的原则 所谓生动即指教育方法应具有艺术性,这样才能让职工容易接受;所谓准确即指教育内容的科学性。由于职业卫生内容繁杂、特殊,从事健康教育者自己要首先充分掌握各种职业卫生知识和防护技能,才能准确有效地对群众实行指导。

2. 职业安全教育与健康教育相结合的原则 安全问题是企业突出的问题,许多职业安全与职业卫生问题往往交叉在一起,因此将职业安全教育与职业健康教育有机地结合,将节约人力、物力、时间并收到良好效果。

3. 分类教育的原则 由于职业危害是在劳动过程中产生的,而工人又是"被动"接受的,因此国家有关法规规定了企业的责任。作为健康教育工作应掌握的原则是对职工既教育职业有害因素对健康的危害及防护措施,又避免过分强调职业危险因素的存在而影响正常的生产,而对企业一级,则应以健康促进的策略,促使企业严格执行国家的有关法规,积极改造劳动环境及条件,改进生产工艺,最大限度地减少职业危害对职工健康的影响,保护劳动者健康为主要目标。

(四) 计划实施的具体方法

1. 对全社会的广泛性职业健康教育 即通过电视、广播、书报、杂志等广泛传播有关职业卫生知识。政府官员、企业领导、普通群众都可随时随意收听、收看和阅读,完全可以"各取所需",提高全社会职业健康知识水平。

2. 直接对企业的教育 根据不同行业或企业的职业卫生问题,可采用不同形式和不同内容对不同企业的领导和工人进行教育,其形式如版报、漫画、宣传手册等;有条件的大型企业可在车间休息室播放录像,或充分运用企业社区的闭路电视播放健康教育节目;利用企业领导工作会议机会,发放宣传资料。播放录像或小讲座等也是比较有效的形式;对新上岗或换岗工人要进行有关的职业卫生教育培训,使之一开始就掌握必要的自我防护技能。医务人员随时教育也有很好的效果,可利用职业病患者在住院、门诊时给予教育,然后通过他们再教育其他工人。

五、作业场所健康教育的评价

(一) 评价的类型

职业健康教育的评价与其他人群的健康教育具有共性,可分为形成评价、过程评价、近期效果评价、中期效果评价及远期效果评价。

1. 形成评价 在职业场所健康教育计划执行前或执行早期对计划内容所作的评价。包括为制定干预计划所做的需求评估及为计划设计和执行提供所需的基础资料,其目的是使计划更完善、更合理、更可行、更容易为职工所接受。

2. 过程评价 随时了解工作进程和控制工作质量,包括组织领导落实情况、教育方法、传播渠道、宣传培训材料的设计、选择及预试验等方面的质量和效果,相关的厂纪厂规政策的制定、出台和实施情况,健康教育的覆盖面,每次活动群众参与的数量和接受情况、满意程度,专项经费是否到位等。

3. 效果评价

(1) 近期效果评价:主要评价知识、信念、态度的变化、健康知识的普及率。

(2) 中期效果评价:主要评价职工行为生活方式的变化、健康行为的形成率、环境中危害因素的变化、卫生服务的完善和提高等。生产环境符合国家卫生标准的状况。

（3）远期效果评价：主要评定有关发病率、患病率、伤残率、死亡率等下降情况，人均期望寿命、生活质量的提高，干预投入、产出的成本效益分析和成本效果评价等。

（二）作业场所健康教育评价的指标体系

由于职业卫生是一项政策性很强的工作，具有本身的特性，因此作好职业场所健康教育评价的关键在于指标的选择及评定指标的权重大小。评价的指标大致可归纳为支持指标、工作指标和效果指标三类。

1. 支持指标

（1）领导支持：试点地区或企业重视，成立领导小组，制订实施方案。将厂矿企业的健康促进工作纳入本地区或企业经济和生产发展计划，作为考评指标，认真组织实施。

（2）组织支持：企业内各部门配合，有各级健康促进网络组织，有专、兼职健康促进人员，有以法制保障为基本特征的健康教育服务体制。

（3）经济支持：企业保证健康促进和健康教育经费的投入，并逐年有所增长。

2. 工作指标　包括：①企业领导、管理人员和技术工程人员接受职业健康教育（包括安全职业安全法规和职业危害防治知识）和一般健康教育的培训覆盖率；②职工接受职业健康教育（包括职业安全法规和对职业危害的知情权）和一般健康教育（培养良好行为生活方式）的培训率；③企业职工健康监护档案建档率；④企业职工就业前体检和定期体检率；⑤企业环境卫生监测率；⑥建立健全有关工作场所健康促进的规章制度的情况；⑦厂区绿化覆盖率。

3. 效果指标

（1）近期效果：如企业领导职业健康教育和一般健康教育知识的知晓率；职工职业健康教育和一般健康教育知识的知晓率。

（2）中期效果：如职工健康行为形成率（吸烟、体育锻炼、劳动防护用品的使用等）；职工健康监护合格率；厂区、公共场所、办公室、宿舍、食堂等卫生达标率（一般生活性环境监测）；工作场所环境监测合格率（尘、毒、噪声等有害因素的职业环境监测）。

（3）远期效果：如职业性病伤发病率逐年递降率；职业病发病率逐年递降率；职工年均医药费；非职业性慢性病发病率（如高血压、糖尿病、肿瘤等病）。

（李　枫）

第四节　社区健康促进

为什么长期的行为改变失败率会达到 80% 以上？大多数健康促进策略能帮助个体改变健康危险行为，如自助手册发放、个体辅导、小组教育课、支持团体、健康风险评估等。然而，对这些策略的评估表明大多数参与者的长期行为改变是非常困难的。

社区是实施健康促进的重要场所。深层次的健康问题只能通过人们自身解决，利用当地的资源和政策承诺尤其重要；社区中的人能够通过他们自身的集体努力来促进健康。社区能够提供基本的健康设施和卫生服务。社区是自然环境、社会环境以及环境与服务提供之间相互作用的整体。

健康促进计划需要社区来支持健康的行为。社区和其领导必须动员起来，以提供基于社区的健康促进计划：

（1）以社区为基础的健康促进目标在于整个社区。习惯的改变可能会开始在个人或家庭的水平，但保持改变依赖于在社区层面的强化。计划需侧重于社区整体并使之成为积极的和促成性的，家庭、媒体、雇主、教育工作者、志愿及专业团体、医疗机构和政府都发挥积极和正面的作用来改变这些社区里的使人们置于健康危险之中的因素。

（2）以社区为基础的健康促进需要在多层面上采取行动。来自社区许多领域的精心策划和协调行动对于健康行为的改变是必要的。基本策略是为居民提供健康信息，发展为居民实践健康的选择的机会，通过提供经济和其他激励措施和政策来鼓励这些机会。

（3）以社区为基础的健康促进有很多教育性的成分。需要个人、团体和社区各界的教育措施来影响健康行为的改变。

（4）以社区为基础的健康促进的目的是有效的公众参与。人们需要参与在决策过程中，共同为他们的社区确定适当的战略。涉及社会各阶层的规划和实施方案，确保合作与协调是健康促进工作成功的关键。

（5）以社区为基础的健康促进的重点是人的基本健康。健康促进需要在人们出现症状前到达，改变健康行为以防止疾病，伤残和死亡。我们的目的是鼓励人们通过改变生活方式来提高他们的整体健康和福祉。

大多数社区想知道其他社区是如何来促进健康的。例如，他们使用了什么样的资源？他们开发了什么材料？他们有什么工作方案？他们有什么样的样本？

一、社区定义

社区是指有共同文化的居住于同一区域的人群。在具体指称某一人群的时候，其"共同文化"和"共同地域"两个基本属性有时会侧重于其中一点。如"和平里社区"、"四方社区"是侧重其共同地域属性，而"华人社区"、"穆斯林社区"、"客家社区"等则侧重其共同文化的属性。无论所指侧重哪种属性，社区一词都是强调人群内部成员之间的文化维系力和内部归属感。对于社区而言，层级网络和支持系统是一个很重要的因素。社区规模通常被一些地理因素所限制，如主要的街道、铁路、绿化带等。这些常驻居民能确定他们自己在社区的身份，并认为自己对该地区提供的服务及其效果享有权利。在现代社会，人们的交流碎片化，社区内沟通存在各种困难。社区提供了人们居住、生活和娱乐的环境，同时社区内也形成众多弱势群体。例如，老年人和那些低收入人群，他们中的大部分人在社区里独居。社区亦代表了人际关系的理想状况，如紧密的交往、互相照顾、关怀、合作、支持及依赖。社区亦可以有经济、教育、社会参与、感情及社会控制等5个方面的功能。

为了完成一个社区评估并确定社区健康，决策需关注以下问题：

（1）多大（一个社区、一个城市或一个县）？

（2）什么是其主要的社会机构或部门（教育、保健、娱乐、商业、宗教、媒体、民间组织、政府等）？

（3）社会互动的模式是什么（俱乐部和网络）？

（4）社会控制在哪里（影响群体、关键的决策制定者、权力结构）？

（5）涉及的社区领导者有哪些？

（6）如何确定意见领袖？

（7）谁构成了社区呢（特殊人群，如高比例的青少年或老人）？

（8）你的社区是以何种方式提供你健康的环境？

（9）它会以何种方式损害你的健康？

二、社区环境

环境有自然环境与社会环境之分。自然环境是社会环境的基础,而社会环境又是自然环境的发展。

1. 自然环境(natural environment)　自然环境是环绕人们周围的各种自然因素的总和,如大气、水、植物、动物、土壤、岩石矿物、太阳辐射等。这些是人类赖以生存的物质基础。人类是自然的产物,而人类的活动又影响着自然环境。自然环境不等于自然界,只是自然界的一个特殊部分,是指那些直接和间接影响人类社会的自然条件的总和。随着生产力的发展和科学技术的进步,会有越来越多的自然条件对社会发生作用,自然环境的范围会逐渐扩大。然而,由于人类是生活在一个有限的空间中,人类社会赖以存在的自然环境是不可能膨胀到整个自然界的。自然环境改变时,社区人群也许会认为对自己影响不大,但可能会对当地生活质量产生很大影响。下面将重点介绍社区的社会环境。

2. 社会环境(the social environment)　是指人类生存及活动范围内的社会物质、精神条件的总和。

社会环境是在自然环境的基础上,人类通过长期有意识的社会劳动,加工和改造了的自然物质,创造的物质生产体系,积累的物质文化等所形成的环境体系,是与自然环境相对的概念。社会环境一方面是人类精神文明和物质文明发展的标志,另一方面又随着人类文明的演进而不断地丰富和发展,所以也有人把社会环境称为文化-社会环境。

广义社会环境就是指我们所处的社会政治环境、经济环境、法制环境、科技环境、文化环境等宏观因素。社会环境对我们职业生涯乃至人生发展都有重大影响。狭义仅指人类生活的直接环境,如家庭、劳动组织、学习条件和其他集体性社团等。社会环境对人的形成和发展进化起着重要作用,同时人类活动给予社会环境以深刻的影响,而人类本身在适应改造社会环境的过程中也在不断变化。

社会环境的构成因素是众多而复杂的,但就对传播活动的影响来说,主要有 4 个因素:①政治因素,包括政治制度及政治状况,如政局稳定情况、公民参政状况、法制建设情况、决策透明度、言论自由度、媒介受控度等;②经济因素,关系到经济制度和经济状况,如实行市场经济的程度、媒介产业化进程、经济发展速度、物质丰富程度、人民生活状况、广告活动情况等;③文化因素,是指教育、科技、文艺、道德、宗教、价值观念、风俗习惯等;④信息因素,包括信息来源和传输情况、信息的真实公正程度、信息爆炸和污染状况等。如果上述因素呈现出良好的适宜和稳定状态,那么就会对大众传播活动起着促进、推动的作用;相反,就会产生消极的作用。

社会环境还包括社区居民之间交往的程度、志愿者组织及政府组织的活跃程度,也影响着卫生服务的供给。提供给社区的服务包括场所,如商店、邮局、保健场所、工作场所、运动场所、社区市民中心、交通系统以及上述场所内所实施的活动。

三、社区生活质量的影响因素

社区生活质量是对健康具有重要影响的因素。Wilkinson 在 1996 年提出几种影响生活质量的因素包括社会凝聚(social cohesion)、社会资本(social capital)、社区组织(community organization)、社区服务(community service)等。

(一) 社会凝聚

社会凝聚是一个很广泛的名词,有些人希望用一些比较狭窄及针对性的定义,如社会接纳

(social inclusion)来关怀及协助弱势群体。然而,有不少人认为其太狭隘及针对性的定义难以促成整体的社会凝聚。这里我们采用了伦敦大学经济学院的社会排斥研究小组的定义来看待社会凝聚,包括物质满足(material well-being)、参与生产(participation in productive life)、教育(education)、健康(health)、社会参与(social participation)。这些社会行为,都会产生社会效果,影响社会资本的积累。社会凝聚涉及社会整合和社会团结方面的情况,关注必要的、有助于社区建设的、集体认可的价值基础和规范,并以社会信任和社会资本为核心概念,对个体自我实现和社会发展都非常重要。

(二) 社会资本

1. 社会资本的定义和特征　根据世界银行社会资本协会(the world bank's social capital initiative)的界定,广义的社会资本是指政府和市民社会为了一个组织的相互利益而采取的集体行动,该组织小至一个家庭,大至一个国家。对于社区而言,社会资本反应的是人与人之间的信任关系,以及他们与环境和服务提供之间的相互作用。社会资本提供了在涉及公共利益的领域中集体行动的基础。

社会资本发展的最终目标有两个主题:经济繁荣与可持续发展。前者是经济目标,后者不仅是社会目标,还牵涉到社会发展和公平正义等领域。发展社会资本需要培养和巩固社会凝聚力,而它是通过一些载体及社会组织和网络来维系和巩固社会关系和支持社区参与的。

尽管社会资本是无形的,而且其形式也各不相同,它还有着自己显著的特征。首先,社会资本与物质资本、金融资本、人力资本具有很大的相似性——它们都能够促进社会和经济发展,有助于控制社会和经济资源。具体地说,这些资本相同的特点包括:①是通过积累而形成的;②具有规模效应;③需要不断地更新;④具有生产性。

此外,社会资本有两种不同的"社会-经济"特征:①它可以被视为一种社会网络,是资讯的沟通与联系,促进资源的流动性,扩大了个人及组织机会的来源。②它亦可被视为一套自觉的社会规则,一种稳定的社会契约及共识,不需要通过政府介入的成本,强调合作精神与互信基础,因此提高整体社会效率。

社会资本与物质资本、人力资本既有相似性,也有区别。不同之处体现在:①在使用上可以达到互惠的效果;②不可让渡,具有个性,与拥有者共存,并有使用范围;③是可再生性的,非短缺的;④其作用的发挥是直接通过不同主体间的合作实现的;⑤其作用不仅体现在生产价值上,而且体现在有关方面可以共享收益上,体现在对共同体的维持和促进上,因此虽然社会资本有所有者,但是其利用的效果更具有社会性,收益有更大的扩散性。

2. 社会资本的维度　由于社区资本测量的复杂性,我们必须在不同的测量体系中提炼出一些得到不同研究者公认的核心维度。一些文献对现有的社会资本测量研究就行了归纳和分析。例如,Silva综合分析了28篇文章,他发现一共存在十一类不同的指标,其中有三类指标与社会资本的概念不太吻合,其归纳社会资本的8个主要维度,包括信任、社会凝聚力、社区归属感、参与社团、社会网络、社会支持、参与公共事务及家庭社会资本。

3. 社会资本的测量

(1) 对社会资本进行强化社会互助关系及网络,加强资讯交流,降低交易成本方面的测量时可考虑以下几项:

1) 社区参与:社区群体的参与程度、参与社区事件的决策。

2) 邻里关系:邻里在生活上的互帮互助。

3) 家庭和朋友联系:联系的密度。

(2) 对社会资本进行建立及量化社会规范,增强社会凝聚力方面的测量时可考虑以下几项：

　　1) 社会背景的能动性：居民是否自觉协助他人？

　　2) 信任和安全感：是否将社区当作家庭一样？

　　3) 差异化的承受力：能否接受别人与你的不同之处？

　　4) 生活价值：满意自己的生活？

　　4. 社会资本的实践

　　(1) 建立载体：

　　1) 建立和加强个人的社会网络。

　　2) 建立邻里网络。

　　3) 成立互助组织。

　　(2) 强化凝聚力：

　　1) 通过社区教育，鼓励及强化社区参与。

　　2) 建立及强化正面的社会规则，减低社会排斥、边缘化等负面影响。

　　3) 加强公德心、社会宽容、社会良知的培养。

　　(三) 社区组织

　　通过各种干预方法，个体、团体和组织参与到有计划的集体行动来处理社会关注的问题。社区意识和参与对于以社区为基础的健康促进的成功是至关重要的。社区组织(community organization)是通知和纳入项目人员的工具。在社区领导和社区居民不断增加的参与下社区被动员起来。

　　社区组织发展步骤如下：

　　(1) 筹建一个核心规划小组。

　　(2) 向核心小组介绍并讨论数据。

　　(3) 确定目标人群和有可能成功的干预。

　　(4) 编写可测量的目标/制订一个工作计划。

　　(5) 识别潜在的联盟成员。

　　(6) 招募联盟成员。

　　(7) 澄清联盟的使命及每个成员的角色。

　　(8) 努力建立参与、所有权和共识。

　　(9) 提交联盟责任以被团体接受。

　　(10) 组织工作团队。

　　(四) 社区服务

　　社区服务(community service)就是一个社区为满足其成员物质生活与精神生活需要而进行的社会性福利服务活动。提供足够的服务设施是保障健康和社区生活必不可少的条件。有证据表明，任何社区发展工作都能通过增加社区接触、信任、社会资源从而促进健康。社区服务的特征包括：①社区服务不只是一些社会自发性和志愿性的服务活动，而是有指导，有组织，有系统的服务体系；②社区服务不是一般的社会服务产业，它与经营性的社会服务业是有区别的；③社区服务不是仅由少数人参与的为其他人提供服务的社会活动，它是以社区全体居民的参与为基础，以自助与互助相结合的社会公益活动。

　　社区健康服务项目的宗旨是：①改善生活质量；②满足最弱势群体的需求；③鼓励社区参与；④完成本地区和全国相关的健康策略，如健康行动区。

当前要重点开展好的社区服务是:面向群众的便民利民服务,面向特殊群体的社会救助、社会福利和优抚保障服务,面向下岗失业人员的再就业服务和社会保障服务。社区服务是我国改革开放以来探索的一条贴近基层、服务居民的社会化服务新路子。

国外发达国家在发展社区服务中的有益经验值得我们借鉴与学习:

(1) 吸引多方参与社区服务供给。在发达国家,社区服务由政府单一主体垄断供给向政府、市场、个人及第三部门多元互动模式演进,对维护社会资源分配公平和社会公正有着积极作用。多元主体的引入,既有利于政府将有限资源用于社会核心公共服务及设施的供给,同时有利于形成社区服务供给的竞争机制,目的在于为居民提供更优质、更充足的社区服务。

(2) 确保政府的有效监管。在北欧国家,社区服务具有高度的制度化特征,政府将对社区服务提供工作规范、进行技术指导,甚至要求服务提供者接受专业培训,从而保证社区服务供给到位。在多元服务供给主体的新形势下,政府不再是公共服务及设施的垄断提供者,而是多方利益的协调者,因此要提高监管水平和利益分配的协调能力,形成激励机制,促进多方合作链最优运作。

(3) 提高公共财政投入比例。从发达国家在基本公共服务领域的投入来看,挪威用于家庭养老、福利、卫生及就业等社会发展方面的投入占政府总支出的 67%;美国联邦政府在社保、贫困、卫生等方面的投入占政府总支出的 60%。我国在社保、卫生、教育等公共服务方面的投入仍有待提高。尤其是在社区层面,一些福利性公益性的社区公共服务项目存在较大的资金缺口,加剧了社区基本公共服务需求和供给之间的矛盾。

案例 2

....

(1) 处理社区问题。例如,对私家车的过度依赖问题似乎已经在英国成为巨大的挑战。英国心脏病基金会和农委会提出“走向健康之路”行动以应对私家车的过度依赖并形成健康生活方式。这项运动,与其他健康促进项目的活动互为补充。该项目建议在当地制定适应本地的步行计划。该活动除带来健康效应外,还发现了以下益处:

1) 改善自我形象和社会关系。

2) 促进邻里关系和社会联系,有助于回归社区。

3) 解决社会孤立问题。

4) 通过更多的人在公开场合劝阻不健康的行为。

(2) 在英国,“健康小区”似乎有助于解决特殊人群的特殊健康问题,在这些人群中老年人口占较大比例。在社区中利用已存在的社区资源(如交通、宾馆、俱乐部、学校等)支持初级卫生保健团队工作以促进健康。

尽管健康小区方式有助于为某些人群提供支持服务,但已有研究证实其无法解决涉及经济领域的问题:

1) 缺乏服务和运输。

2) 低收入以及季节性收入。

3) 高的生活成本,包括住房成本。

4) 限制工作机遇,特别是对妇女。

(3) 香港家庭及社区服务概况:家庭及小区服务(表 12-1)是从个人、家庭及小区层面介入,以强化家庭的支持和关怀功能,推动自助互助积极参与小区的动力,提升家庭及小区的生活质素,最终达到小区共融。

表 12-1　香港家庭及社区服务

服务种类	服务内容	服务单位 （截至 2012 年 12 月）
综合家庭服务中心	为家庭提供教育性、发展性、治疗性等的小组及个案辅导工作。同时，综合家庭服务中心并有工作员提供外展的服务，以接触有需要的家庭	65 个单位（社会福利署：41 个；非政府机构：24 个）
家庭调解服务	由一位合乎专业资格及公正的第三者（调解员）负责协助家庭成员以协议方式处理分居或离婚事宜	9 个非政府社会服务机构
保护家庭及儿童服务课	社会福利署设立特别的部门，目标性地处理虐待配偶及虐待儿童个案	11 个保护家庭及儿童服务课
家庭暴力及性侵犯服务	妇女庇护中心：为协助受家庭暴力困扰的妇女及子女提供临时的居所而设	非政府机构营办 5 个政府资助的妇女庇护中心，提供约 260 个宿位
	家庭危机支持中心：为家庭关系紧张的人士提供短暂住宿及辅导服务，协助疏导情绪	1 个家庭危机支持中心
	施虐者辅导服务：根据《家庭暴力条例》，部分被颁强制令的施虐者可能被强制要求接受施虐者辅导。社署接到法庭的个案后，将转介案主至非政府机构接受服务	6 个非政府社会服务机构
	性暴力受害人服务：现在有一所机构设立特别服务，分别提供医疗及性辅导的一站式危机支持服务。社会福利署及危机介入及支持中心也会 24 h 为受害人提供危机支持服务；此外，危机介入及支持中心亦会提供临时住宿服务	1 项由非政府机构自行营办之性侵犯受害人一站式危机介入服务计划、1 个危机介入及支持中心
	家庭暴力受害人支持计划：为家庭暴力受害人提供一系列的信息、情绪支持及陪伴服务，减轻受害人在面对司法程序及生活突变所引致的彷徨和恐惧	1 所非政府机构提供服务
小区中心	为小区内所有年龄人士提供一个聚首的地方，通过举办活动，推动小区融合、社会责任及自助互助精神，并同时加强个人及家庭的能力，解决小区内的问题，促进及改善小区的生活质量	13 个小区中心
邻舍层面小区发展计划	在普遍缺乏小区及福利设施、贫乏及过渡性的小区提供小区发展服务	17 个工作队
边缘社群支持计划	通过外展服务、支持服务、个案辅导、小组服务等帮助释囚、精神病康复者和露宿者重投社会	1 个工作队
市区重建小区服务工作队	协助受市建局重建项目（包括由房屋协会执行项目）影响的居民，提供个人及家庭辅导服务，特别协助弱势社群重建小区支持网络，并提升他们的自助互助能力	共有 3 个非政府社会服务机构于港岛及九龙提供服务
驻屋宇署社会服务	协助受屋宇署维修或清拆影响的人士或家庭处理情绪或经济困难	共有 4 个非政府社会服务机构营运服务
防治药物滥用的服务	推广小区预防药物滥用工作，并为药物滥用者提供辅导、戒毒服务、善后及就业服务等，以协助他们重返社会	共有 27 个政府及非政府社会服务机构提供住院戒毒治疗及复康、预防及支持辅导服务和门诊治疗服务

续 表

服务种类	服务内容	服务单位 (截至 2012 年 12 月)
少数族裔人士服务	提供不同类型的服务予居港的少数族裔社群,以建立及加强居港少数族裔的互助支持网络,并协助居港少数族裔适应香港的社会环境以及融入主流社会,同时亦增加本地居民和居港少数族裔之间的互相了解,促进种族融和	4 个少数族裔人士支持服务中心另外,超过 60 多个非政府社会服务机构单位提供其他相关服务

1) 香港的家庭面对多方的挑战。政府应从政策、服务及资源上作出完善及长远的规划,及早配合施政与服务的措施,以支持家庭发挥其功能,巩固社会的发展。社会服务提供商之间将透过更紧密的协作,并与跨专业合作,如医护、教育及法律界合作,就家庭教育、预防及打击家庭暴力、滥用药物及促进社会共融事宜上,共同发展专业的服务,为香港家庭提供优质的支持。

2) 强化家庭功能——推动家庭友善社会环境。在经济压力下,香港的家庭面对多方面的挑战。再且,家庭结构解体,家庭凝聚力及抗逆力下降,容易衍生连串的家庭问题,如疏忽照顾儿童、青少年行为及情绪问题、家庭暴力事件及滥用药物等问题。然而,要做到加强家庭凝聚力,并不能单靠个人或父母的努力,还需要社会及政策层面作出配合,推动可持续发展及缔造家庭友善的环境,让就业人士拥有稳定收入之余,还可过着家庭与工作互相平衡的生活。

3) 强化小区及邻舍支持。家庭核心化、都市化和近年严峻的失业问题,对于一些弱势社群,如新来港人士、低收入和少数族裔人士等的影响更为明显。因此,有需要加强邻里的支持,强化个人、家庭和小区的支持网络,提升居民的小区归属感,进一步强化其抗逆力,建立关怀互信和倡导自强不息的精神,提升个人、家庭及小区的能力,有助促进小区共融,强化社会资本。

4) 综合及专门服务双线发展。综合服务的模式可吸引区内不同年龄组群人士使用服务,亦可在没有标签效应的情况下接触到区内有需要的家庭。但另一方面,社会上对专门化服务亦有殷切的需要,以响应有特别需要的组群。例如,性暴力或家庭暴力受害人、施虐者、少数族裔及新来港人士等。因此,综合化与专门化服务需同时双线发展。

5) 多元化及小区为本的服务策略。现在的服务趋向多元化发展,除了传统的教育及发展性服务、互助小组、治疗性小组及个案辅导服务外,更强调通过小区外展工作,主动接触区内有需要人士。小区外展工作可直接接触区内不同组别的家庭及社群,并向他们提供适切的服务。小区为本的服务可因应区内的独特需要提供支持,以提升他们自助及互助的能力,共同建立一个富凝聚力的小区。

6) 及早识别及介入。服务的设计更重视预防胜于治疗的原则,希望能及早识别有需要的家庭,预防问题恶化,尽早提供支持与服务。

社区提供了一个用于接触各种弱势人群的有价值的场所,包括老年人、低收入人群等。以社区为基础解决健康问题,意味着解决了影响健康问题的核心因素,例如社会组织、人们的生活质量。同时,在社区场所开展健康促进工作也有许多优势,但这并不是万能的方法。许多影响人们生活的因子都取决于国家发展水平。但是社区提供了富有创造力和想象力的工作方式用于支持核心健康促进理论:参与、公平、赋权与合作。

(王继伟)

第五节　健康促进医院

一、医疗机构实施健康促进的历程

医疗服务的导向受到社会及政策因素的影响很大。19 世纪时民众大多在家中接受生、老、病、死所需的种种医护，少有人会到医院寻求医治，直到细菌导致疾病的理论产生，逐渐使得民众接受医疗照护的场所由家庭转向医疗机构。而传染性疾病，如霍乱、痢疾、麻疹等的产生，更促使民众前往医院寻求治疗。医疗设备与技术的进步确实使得死亡率下降，同时由于生活习惯的改变、城市化等因素，使得疾病的形态转而以癌症、心血管疾病、糖尿病等非传染病为主，而医疗服务转而以信息化、高科技、全面性的医疗设备来对应。

为了使患者了解并配合治疗的过程，19 世纪 60 年代的医院提供了关于患者的卫生教育，此为早期医疗机构实施健康促进的模式，其目的是提供个人健康技巧，用来管理并控制自身的健康或疾病，此时的医疗系统仍是以疾病的观点来推行健康促进。19 世纪 70 年代以后世界各国卫生政策的导向转为促进健康与第一级预防为主；美国医院协会也鼓励医院应发展健康促进的服务，提供早期的预防保健措施，如此一来医院的角色除了治疗疾病之外尚兼具预防疾病与促进健康。

然而促使医疗组织改变其服务内容的主要因素是：世界各国认识到影响个体健康的因素是多重的，包括有生活形态、环境及社会经济状况等，仅降低患病率和死亡率对增进健康的效果是有限的。而 1986 年世界卫生组织在《渥太华宣言》中提到"医疗服务系统应该将服务的内容导向健康促进，而不仅止于疾病的诊断及治疗，再者因医疗费用急速上升，为了减低医疗费用的支出，应鼓励发展社区性的健康照护计划，通过以顾客为导向的市场因素激励医院提供健康促进服务"。

然而有部分学者认为医疗服务机构的任务仅限于疾病的照顾范畴，并不需要额外花精力促进大众的健康，这无疑限制了医院发展健康促进。其实长久以来医疗机构的角色被认定为疾病的诊治，而健康促进是属于公共卫生部门的职责，但是 Mullen 等人指出医疗机构具有下列独特的特性，用来重新思考医疗机构对于健康促进的责任：①不同于学校或职业场所的健康促进，促进民众的健康是医疗机构最主要的任务；②医疗服务的提供者（如医师、护师或药剂师等）所提供的健康讯息，较容易被社会大众所信服；③医疗机构内的群体有较高的动机朝健康的方向来努力；④医疗机构可以提供途径和技巧来协助民众达成健康。

虽说医疗服务机构已经逐渐认识到对大众健康促进的责任，也认知到应通过行动来改变传统上被定位于医疗服务的提供中心，可是进展仍然是十分缓慢。医院内缺乏改变的原因包括健康促进活动所着重的焦点太过广泛，而活动也具有潜在的多样性；还有医院本身的观点过于狭隘，无法摆脱传统医院主要的任务为治疗个人疾病的观念。为了增加健康服务的工作者对于实行大众健康促进，必须缩小其活动范围和建立重点项目，以便在行动中来展现健康促进。

"健康促进医院"是由世界卫生组织在 19 世纪 80 年代发起于欧洲的健康运动，由于现代医院已经变成一个复杂的机构，其内专业人员学科多元又相对独立。许多医院对专业人员的整合面临困境，再加上内外在环境的变化，如管理制度的改革、劳动法的规范、绩效的考核、劳工安全卫生的规范及医疗质量的改进等措施，都影响着医院的经营与管理。目前正推动的医疗作业标准化、循证医学等也加深了医疗产业的竞争性。

健康促进医院是能提供整合性架构的一个思维方法。健康促进医院的启动，除在医院的环境中整合健康促进的原则与策略，主要目的是维护及促进员工、病患/家属及社区居民的健康，进而提升医疗服务体系的服务质量,建立一个健康的组织,这个概念提供医院主动落实维护和增进健康以及预防疾病的挑战。因此,健康促进医院是一个综合性、整合性的医院介入方式,并积极地与医院的目标及任务呼应的一种策略。

二、健康促进医院的理论基础

(一)健康促进医院概念的发展

健康城市与健康学校发展之后,19 世纪 90 年代世界卫生组织紧接着发展健康促进医院,主要目的是为了提供医院发展健康促进医院的概念、方法及应用。目前各个国家及各个医院所定义的"健康促进医院"不尽相同,但是 WHO 欧洲办事处认为健康促进医院并不是要医院改变其原本的治疗疾病的功能,而是希望将健康促进融入组织的文化和日常工作中,借以影响员工、患者及其家属和社区,是希望医院将健康促进的观念、价值和准则,以组织发展的技巧融入组织中,目的是增进健康护理的质量,以及提升员工、患者及其家属工作和居住的满意度,更进一步负起维护邻近社区居民健康的责任。健康促进医院的目标群体包括:①医院员工(staff);②患者(patients)及其家属(relatives);③社区居民(community members);④将医院发展为一个健康的组织(healthy organization)。

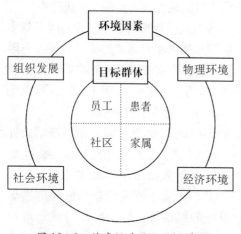

图 12-1　健康促进医院目标群体

此 4 个群体会受到环境中物理、经济、社会及组织因素交互作用之影响,必须通过全方位的思考及全面性的介入减少罹病的机会,并更进一步促进大众的健康(图 12-1)。

健康促进医院针对此四大目标群体有何重要意义? Pelikan 在第八次健康促进医院会议上分别对此 4 个群体提出以下观点。

1. 患者及家属　看病已经不再像是以往由医师主导,民众将会越来越重视自己所接受到是否为良好的医疗服务,此外对于健康促进服务的需求日益增加,为健康的大众提供健康促进服务也将成为市场的新趋势。

2. 医院员工　医院有别于其他的工作场所,员工面对变动性高的工作性质每天承受极大的压力,医院有义务为员工提供良好的职业环境及健康促进活动。

3. 社区居民　未来社区的健康政策导向将着重于健康促进,在这种趋势下传统上被定位在治病角色的医院挑战医疗服务的方向。

4. 健康的组织　医院领导者应使用组织管理的技巧来管理医院,而健康促进医院这种管理上的新思维对医院的领导管理阶层、员工及医院的服务人群均有正向的吸引力。发展健康的组织能对健康促进医院的概念有全面性的了解及对发展策略有全盘性的思考。

(二)健康促进医院基本原则

WHO 以全民的健康(health for all)为最高的指导原则发展健康促进医院,先后发表了 4 次宣言,给医院提供发展健康促进的方向与任务,按其年代的演进分别整理如下。

1.《渥太华健康促进宣言》　1986 年世界卫生组织《渥太华健康促进宣言》中说明医疗服务应该以健康促进为导向,并且与个人、社区、健康相关的专家、健康服务机构及政府共同合作来

促进民众的健康。遵循《渥太华健康促进宣言》的5个策略,Aujoulat 等人认为健康促进医院应有下列5种策略的新思维:

（1）建立健康的公共政策:医院或是当地的政府部门需要有明确的政策来支持发展健康促进。

（2）创造支持性环境:健康促进医院必须展现出有利于员工、患者及家属之工作及居住的健康环境。

（3）强化社区的参与:促成各部门间的合作,并且赋予社区有能力去决定自身的健康需求。

（4）发展个人技巧:考虑到个人目前所处的组织所需技能,增强组织所欠缺的能力并增加个人控制自身健康的能力。

（5）重整健康服务系统:健康促进医院需将所确认得健康需求,以计划管理的方式来发展,并确保在健康服务方面以健康促进的思维来提供服务。

2.《布达佩斯健康促进医院宣言》 1991年,WHO《布达佩斯健康促进医院宣言》(*The Budapest Declaration on Health Promoting Hospitals*)指出为了确保最佳的医疗照护质量,健康促进医院应具备17个原则(WHO-EURO, 1991):

（1）给予机会使医院发展以健康为导向的远景、方针和组织。

（2）发展有利于健康促进医院的组织。

（3）提升患者、医院员工以及社区居民意识到医院的环境对他们所造成的影响。

（4）鼓励患者主动参与自身的健康。

（5）医院内应鼓励参与并重整增进健康之传统作为。

（6）为医院员工创造更健康的工作环境。

（7）努力将健康促进医院发展成为健康服务系统及工作场所的楷模。

（8）健康促进计划增加与社区及政府合作。

（9）增进与社区居民以及社区健康服务组织的互动与合作。

（10）透过社区健康服务组织和志愿者团体给予患者及家属支持性的服务。

（11）辨别医院内不同目标群体的健康需求。

（12）了解不同的群体与个体拥有不同的价值观、需求与文化。

（13）创造具有支持性、人性化以及激励性的医疗环境。

（14）改进食物的种类及质量。

（15）增进患者及家属的知识及技能。

（16）增进医院员工知识及技能。

（17）发展医院关于预防疾病的流行病学数据,并将此信息传递给公共政策的制订者以及社区。

此宣言给现代医院提供新的发展方向与任务;医院应该运用健康促进的方法,发展一些新的健康活动,例如:①实施工作场所的职业卫生标准:为了更健康的员工;②改进食物的种类与质量:使患者更快乐;③提供患者家属的住宿安排:满足家庭需求;④以社区为基础的健康促进合作:民众的健康增进;⑤资源回收计划:为了更健康的环境。

3.《卢布尔雅那宣言》 承袭着全民健康最高的指导精神,以及《渥太华健康促进宣言》的理念和《布达佩斯健康促进医院宣言》中提及医院可发展健康促进之方向,1993年世界卫生组织欧洲办事处主导了为期4年的"欧洲地区先驱性健康促进医院研究计划",这是将健康促进医院从理论带往实践的一个重要里程碑。1996 年,世界卫生组织欧洲办事处召开以医疗照护改革为主的会议,提出《卢布尔雅那宣言》(*Ljubljana Charter*),声明健康服务系统应该发展健康促进医院,而首要的工作是提供更健康的医疗环境及生活质量给人们,大会提出 6 个技巧以更有效率地改革医疗服务系统:①发展健康的政策;②倾听民众的声音和选择;③重整健康服务;④重整健康服务的人力资源;⑤加强管理的功能;⑥增加地区或国际间的经验交流。

4.《维也纳宣言》　1997 年第五次健康促进医院会议上提出了《维也纳宣言》(*Vienna Recommendations*),此宣言是希望能提供参与健康促进医院一个共通的准则,包含健康促进医院的基本原则、发展健康促进医院所应用的策略及参与健康促进医院合作网络的要件,以下仅就此三大部分来做说明(WHO - EURO, 1997)。

(1)健康促进医院的基本原则:①促进人们的尊严、平等、完整性及专业伦理;确认不同人群的不同需求、价值及文化;②促进患者、亲属及医院员工的健康质量,更进一步使医院成为学习型组织;③健康服务着重于整体性的健康照护而非治愈疾病;④使患者及家属权力增长(empowerment),协助患者在复原的阶段更能掌控自身的健康;⑤医疗资源的使用需合乎成本效益,且要增加健康促进的资源分配;⑥加强与其他不同层级的健康照护组织及社区的联系。

(2)发展健康促进医院所应用的策略:

1)协助参与、给予承诺:在计划发展的过中,鼓励并协助医疗机构内各专家团体共同参与,并积极与院外组织合作结盟;在患者方面必须依据每位患者不同之健康潜能来鼓励患者参与;维护患者的基本权利,并提供患者及其家属舒适的环境;而医院的员工方面需创造健康的工作环境,包括减少院内有害的物质及会影响身心健康的危险因子,其医院管理的层面需加强医院在做决策的过程中提高对增进健康的重视。

2)增加沟通技巧、信息交流和教育训练:医院内部方面需增进组织各成员间的沟通方式、相互尊重,以提供良好的工作环境;尊重患者权益,改善医院员工与患者的沟通形态,提升服务质量并且提供患者及其家属与健康相关的信息,其卫生教育及技巧的训练需质量并重,外部方面需增进医院与社区不同形态的组织交流与合作,像是社区的卫生机构、志愿者或社会团体。

3)运用组织发展与计划管理的方法与技巧,来使医院成为学习型组织,并培训个人关于健康促进的技巧。

4)加强国际间健康促进医院的经验交流与分享。

(3)参与健康促进医院合作网络的要件:①认可并应用《维也纳宣言》;②需加入当地及国际的健康促进医院合作网络;③遵守当地及国际的健康促进医院合作网络的规定,并建立合作伙伴关系。

(三)健康促进医院的效益

1991 年,WHO 阐示健康促进医院可以获得下列效益:①提升医疗、护理及社会服务质量;②改善工作环境;③增加员工工作满意度;④保障病患及家属福祉;⑤将医院融入区域环境中;⑥提升医院实物运作效益(efficacy and efficiency);⑦提升声誉。

澳大利亚昆士兰卫生局指出发展健康促进医院可获得以下效益(Baker & Buckler, 1997):①促进完善医疗服务体系;②提升医院组织跨部门合作的理念;③增强规划能力;④增进病患、家属、社区民众与医院员工、管理层的沟通;⑤视员工为医院财富;⑥侧重于社区更广泛的健康议题;⑦考虑整体的健康;⑧从积极的角度去设计健康问题;⑨界定优先议题;⑩促使员工、患者及家属、社区民众参与组织的变革及决策;⑪重视专业人员的职业发展;⑫促进医院之间的网络的建构。

(四) 健康促进医院的规划模式

发展健康促进医院是一个持续性的过程,任何场所性健康促进活动的推行都必须获得该场所领导政策上的承诺(commitment)(WHO,1998),以及向员工表达推动健康促进计划的意图,并获得足够资源以推行健康促进活动;另一方面更要以所关心之群体的需求为导向,才能获得共同参与,根据澳大利亚昆士兰发展健康促进医院的经验,可将推行健康促进医院的计划过程分为七大步骤(Baker & Buckler,1997)。

1. 步骤一:概念讨论(introductory discussions)

(1) 了解健康促进医院的概念。

(2) 与组织得目标是否相一致。

(3) 推行计划所需的成本和利益。

(4) 资源的可及性。

(5) 提出界定员工、患者和社区居民需求的方法。

在这个阶段需讨论医院较感兴趣的健康促进医院的概念,讨论的过程必须包含医院的管理部门,一般的目的是为了了解健康促进医院的概念、利益、成本及与组织的目标相结合和当地可以参与发展的层级组织,并提出界定员工、患者和社区居民需求的方法,此阶段对健康促进医院的实行的过程非常重要,因为它可以决定发展健康促进医院的概念的过程是进行还是停滞不前。

2. 步骤二:进行期(commencement)

(1) 认识医院。

(2) 通过正式及非正式的渠道将健康促进医院的概念介绍给员工、管理者和行政部门成员。

(3) 收集关于健康促进医院的资讯。

(4) 熟悉现存的健康促进活动和医院的运营情形。

(5) 初步讨论关于组织、员工、患者和社区的健康相关议题。

(6) 收集组织内的人口统计资料,如部门、姓名、职位、员工人数等。

(7) 建立于公共卫生部门或其他社区健康机构之间的联系以获取资源。

在这个阶段必须使健康促进医院协调者去深入了解医院的情形。上述的这些工作可以收集到有价值的信息、介绍协调者与健康促进医院的概念及提供机会给协调者来察觉组织的文化及发觉相关的议题;也可以借由工作小组的会议来增加员工讨论对健康促进医院的观点。

3. 步骤三:沟通方式的建立(establish means of communication)

(1) 现有沟通管道的选择。

(2) 现有沟通管道的修正(视需要而定)。

(3) 建立新的沟通方式(管道)(必须加强)。

很重要的一点是协调者和委员会能够向管理者跟员工征询意见、建议和评论。在这个步骤需深思的是如何与其他成员沟通并获得回馈,并且辨认现存的沟通方式是有效率、可被认可的方法,借由询问不同员工和管理者的意见,来确保所选择的沟通管道是成功可行的。

4. 步骤四:建立协调的机制(establish coordinating mechanism)

(1) 委员会的设立。

(2) 管理、执掌及决策过程的确认。

协调委员会(coordinating commitee)可以帮助推行健康促进医院工作,其委员会的代表成员可包含医院的行政主管、员工、当地的社区、病患/住民及病患的亲属;委员们必须对健康促进医院的原理原则全然的了解,以便能对以后的计划做出承诺并努力地完成,委员会的会议记录需做完善的整理,可以列入以后的评价。

5. 步骤五:界定议题(identify issues)

(1) 界定员工、患者及其家属、社区居民的健康议题。

(2) 明确目标人群的信念。

(3) 更详细的了解目标人群的需求。

在这个阶段界定员工、患者及其家属,以及社区居民的议题,可经过现存的信息、问卷、焦点团体和商议的过程。这个阶段主要的目的是想要确认需求,增加现有的信息,确认目标族群的信念和看法及提供给目标族群更详细的观点。所以可以试着去发现现存或是以往调查的结果,还有广泛商议或咨询其主要关系者(stakeholder),如服务的提供者、商店的拥有者、提供当地社区服务者等相关组织的意见,可询问的问题有:谁是我们的顾客(customers)? 他们想要(want)和需求(need)是什么? 以及他们是否满足我们所提供的服务? 此外,每一项调查的结果需要让给参与者知道,不论是利用文字或是口头报告,而委员会的职责是依据组织的能力来提出建议,并产生处理较困难议题的方法。

6. 步骤六:议题的规划(planned approach to address issues)

(1) 策略规则及实施。

(2) 回馈系统的建立。

发展计划来解决所界定出的议题,以下几点是需要考虑的:首先决定最重要的议题来实行,针对所界定出的健康议题可发展一个或多个策略,检查这些策略是否与组织的计划互补并且确保这些策略并无相互重复或者被执行过了,考虑适合的时机来应用策略;更进一步检查这些策略是否符合 SMART 标准[特别的(specific);可测量的(measurable);可达到的(attainable);实际的/相关的(realistic/relrvant);适时的/明确的(timely/tangible)]。

7. 步骤七:定期评估(每 6 个月)(periodic reviews)

(1) 计划之目标及整体目标之评估。

(2) 每一个步骤的评估。

(3) 方案之沟通。

(4) 协调机制。

(5) 管理者、员工及目标评估之反应。

在发展健康促进医院一开始的过程中需要定期评估各个阶段,有效率的评估在发展健康促进医院一开始的过程中需要定期评估各个阶段,有效率的评估协调委员会资料收集的过程,量性资料的收集包括员工参与活动的情形、民众参与活动的情形及因为发展健康促进医院而来参加活动的人数等;质性数据包括焦点团体和与员工、患者及其家属访谈的过程;而外部的数据包括社区组织、政府部门等。整合所有评估的过程,可以协助了解其健康促进医院实行的过程中,有哪些部分需要再加强与合作的空间,并且也提供继续去维持健康促进医院实行所需的动力。

场所性健康促进计划及实行循环模型如图 12-2 所示。

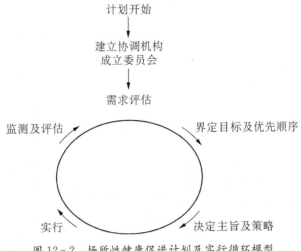

图 12-2 场所性健康促进计划及实行循环模型

(五) 健康促进医院的五大标准

WHO 欧洲办事处于 2004 年提出了健康促进医院的五大标准。

1. 管理政策(management policy) 医院要有一个书面的开展健康促进工作的政策,并把该政策作为全院整体医护质量管理系统的必需内容之一,该政策应明确其目的是为了促进患者、患者亲属和医护人员自身的健康。

(1) 医院明确自身对实施、评价和修改就健康促进政策的责任。

(2) 医院为了实施、评价和修改健康促进政策提供必要的资源保证(如经费、人力资源等)。

(3) 医院职工熟知健康促进政策,并被融入新职工如愿教育内容的一部分。

(4) 为了保证对健康促进活动的质量进行必要的评估,医院保证有关资料和数据的可获得性。

(5) 医院应保证医护人员具有开展健康促进活动的能力(知识和技术),并为他们提供健康促进方面的继续教育的机会。

(6) 医院应提供开展健康促进活动所必备的场所、设施、设备、经费等。

2. 患者评估(patient assessment) 医院应保证医务人员能够与患者密切合作,对开展何种健康促进活动进行系统的评估和分析。

(1) 为了提供适宜的健康促进服务,医院应保证对所有患者进行健康促进的需求评估。

(2) 医院在对患者进行诊断时要考虑到患者是否需要特殊的健康促进服务。

(3) 在医院对患者第一次接诊时(初诊患者)就进行健康促进需求评估。

(4) 在对患者进行健康促进需求评估时要考虑到患者的社会和文化背景。

(5) 根据患者的需要,充分利用其他医疗机构提供的有关患者的信息。

3. 患者信息和干预(patient information and intervention) 医院应为患者提供明确的有关患者所患疾病、健康状况和危险因素的基本信息,并根据患者的需要制定健康促进干预方案。

(1) 根据健康促进需求评估,应明确告知患者影响他们所患疾病发生的因素是什么,并与患者紧密合作,制定健康干预方案。

(2) 医院应该为患者提供一个明确的、易于理解和适宜的有关他们所患疾病的病情、治疗、护理以及影响疾病转归的因素有哪些。

(3) 在对患者的需求进行充分评估的基础上,保证为所有的患者提供系统的健康促进服务。

（4）医院应保证就对患者开展健康促进干预的情况、取得的效果情况、是否开展评价等建立档案。

（5）医院应保证所有的患者、医院职工和其他到访人员能够得到健康影响因素的信息。

4. 倡导健康的工作场所(promoting a healthy workplace)　医院管理者应着手把医院建设成为一个健康的工作场所。

（1）医院保证采取综合的健康促进人力资源策略，有计划地对医护人员进行健康促进有关技能的培训。

（2）医院应保证实施创建健康和安全的工作场所的政策，为医护人员提供职业健康服务。

（3）医院保证在医护人员的参与下创建良好的工作环境。

（4）医院应采取措施提高医护人员的健康意识。

5. 合作与可持续发展(continuity and cooperation)　医院在开展健康促进工作的时候应不断与其他医疗保健机构及社会各部门的合作。

（1）医院应明确健康促进服务是整体医疗服务的重要组成部分。

（2）医院在开展健康促进工作时应与社区中的其他现有的医疗机构、社会保健服务提供机构和其他相关的社会机构和部门进行充分的合作。

（3）医院应对出院患者继续开展健康促进服务。

（4）医院应为接受患者的其他医疗保健机构提供患者的有关疾病情况、治疗情况的信息档案资料。

三、健康促进医院发展面临的挑战

回顾国内外健康促进医院发展经验，我国在此领域仍面临诸多挑战。

（1）如何真正落实医院整体性的健康促进政策：通过医院在文化、组织、环境与流程上的整体改变，达到员工、患者及家属、社区健康的改善，而不只是计划或活动交由少数工作人员或单位执行。此点有赖各医院由高层领导，结合各部门定期检视自我评估项目，针对不足之处以具体计划及行动加以补强，才能逐步落实。

（2）国内目前落实情形较弱的项目包括：在管理政策方面尚未完全将健康促进服务纳入操作程序(如临床指引或临床路径)中、没有完整的健康促进医院(HPH)质量评估方案及尚未例行性的完整收集健康促进介入数据并提供给相关人员做评估之用；在患者评估与干预方面，部分医院仍缺乏完整的指引来系统性的进行一般患者及特殊患者的健康促进需要评估，以及未能将所有健康促进活动及预期结果记载于病历中；在推动健康职场方面，部分医院尚无法让所有部门的员工都知道医院健康促进政策的内容、未能落实成效评估系统、尚无完整的跨领域工作常规，以及较缺乏提高员工健康认知的政策、欠缺员工戒烟计划和未能每年进行健康职场调查。

（3）计划管理与实证导向是一个更大的挑战。以临床服务为主的医院人员，较难以独立进行严谨的事前规划、干预记录与事后的评估分析，应须积极推动学术与医院的合作，协助医院将实践转化为经验、将经验化为科学成果，不仅可供国内外交流，更可将成本成效分析提供政府作决策参考。

（4）政策面的支持，尤其是评审认定与医疗保险方面，对于健康促进医院模式是否能顺利推展影响巨大，积极促进医院与政府相关部门乃至于社会大众的对话，提出具体可行的建议，使此即对民众健康有帮助又能节省社会成本的做法能获得有力的支持,促进健康促进医院的可持续发展。

（王继伟 董明华）

思考题

1. 试述开展家庭健康教育的意义。
2. 对老年人应如何开展家庭健康教育?
3. 请论述在学校场所开展健康促进的重要性、目的和任务。
4. 在当前我国的应试教育背景下,推行学校健康促进活动可能会遇到怎样的困难? 你又有怎样的问题解决思路?
5. 简述"健康促进学校"和"学校健康促进"这两个概念的异同。
6. 工作场所对员工健康有哪些方面的影响? 哪些是正面的影响? 哪些是负面的影响?
7. 在工作场所开展健康促进,为传统的职业安全与卫生注入了哪些新的理念与方法?
8. 制订职业场所的健康促进计划需要注意什么?
9. 社区能提供哪些健康促进资源?
10. 在社区开展健康促进活动有哪些有利点和局限性?
11. 在医院中实施健康促进工作有哪些潜力和限制?
12. 在医院健康促进中如何建立一个行动计划?
13. 如何对医院的健康促进工作进行评价呢?

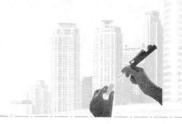

第十三章

健康促进和疾病预防
Health Promotion and Diseases Prevention

第一节　高血压病健康促进

　　随着社会经济的发展、人民生活水平的提高、饮食结构和行为生活方式的改变及人口结构的老龄化,慢性非传染疾病已经称为威胁我国人群健康和生命安全的主要疾病。而在慢性疾病中,心脑血管疾病成为我国死因顺位中的首位,严重威胁我国人民的生命和健康。其中高血压病又是最常见的多发病,高血压不仅是一个独立的疾病,也是脑卒中、冠心病、肾衰竭和眼底病变的重要危险因素,高血压患者还常常伴有糖尿病等慢性疾患,其已经成为全球范围内日益严重的公共卫生问题。

　　我国近几十年来高血压的患病率呈快速增长趋势,我国成年人中估计的高血压人数已经从1960 年的 3 000 万增加到 1980 年的 5 900 万,而后又增加到 1991 年的 9 400 万,2002 年为 1.6亿,每年新增高血压患者 600 多万,另有 150 万人死于由高血压引起的脑卒中。《2010 中国卫生统计年鉴》报道,2008 年我国高血压病的患病率为 54.9‰,城市为 100.8‰,农村为38.5‰;然而《2002 中国居民营养与健康状况调查》显示我国人群高血压的"知晓率"、"治疗率"和"控制率"仅分别为 30.2%、24.7%和 6.1%,均处于较低水平。而发达国家十分重视高血压病的防治,高血压病的"知晓率"、"治疗率"和"控制率"都得到明显提高。例如,美国20 世纪 80 年代人群高血压患者知晓率为 60%,服药率为 40%,控制率达 25%;2000 年以后三率分别达 70%、59%和 34%,从而使脑卒中及冠心病的发生率显著下降,节约了大量的医疗资源。为唤起全社会对高血压严重危害的重视,卫生部决定将每年的 10 月 8 日定为"全国高血压日"。

一、高血压病的定义与分级

　　世界卫生组织(WHO)/国际高血压联盟(ISH)与美国全国联合委员会(JNC)1999 年颁布的《高血压治疗指南》将高血压定义为:"在未服用抗高血压药情况下,收缩压≥140 mmHg(18.7 kPa)和舒张压≥90 mmHg(12.0kPa)。"由于情绪紧张或者劳累造成偶尔的血压上升是机体对外界环境变化的正常反应,所以偶尔一次测得血压升高并不一定是高血压病。只有在静息状态下连续 3 次测得血压都超过正常值,才能诊断为高血压病。血压水平的 WHO/ISH 定义与分类如表 13-1 所示。

表 13 - 1　WHO/ISH 血压水平的定义与分类

类　别	收缩压(mmHg)	舒张压(mmHg)
理想血压	<120	<80
正常血压	<130	<85
正常高限	130～139	85～89
Ⅰ级高血压(轻度)	140～159	90～99
亚组临界高血压	140～149	90～94
Ⅱ级高血压(中度)	160～179	100～109
Ⅲ级高血压(重度)	≥180	≥110
单纯收缩期高血压	≥140	<90
亚组临界收缩期高血压	140～149	<90

　　我国对高血压的定义和分类如表 13-2 所示。患者既往有高血压史,目前正在用抗高血压药,血压虽然低于 140/90 mmHg,亦应诊断为高血压。若患者的收缩压和舒张压分属不同的级别时,则以较高的分级为准。单纯收缩期高血压也可以按照收缩压水平分为Ⅰ、Ⅱ、Ⅲ级。

表 13 - 2　《中国高血压防治指南》(2010 年修订版)对血压水平的定义和分类

类　别	收缩压(mmHg)		舒张压(mmHg)
正常血压	<120	和	<80
正常高值血压	120～139	和(或)	80～89
Ⅰ级高血压(轻度)	140～159	和(或)	90～99
Ⅱ级高血压(中度)	160～179	和(或)	100～109
Ⅲ级高血压(重度)	≥180	和(或)	≥110
单纯收缩期高血压	≥140	和	<90

　　2005 年 5 月 14～18 日,美国高血压学会(ASH)第二十届年会在旧金山召开,ASH 主席 ThomasGiles 宣布了高血压新的定义。新的定义不单纯根据血压的测定值预测人群中心血管病的发病危险,而是将原发性高血压描绘成有多种原因引起的进行性心血管综合征;新定义全面评估高血压患者发生心血管疾病的危险,除血压读数外,还需包含 3 个层面的内容:①心血管疾病的早期标志,包括精神压力或运动引起的血压过度反应、微量蛋白尿和糖耐量减退(IGT)等;②心血管疾病的危险因素,包括年龄、性别、血脂、血糖、体质指数、长期紧张、缺少运动、吸烟和心血管疾病家族史等;③靶器官损伤,可发生在心、脑、肾、眼底和动脉系统。高血压的新定义有利于临床医生更早、更积极地应对患者的病情,采取更有效的措施。

二、高血压病的行为危险因素

　　高血压根据致病因子分为原发性和继发性两种。高血压病通常指原发性高血压,除了种族、遗传、年龄和性别之外,不良的生活方式和行为是重要诱因,而且常为多种因素的综合作用,现将其行为危险因素分述如下。

(一) 高脂高热量饮食

　　饮食结构与高血压病密切相关。研究表明,饱和脂肪酸、胆固醇与动脉粥样硬化的形成有直接的关系。由于我国经济发展和人民生活水平的提高,人们日常饮食结构也发生了改变:动物性食物消费量持续上升,脂肪的供热比已经超过了 WHO 推荐的标准,尤其是城市居民与高收入人群的膳食模式已经向高脂肪、高蛋白质的西方膳食模式转变。机体的摄入量过多时,体内的饱和脂肪酸及胆固醇含量增加,当血管内胆固醇的内流和沉积明显的超过外运,就造成了动脉粥样硬化的发生和发展,使心血管疾病发生的危险性大大增加。

(二) 钠盐摄入过多

钠盐是维持人体细胞生命活动所必需的物质,其主要生理功能是调节人体水分的均匀分布和维持体液平衡,适量的钠盐摄入是维持生命活动所必需。健康人体每天只需要 500 mg 的钠,正常情况下多余的钠经过肾脏排出体外。但在某些个体,多余的钠会导致高血压。已有大量的流行病学证据证明个体钠的摄入量越高,血压的水平越高。减少钠盐摄入量,可降低人群血压水平,减少高血压的发生,最终减少心脑血管疾病的发生。

由于我国人民独特的饮食习惯,人群食盐摄入量明显高于西方国家。《2002 年中国居民营养与健康状况调查》显示,我国居民平均每标准人日食盐的摄入量为 12 g,城市 10.9 g,农村 12.4 g;酱油平均为 8.9 g,城市 10.6 g,农村 8.2 g,远高于 6 g 食盐的建议量。而限盐是现阶段较为切实可行且有效的高血压控制措施,限盐将有利于降低人群血压水平,从而实现预防高血压的目的。

(三) 紧张刺激

紧张刺激有明显提高脑干网状上行系统兴奋性的作用,引起血中儿茶酚胺类激素升高,使血压上升,心跳加快,头部和肌肉血液供应增加,内脏血液供应能够减少,刺激若过于强烈或反复发作,可导致心血管系统的功能和器质性损害。

(四) 肥胖

体重增加所导致超重与肥胖是高血压、冠心病和缺血性脑卒中发病的一个首要的独立危险因素。高血压发病的相对危险性随体重指数的增加而明显增加。美国关于卫生营养的调查显示:高血压的患病率在正常体重男性中为 27%,女性中为 23%;在肥胖男性中则为 49%～64%,女性为 39%～63%;肥胖儿童患高血压的危险是正常儿童的 3 倍;增重 5% 与增加 20%～30% 与高血压的发生率相关联;体重减轻与降低血压和高血压的发生率相关联。在我国肥胖症的发病率较欧美西方发达国家相对较低,且肥胖的程度也较轻,但近年来肥胖症发病率,尤其是在儿童和青少年中,过重和肥胖的发病率有上升的倾向,随之而来的危险因素不断增加,应值得社会的关注。

(五) 吸烟与饮酒

吸烟可在短期内使血压急剧升高,烟草中的尼古丁能刺激心脏和肾上腺释放大量的儿茶酚胺,使心跳加快,血管收缩,血压升高。长期大量地吸烟,可引起小动脉的持续性收缩,小动脉壁的平滑肌变性,血管内膜渐渐增厚,形成小动脉硬化,更加剧高血压。有研究表明,高血压患者戒烟后可大大降低并发心血管疾病的危险。还有资料显示,有吸烟习惯的高血压患者,由于对降压药的敏感性降低,抗高血压治疗不易获得满意疗效,甚至不得不加大药物剂量。

欧美等国开展的近 30 个研究均已发现,饮酒过量(每日酒精摄入量大于或等于 35 g)可使高血压患病率增高,饮酒量的多少与血压水平呈正线性相关。酗酒能够增加人群中高血压发病的危险性。控制过量饮酒后,血压水平明显下降。

(六) 缺少运动

经常锻炼可增强体质、提高心脏功能和促进血液循环,能缓解或消除精神紧张,从而起到控制血压,降低血糖和胆固醇的作用,有规律的中等强度的有氧运动是降低高血压和心脏病风险的有益方法之一。澳大利亚心脏基金会,WHO,美国检测、评估与治疗高血压联合委员会和美国运动医学学院都建议将增加体育运动作为预防和治疗高血压前期(收缩压 $120\sim139$ mmHg,舒张压 $80\sim89$ mmHg)第一线的干预措施,同时也建议将运动作为治疗Ⅰ级高血压($140\sim159/80\sim90$ mmHg)和Ⅱ级高血压($160\sim179/100\sim109$ mmHg)的治疗策略。

(七) 依从行为

高血压患者的依从行为主要是指他们对药物和非药物治疗建议的依从性。良好的依从行为是保证治疗措施得以实施、治疗效果得以保障的前提。由于药物不能根治高血压病,只能控制血压,因此要求患者必需持之以恒地使用药物治疗。有些患者由于各种问题不能严格遵照医嘱坚持服药,或者由于症状暂时缓解停止服药,或者由于药物不良反应而停止服药,这样使药物不能产生持续降压和维持正常血压的作用。其他治疗高血压的综合干预措施,如限盐、适量运动、减轻体重、戒烟戒酒等,患者也应当遵行医嘱,才能从根本上遏制高血压的发展。

三、高血压病的健康促进

高血压是导致冠心病、脑卒中、肾衰竭的主要危险因素,具有极高的致残率和病死率,还能加重其他疾病的恶化,消耗着各国有限的卫生资源。而且目前我国高血压病控制存在"三高三低",即患病率、致残率和死亡率高,知晓率、服药率和控制率低的状况。随着我国人口老龄化的发展和人口数量的增加,高血压的患病人数也将大大增加,由此带来的医疗卫生负担和经济负担将越来越重。

高血压病已经不仅是一个单纯的医学问题,更是一个社会问题,解决高血压病问题绝非仅是卫生部门的问题,而且需要有政府的承诺、多部门的合作和群众的积极参与。

(一) 建立慢性病防治领导机构,多方位建立合作伙伴关系

高血压病像其他慢性病一样需要群防群治,高血压的防治必须纳入社区政府的议事日程,协调社区各相关单位如街道(或乡)办事处相关部门,工青妇、老龄委、工商、驻社区单位及志愿者组织,为高血压防治提供有效的政策和环境支持。例如,建立免费血压测量点、公益广告宣传高血压的危害、制定 35 岁以上人群首诊常规测量血压的制度等。

(二) 强化健康教育,发展个人技能

1. 目标人群　国内外一系列经验表明,作为健康促进在防治高血压中的战略应用,开展健康教育为主的社区综合防治已经成为控制高血压最有效的方法。高血压病健康教育的目标人群包括以下几种。

(1) 高血压患者:降低血压水平,提高高血压患者的管理率、服药率和控制率;早期诊断、早期治疗;提供良好的保健服务,预防病程恶化,预防复发,促进功能与心理康复。

(2) 高危人群:应采用健康教育矫正不良行为习惯,逐渐养成健康的生活方式;采用有效的监督、控制,减少可避免的高血压患病风险。

(3) 全人群:通过健康教育使儿童少年从小树立全面的健康观念,养成良好的卫生习惯,防患于未然;使成年人的"知信行"向有利于全身心健康的方向发展,发现并矫正不良习惯,逐渐养成健康的生活方式,预防高血压的发生。

(4) 对目标人群最有影响力的人群:通过健康教育使患者家属、亲朋好友、近邻、医护人员等去影响患者,督促其从医行为,逐步改变不良习惯,常能取得良好效果。

(5) 领导者和决策者:向领导者和决策者如社区政府领导等提供必要的信息,让其了解高

血压预防的重要性,预防工作的社会效益、经济效益和可行方法,可促使领导决策,有利于使高血压预防成为全社会行动,获得政策、组织协调、环境、舆论和经费的支持。目前世界各国在健康教育中都非常重视对决策者的教育和提供信息,开发领导层,这是健康教育获得成功的主要因素之一。

2. 干预内容　健康教育的核心是促使个体或群体改变不健康的行为和生活方式,针对高血压病的行为危险因素,国内外倡导的健康教育行为干预内容包括以下几个方面。

(1) 调整饮食结构:饮食中脂肪摄入过多会引起血脂升高,高血脂是造成动脉粥样硬化的重要因素。为了防止摄入过多热量,脂肪的摄入量应控制在总热量的30%以下,饱和脂肪酸限制在10%以下,胆固醇限制在300 mg/d以下。宜多进食蔬菜、水果、鱼肉、蘑菇和低脂奶制品,少吃肥肉、动物内脏、油炸食品和甜食。

(2) 限制钠盐摄入:为了预防高血压及其他心血管疾病的发生,基于证据,WHO于2006年提出了成人盐的摄入量<5 g/d,中国高血压联盟根据我国的国情提出成人盐的摄入量<6 g/d。而《2010美国居民膳食指南》为51岁以上人群、非洲裔美国人及有高血压、糖尿病和慢性肾病者(这几乎占美国2岁以上人群的一半)推荐的每日钠摄入量限值是1.5 g。限制钠盐摄入的方法有:①制定食品卫生政策和相应的法规,降低大多数加工食品中的钠盐含量和适当增加钾,并有明确的食品成分标签;②发放盐勺,对每天食盐摄入采取总量控制。如果菜肴需要用酱油和酱类,应按比例减少其中的食盐用量,一般20 ml酱油中含有3 g食盐,10 g黄酱含盐1.5 g;③避免吃含盐的腌制品,如咸菜、咸肉、酱菜等;少用含盐量高的酱、酱油;④改变烹饪方法,减少烹调用盐和采用低钠高钾的"低钠盐",能达到限盐补钾的双重作用。

(3) 减轻精神压力:长期的紧张刺激和应激反应是引起高血压和其他慢性病的重要原因指引。对于高血压患者,这种精神状态常使他们较少采取健康的生活方式,并减低对抗高血压治疗的依从性。通过心理疏导、健身娱乐和社交活动促使其减轻精神压力,保持心理平衡,提高应激能力。

(4) 减肥控制体重:近年来通常采用体质指数作为反映个体超重或肥胖的指标。我国成年人的正常体质指数为20~24,当体质指数>25为超重,>28为肥胖。高血压病患者要减少热量的摄入,适度增加有氧运动量,使体重指数保持在正常范围。减肥不仅能够使患者更容易达到目标血压,还可以增加脂肪消耗,使血管反应性正常化和心脏交感神经兴奋性降低,所有这些都能降低心血管事件发生的危险性。

(5) 限酒与戒烟:尽管有研究表明非常少量饮酒可能减少冠心病发病的危险,但是饮酒和血压水平及高血压患病率之间却呈线性相关,大量饮酒可诱发心脑血管事件发作。提倡高血压患者应戒酒,因饮酒可增加降压药物的抗性。

(6) 适度的体育运动和体力劳动:坚持适度而规律的体育锻炼,如慢跑、骑自行车、游泳、跳舞、打太极拳等形式的体力活动,可以促进血液循环、增强体质,注意持之以恒、劳逸结合,避免时间过长和过于剧烈的运动。按照科学锻炼的要求,常用的运动指标为运动时最大心率达到170减去年龄。如50岁的人运动时最大心率为120次/分,采用最大心率的60%~85%为运动适宜心率。要求每周运动3~5次,每次持续20~60 min,也可根据运动者的身体状况、运动种类和气候条件而定。如果运动后自我感觉良好,也保持理想体重,则表明运动量和运动方式适宜。

(7) 改善依从行为:高血压病的依从行为包括对药物治疗和非药物治疗的依从性,影响患者治疗依从性的相关因素包括患者的文化程度、病情严重程度、对高血压病的认识、家庭的经济收入、药物的副作用、医患关系和社会支持状况等。健康教育能明显提高高血压病患者的治疗依从性,从而提高高血压病的综合治疗效果,减少并发症,提高患者的生活质量。此外,发挥医务人员的作用和加强家庭及社会支持力度能加强患者对治疗的信心,提高治疗依从性。例如,社区全科医生参与一对一的互动式的高血压病患者"合作管理模式",促进了医患交流,不仅可以提高患者的防治高血压病的知识和信念,还可以改善高血压病患者非药物治疗及合理用药治疗的依从行为。

除了针对高血压行为危险因素的健康教育干预,近年来在诸多城市社区实施"慢性病自我管理"健康教育项目通过建立"社区高血压自我管理活动小组(高血压俱乐部)",综合运用了人际传播、群体传播和大众传播的健康传播途径,提高了高血压病患者管理自身疾病所需知识水平、技能和自我效能,教会参加者如何与人交流,帮助他们管理和控制高血压,实践证明这种模式也是有效的慢性病干预手段。

(三) 重组卫生资源,加强社区卫生服务功能

(1) 社区卫生服务中心与社区合作,参与社区高血压管理工作,使社区高血压管理工作逐步纳入社区卫生服务范畴。

(2) 大量的高血压病患者早期没有症状或症状不明显,因此在人群中筛检高血压病是一项重要措施。医院开展 35 岁以上首诊患者血压测量及社区内高血压普查,对属于本地区的高血压患者及时填报调查表,建立电子档案,专案管理,纳入高血压三级管理范围,并且以高危人群作为筛检的重点对象,能收到事半功倍的效果。凡是有下列一项高危因素者,均可判定为高危人群:①有高血压家族史者;②每天食盐量超过 10 g 以上者;③超过标准体重 20% 者,包括少年儿童;④有吸烟史,每天吸 20 支以上,超过 1 年者;⑤经常饮高度白酒,每天饮 100 g 以上者;⑥经常接触噪声,情绪不稳定者;⑦连续口服避孕药物 1 年以上。对于前 4 项的高危人群,应作为重点教育的对象,余者作为一般教育对象。高危人群筛检间隔以半年为宜。

(3) 对血压普查中发现的高血压病患者进行分级管理:①一级管理:对象为中重度高血压病患者,血压≥180/105 mmHg,要求 2～4 周随访 1 次,定期测量血压、血糖、血脂、心电图和尿常规,掌握病情动态变化并积极治疗。②二级管理:对象为轻度高血压病患者,血压在 160～179/95～104 mmHg,要求至少 1～3 个月随访 1 次,强化心理咨询和行为干预,适当药物治疗。③三级管理:对象为临界高血压病患者血压在 140～159/90～94 mmHg,要求 3～6 个月随访 1 次,定期免费测量血压,并提供医疗保健咨询。随访内容为对高血压病患者发放高血压自管卡,测量血压,根据不同级别的高血压病患者进行不同的生活指导和合理药物治疗。

(4) 高血压的危险分层:高血压病患者的治疗决策不仅根据血压水平,还要根据以下诸方面:①其他危险因素;②靶器官损害;③并存临床情况如心脑血管疾病、肾病及糖尿病;④患者个人情况及经济条件等,才能够较准确的评估高血压病患者的危险等级。为了便于将危险性分层,《中国高血压防治指南(2010 修订版)》根据患者血压水平、危险因素及合并的器官受损情况对高血压患者的临床危险性进行了量化,将患者分为低、中、高和极高危组(表 13 - 3)。

1) 低危组:高血压Ⅰ级,不伴有上列危险因素;典型情况下,10 年随访中患者发生主要心血管事件的危险<15%。

2) 中危组:高血压Ⅰ级伴 1～2 个危险因素,或高血压Ⅱ级不伴或伴有不超过 2 个危险因素;典型情况下,该组患者随后 10 年内发生主要心血管事件的危险为 15%～20%,若患者属高血压Ⅰ级,兼有一种危险因素,10 年内发生心血管事件危险约 15%。

表 13 - 3　高血压患者心血管风险水平分层

其他危险因素和病史	高血压		
	Ⅰ级	Ⅱ级	Ⅲ级
无	低危	中危	高危
1～2 个危险因素	中危	中危	极高危
≥3 个危险因素或靶器官损害	高危	高危	极高危
临床并发症或合并糖尿病	极高危	极高危	极高危

3) 高危组:高血压Ⅰ～Ⅱ级伴至少 3 个危险因素或兼患糖尿病或靶器官损害或高血压水平属Ⅲ级但无其他危险因素;典型情况下,他们随后 10 年间发生主要心血管事件的危险为20%～30%。

4) 极高危组:高血压Ⅲ级同时有 1 种以上危险因素或兼患糖尿病或靶器官损害,或高血压Ⅰ～Ⅲ级并有临床相关疾病。典型情况下,随后 10 年间发生主要心血管事件的危险最高,≥30%应迅速开始最积极的治疗。

(四) 发挥社区功能,运用多部门合作机制

高血压病是一种可防可治的疾病,积极有效地预防和控制高血压,可有效预防与遏制心血管疾病的流行。随着高血压病防治宣传活动的深入开展,高血压病防治局面正在发生着六大转变,即由专家行为向政府行为转变;由治疗为主向预防为主转变;由城市为主向城乡并举转变;由高层向基层转变;由专业人员行动向群众自己行动转变;由卫生部门行动向全社会行动转变。因此由政府牵头,将高血压病防治工作纳入社区干预和初级卫生保健中,发动社区群众广泛参与,将社会各界组织和发动起来形成多部门参与的合作机制,将营造有利于健康行为的支持性环境,形成有效的社区防治网络。

(五) 创造控制高血压病的支持环境

1. **争取领导的支持**　高血压病的防治需要得到各级领导的支持、关心与精心组织,鼓励群众或职工积极参加筛检,提供经费保障,并安排一定的时间对患者进行随访。

2. **家庭成员的支持**　家庭是社区的细胞,家庭内部成员间具有特殊的关系,便于互相沟通信息,在观念和行为上容易互相影响,健康教育容易取得良好的效果。在一项健康促进干预计划中,应把家庭成员(主要是配偶和子女)作为教育对象,充分发挥家庭成员帮助和支持患者自我管理,如提醒随访、协助监测、督促服药、饮食治疗和运动治疗的认同、情感支持等。

3. **提高医务人员的防治水平**　有调查发现 69.4%的患者知识来自诊所和医院,并有83.3%的患者最相信来自医务人员的知识信息,医生嘱咐程度与患者知识水平有极显著的正相关,可见医生对患者的健康教育至关重要。因此,对医生进行健康教育也非常必要。首先应把对患者的健康教育作为医德教育的一部分来贯彻,加强医务人员的责任观;其次要通过培训来提高医务人员的专业能力和健康咨询技能,使他们能胜任相应的工作。

4. **提高全人群的健康意识和技能**　以健康教育为主,提高群众自我保护意识和防护能力。通过有效的健康传播工具,如网络、影视、广播、报刊、讲座等传播卫生知识,形成有益于培养健康行为的社会氛围,唤起全社会都来关心高血压病的防治工作。

四、高血压病健康促进规划的评价

高血压病健康促进计划实施后效果的评价涉及面广,包括环境因素、倾向因素、强化因素、行为的改变和高血压病的控制。对高血压病健康促进计划的评价,要注意以下内容。

(一) 合理选择评价指标

评价高血压病健康促进计划效果的指标很多,包括知识、态度、信念、生理和环境、政策等方面的变化,选择哪些指标及该指标可能的变化程度,在制定规划时都应该有明确的规定,即规划的目标。规划的目标是指干预的人群(who)、干预的时间节点(when)、哪些指标有变化(what)、变化多少(how much);评价的内容就是衡量这一系列的规划目标是否达到。因此,合理选择评价指标是整个健康促进规划的关键。一般要求选择的评价指标必须符合"SMART"标准。如减肥可以导致血压下降,研究和实践已证实两者之间存在一定的关系,因此体重作为一项指标是科学与合理的;同时体重容易测量,所需测量仪器容易得到,又是比较敏感的指标,人们容易控制自己的体重。相反,血脂指标虽然与血压相关,但是由于检测的代价大、不方便,也不敏感。因此,如果财力、物力、人力有限的话,体重应该作为优先考虑的指标。

(二) 高血压病健康促进规划的效果评价

高血压健康促进规划的效果评价包括过程评价和效果评价。

1. 过程评价　过程评价是评价高血压健康促进规划实施各项活动的效率(不是效果),入发放宣传资料、办培训班、高血压病患者的管理等各项工作是否按照规划得以实施,实施的质与量如何,工作人员的落实及他们的责任心如何,群众的反应与满意度如何等。过程评价有利于改进工作中的不足,提高效率,做好质量控制。为了做好过程评价,应详细记录日常工作记录,记录的表格统一、规范,以便于统计分析。常用指标及公式如下:

$$高血压健康教育活动开展率(\%) = \frac{实际开展高血压病健康教育活动数}{计划开展健康教育活动数} \times 100\%$$

$$(13-1)$$

$$高血压病健康教育材料发放率(\%) = \frac{实际发放健康教育材料数}{预期发放健康教育材料数} \times 100\% \quad (13-2)$$

$$目标人群对健康教育项目的参与率(\%) = \frac{实际参与健康教育项目的人数}{目标人群总数} \times 100\%$$

$$(13-3)$$

$$高血压病管理率(\%) = \frac{被管理的高血压患者人数}{实际高血压患者数} \times 100\% \quad (13-4)$$

2. 早期效果评价　早期效果评价包括防治领导小组是否成立;防治网络是否形成;居民健康档案是否建立;三级管理是否完善及居民与患者的认知是否提高等。常用的评价指标及公式如下:

$$高血压知识知晓(正确)率(\%) = \frac{知晓(正确回答)高血压知识的人数}{被调查者总人数} \times 100\% \quad (13-5)$$

$$高血压卫生知识平均得分 = \frac{被调查者高血压知识得分之和}{被调查者总人数} \quad (13-6)$$

$$高血压知识合格率(\%) = \frac{高血压知识达到合格标准的人数}{被调查者总人数} \times 100\% \quad (13-7)$$

3. 中期效果评价　主要包括行为的改变及影响患者依从性的一些因素的改变。行为指标:比较干预项目前后有关高血压相关行为的改良率,如高血压病患者是否遵医嘱持之以恒地服药、服药的质量;非药物治疗情况(包括生活方式、限盐、减重、运动、放松和戒烟)的依从情况,影响患者依从性的一些因素,如患者和家属对药物知识的掌握程度、是否按时就诊和随访,是否能获得现有的保健服务等。常用指标及公式如下:

$$高血压患者服药率(\%) = \frac{坚持服用降压的高血压患者人数}{被调查的高血压患者人数} \times 100\% \qquad (13-8)$$

$$测压率(\%) = \frac{定期测量血压人数}{被调查者总人数} \times 100\% \qquad (13-9)$$

$$平均食盐摄入量(g) = \frac{受调查者食盐摄入总量}{被调查者总人数}(g) \qquad (13-10)$$

4. 远期效果评价 评价人群高血压病的患病率和高血压病患者血压控制率,生理指标包括血脂、血糖、胆固醇水平等。常用指标及公式如下:

$$高血压控制率(\%) = \frac{血压控制的高血压患者人数}{被调查的高血压病患者总人数} \times 100\% \qquad (13-11)$$

一项健康促进规划的评价就是对干预措施的效果进行评价,为了准确地进行评估,必须建立在基线调查的基础上,基线调查与其后的评估调查的内容、方法必须一致。常用的评价指标主要包括:①政策环境改变实施情况的指标;② 干预执行的次数、范围和质量;③干预活动参与率和覆盖率;④人群对高血压病防治的知识、态度和行为改变率;⑤高血压病患者的随访管理率、治疗率、服药率和控制率;⑥疾病发病率(重点是冠心病和脑卒中)和死亡率检测结果;⑦危险因素(主要是血脂、吸烟、体重和运动等)检测结果;⑧患者医疗费用的增减。常用的评价方法既包括了定量也包括定性的研究方法,如问卷调查法、生理指标检查法,以及定性调查方法,包括关键知情人深入访谈、专题组讨论和选题小组讨论等。

第二节 获得性免疫缺陷综合征健康促进

获得性免疫缺陷综合征(acquired immunodeficiency syndrome, AIDS),又称艾滋病,是由人类免疫缺陷人类免疫缺陷病毒(human immunodeficiency virus, HIV)引起的疾病。HIV 可攻击和破坏人体的免疫系统,令感染者逐渐丧失对各种疾病的抵抗能力,从而出现原因不明的长期低热、体重下降、慢性腹泻,发生多种机会性感染和肿瘤,即成为 AIDS 患者,最终死亡。

一、概述

(一)病原体

HIV 在病毒学分类上属于反转录病毒科慢病毒属,目前已发现 HIV-1 和 HIV-2 型,后者主要局限于非洲西部,在欧洲和美洲的一些感染者中也曾被检测到。其毒力和传播力都低于HIV-1,引起的 AIDS 病程较慢且较缓和。HIV-1 广泛分布于世界各地,是引起 AIDS 流行的病原。目前,关于 HIV 的研究也是以 HIV-1 为主的。HIV 是一种变异性很强的病毒,不同的病毒株之间差异很大,甚至同一病毒株在同一感染者体内仅数月就可以改变,使原有的中和抗体失去中和效能,这给 HIV 疫苗的研制造成很大困难。

HIV 对外界环境的抵抗力较弱,离开人体后,常温下只可生存数小时至数天。对高温、干燥敏感,不耐酸,60℃ 以上就可以灭活。因此,注射器具、医疗用具通过高温消毒、煮沸或蒸汽消毒完全可以达到消毒目的。HIV 对化学品也十分敏感,常用的消毒剂,如 70%乙醇、10%漂白粉、2%戊二醛及 4%甲醛等均能灭活病毒。

HIV 主要侵犯人体的 CD4$^+$T 细胞和巨噬细胞,其感染过程包括病毒的吸附、侵入、反转录、基因组的整合、表达及释放等过程。在 HIV 感染人体的初期会有病毒血症的出现,并有轻度的发热及淋巴结肿大等症状,随后病毒量大幅降至难以检测的水平,抗核心蛋白及包膜蛋白的抗体陆续出现,病程进入无症状潜伏期,病毒可潜伏存在长达数年甚至十多年,其潜伏机制目前尚不清楚。在某些因素的作用下,病毒大量复制,机体再次出现病毒血症而出现 AIDS 症状,体内大量的辅助性 T 细胞被病毒破坏,造成机体细胞及体液免疫功能降低,无法抵御外界病原微生物的侵袭而发生免疫缺陷综合征,即 AIDS 期,最后死亡。HIV 感染人体后,CD4$^+$T 细胞数量逐渐减少。在急性感染期,淋巴细胞数量短期内一过性迅速减少;在无症状潜伏期,淋巴细胞数量持续缓慢减少;当减少到 500/μl 时进入 AIDS 前期,出现机会性感染和其他感染,如单纯疱疹病毒、白色念珠菌(属真菌类)感染等;当 CD4$^+$T 细胞数量减少到 200/μl 时,便进入 AIDS 期,由于免疫系统被严重破坏,可发生各种致命性机会感染和恶性肿瘤,最常见的是卡氏肺囊虫肺炎。患者表现为持续性咳嗽等。此外,还会发生巨细胞病毒性肺炎、结核分枝杆菌肺炎、细菌性肺炎、肺卡波济肉瘤等(图 13-1)。

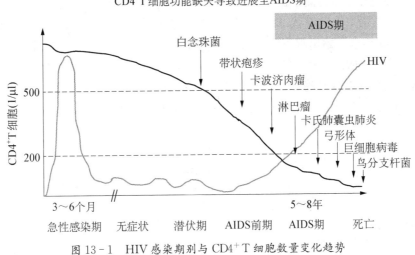

图 13-1　HIV 感染期别与 CD4$^+$T 细胞数量变化趋势

(二) 传播途径

HIV/AIDS 有 3 种传播途径,即性传播、血液传播和母婴垂直传播。

1. 性传播　无保护的性接触是 HIV/AIDS 最主要的传播途径,这种性接触包括同性间或者异性间在不使用安全套的情况下发生的肛交、阴道性交和口交。在上述几种方式中,感染和传播概率最大的是肛交,其次是阴道性交和口交。在阴道性交过程中,男性 HIV 感染者将病毒传播给女性的机会是女性 HIV 感染者将病毒传播给男性的 4 倍,主要是因为与男性相比,性交中女性接触或暴露的黏膜面更大,男性精液的病毒载体量更高,以及在性交过程中女性阴道的黏膜更容易出现小的破损。

2. 血液传播　输入被 HIV 污染的血、血液制品,也是感染 HIV 的重要途径。接受 HIV 感染者的组织或器官(器官移植)、精液(人工授精或试管婴儿),使用被 HIV 污染后未彻底消毒的医疗器械、理发工具,与 HIV 感染者共用注射器或针头,都有可能使 HIV 经血液途径进入人体。

3. 母婴垂直传播　母婴垂直传播是指 HIV 由母亲传给胎儿或婴儿的传播方式。HIV 可以通过胎盘屏障,携带 HIV 的孕妇在怀孕期间可能将病毒传播给胎儿;在分娩过程中,胎儿通过产道也可能被感染;在哺乳期,HIV 可通过乳汁分泌,母乳喂养的婴儿会被感染。

以上 3 种传播途径的共同特点是:HIV 感染者与未感染者发生了体液交换,即 HIV 感染者体液中的病毒进入了被感染者体内。人体的体液有很多种,如血液、精液、阴道液、乳汁、唾液、汗液、眼泪等,其中以血液和精液里 HIV 含量最高。

HIV 传播必须具备 4 个基本条件:①排出:病毒从感染者或患者体内排出体外;②存活:病毒在外环境中能够存活;③进入:病毒能进入另一人体的血液中;④足量:有足够数量的病毒导致感染。因此,以下途径是不会传播 HIV 的,如日常工作和生活中与 HIV 感染者或 AIDS 患者的一般接触,握手、拥抱、礼节性接吻、共同进餐、公用办公或学习用具;使用公用的毛巾、马桶、浴盆、卧具、电话或游泳池;咳嗽、打喷嚏、擤鼻涕和蚊虫叮咬。

(三) AIDS 流行情况

自 1981 年发现世界第一例 HIV 感染者后,30 年来,AIDS 以极快的速度在全世界范围内蔓延。自 AIDS 疫情发生以来,全球共有超过 6 000 万人感染了 HIV,将近 3 000 万人死于 AIDS 有关疾病。虽然 AIDS 的流行呈世界性分布,非洲仍为 AIDS 的重灾区,欧洲和美洲也为主要流行区。近年来,AIDS 在亚洲的流行呈现高速增长的趋势。据 WHO 和联合国 AIDS 规划署(UNAIDS)近年来得检测数据,虽然 HIV 感染者存活人数呈逐年增长趋势,由于全球近年来在抗击 AIDS 方面取得的成就,HIV 的年新增感染人数出现了下降的趋势,AIDS 的致死人数自 2004～2005 年也开始出现下降(图 13 - 2～13 - 4)。据 UNAIDS《全球艾滋病疫情报告》(2010 年),世界各地估计现有 3 330 万人携带 HIV,但遍布全球的公共卫生部门正在开始遏制甚至扭转这一流行病的蔓延趋势;2009 年的 HIV 感染总人数比前一年的 3 340 万略有下降,至少有 56 个国家的 HIV 感染率趋于稳定或出现明显降低。

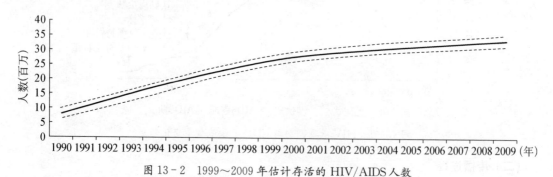

图 13 - 2　1999～2009 年估计存活的 HIV/AIDS 人数

引自:UNAIDS Report on the global AIDS epidemic, 2010

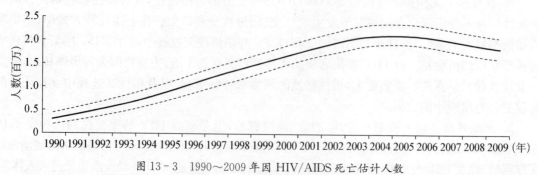

图 13 - 3　1990～2009 年因 HIV/AIDS 死亡估计人数

引自:UNAIDS Report on the global AIDS epidemic, 2010

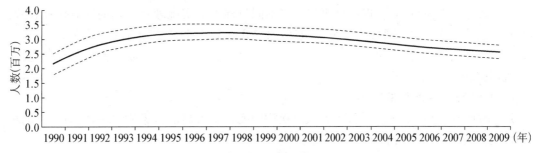

图 13-4 1990~2009 年新感染 HIV 的人数

引自:UNAIDS Report on the global AIDS epidemic,2010

AIDS 自从传入我国后,迅速传播蔓延。AIDS 在我国的流行大致经历了 4 个阶段:第一阶段为输入散发期(1985~1988 年),以病例高度分散为特征,患者多为外国人或海外归国人员;第二阶段为局部流行期(1989~1993 年),以在云南德宏州个别地区发现静脉吸毒者中 HIV 感染呈聚集性流行为标志;第三阶段为增长期(1994~1997 年),全国除青海以外的 30 个省市区发现感染病例,而且于 1996 年发现第一例母婴病例;第四阶段为快速增长期(1998 年以来),AIDS 覆盖了全部 31 个省市区,部分地区出现暴发流行。据我国卫生部通报截至 2010 年 10 月底,累计报告 HIV 感染者和患者 370 393 例,其中患者 132 440 例,死亡 68 315 例。2009 年,卫生部和 UNAIDS、WHO 联合评估结果表明:截至 2009 年底,估计我国现存活 HIV 感染者和 AIDS 患者约 74 万人,其中患者约 10.5 万人;2009 年新发感染者约 4.8 万人,因 AIDS 相关死亡约 2.6 万人。目前我国 AIDS 的疫情呈现了 3 个特点:①AIDS 疫情持续上升,上升幅度有所减缓;近两年的 AIDS 监测结果表明:AIDS 疫情上升的幅度有所减缓。年报告感染者和患者数的环比增长率由 2008 年的 16.8%降低到 2009 年的 9.3%,2010 年 1~10 月同比增长率下降了 1.4%。②性传播已成为主要传播途径,男性同性性传播上升速度明显;历年报告病例中异性传播所占比例从 2008 年的 40.3%上升到 2009 年的 47.1%;男性同性性传播所占比例从 2008 年的 5.9%上升到 2009 年的 8.6%。③局部地区和特定人群疫情严重,云南、广西、河南、四川、新疆和广东 6 省区累计报告感染者和患者数占全国报告总数的 77.1%。

二、预防与控制 AIDS 的目标与内容

(一) AIDS 健康促进的目标

AIDS 目前尚无可治愈的特效药物和有效预防的疫苗,同时 AIDS 的传播又与人们的行为具有密切关系。因此,健康促进和健康教育是当前被公认的能有效地遏制 AIDS 的手段。第十三届世界 AIDS 防治大会提出,行为干预是预防 AIDS 的有效"疫苗"。UNAIDS 和 WHO 认为,随着 AIDS 的迅速蔓延,AIDS 的预防已成为全球关注的重要的公共卫生和社会热点问题,需要引起全球各国的高度关注。

UNAIDS 希望与 WHO 等机构共同努力,到 2015 年实现将全球每年死于 AIDS 的患者数在目前水平上减半的目标,将 AIDS 死亡人数控制在 90 万人以内。中国政府也在《中国预防控制艾滋病长期规划(1998~2010)》中提出:"力争把性病的年发病增长幅度控制在 15%以内。到 2010 年,实现性病的年发病率稳中有降;把我国 HIV 感染人数控制在 150 万人以内,最大限度地减少 HIV/AIDS 对个人、家庭和社会的影响和危害。"这是我国预防与控制 AIDS 的总目标,也是健康教育和健康促进的基本目标。

为实现这一总体目标,应提高健康教育在不同目标人群实施教育干预的针对性和有效性,不断研究创新工作方法。目标人群分类包括:①AIDS 患者、HIV 感染者;②高危人群,如卖淫嫖娼、吸毒、性病患者等;③重点人群,如青少年学生、流动人口、宾馆或服务行业人员、长途汽车司机,其余则属一般人群。

(二) AIDS 健康教育的内容

1. AIDS 危害的严重性　AIDS 是人类疾病中死亡率极高的传染病之一,它对人类的极端危害性主要表现在以下几个方面:

(1) 普遍的易感性:所有人群无论性别、年龄、种族都缺乏对 HIV 的免疫能力,人群普遍易感染。

(2) 威胁的长期性:AIDS 的潜伏期长,从感染到发病短者 6 个月,长者可达 10 年甚至更长。HIV 感染者在无症状潜伏期外表看似健康人,而且大多数感染者并不知情,他们可作为传染源通过各种途径将病毒传染给他人,其危险性更隐秘,危害更严重。

(3) 控制与治疗的困难性:由于 HIV 的变异性和多型性,疫苗研制极为困难,专家估计近期尚不能使人们通过预防接种而获得免疫能力。目前,HIV 感染者的治疗只能依赖高效抗反转录病毒治疗(HAART,俗称鸡尾酒疗法)来降低病毒载量,延缓 AIDS 发病,且药物价格昂贵,用药方法复杂,不良反应大,而且无法彻底治愈。

(4) 资源的消耗性:AIDS 引起的医疗费用和卫生资源的消耗很大。泰国在 1991~2000 年,AIDS 患者的人均费用为 8 万美元,间接损失高达 62 万美元,人均直接和间接损失比人均国内生产总值高 16~18 倍。2004 年,广东省的一项卫生经济研究发现,1999 年 1 例 AIDS 患者的门诊医疗费用约为 1.6 万元/年,住院医疗费用约为 10.2 万元/年;到 2010 年,1 例 AIDS 患者含抗病毒治疗在内的门诊医疗费用约为 8.1 万元/年,住院医疗费用约为 12.7 万元/年。随着 AIDS 的流行,广东省 2000~2010 年 AIDS 医疗花费累计将达 3 819 亿~5 818 亿元。

(5) 社会的毁灭性:AIDS 给一些发展中国家的经济带来近乎毁灭性的打击。AIDS 流行导致贫困人口增加,人均期望寿命下降,大批成人失业,家庭破裂,留下无数单亲家庭和艾滋孤儿,给社会造成难以承受的长期压力和负担,其损失是毁灭性的。

2. AIDS 的可预防性　AIDS 是可以预防的"行为性"疾病。尽管 AIDS 仍是一种不治之症,但其传播途径十分明确,人们完全可以通过规范自己的行为,摒弃造成 HIV/AIDS 传播的各种危险因素来预防 AIDS 的发生。预防 HIV/AIDS 传播的主要措施如下:

(1) 性传播:预防性传播应提供以下基本信息,即"ABC"措施。

1) A(abstinence)——禁欲:主要是指推迟首次性行为的发生,不发生婚前性行为。

2) B(be faithful)——忠诚:指忠于配偶,不与配偶以外的人发生性行为。

3) C(condom)——使用安全套:坚持、正确使用高质量的安全套是减少 HIV 感染机会的一种有效方法。尽管使用安全套并非 100% 安全,但研究表明,使用安全套是一种安全性行为,可使人群 HIV 和其他性传播疾病的感染率减少 40% 和 60%。安全性行为成功的经验来自于泰国,泰国自 1991 年在性工作者中推广和普及安全套的使用,使得每年的新感染人数从 1990 年的 14 万下降到 2000 年的 3 万。近年来,在我国部分娱乐场所也开始实施"百分百安全套"项目,通过哨点监测数据显示,项目实施地区的 HIV 感染率及其他性病的感染率都得到了较好的控制。

(2) 血液传播:严格执行《中华人民共和国献血法》,加强对供血机构、血液制品生产单位及用血单位的治理整顿,加强血液的管理。对献血员要进行 HIV 抗体的检测,严禁 HIV 阳性者献血,捐献精液、卵子、骨髓和器官等,以保证受者的安全。用血单位在为患者输血液及血制品时,也要加强对 HIV 的检测:①医疗机构要加强对医疗器械如针头、针筒、牙科器械的消毒与管理,以防引起交叉感染。医务人员在从事各种手术及接触血液制品时,要严格遵守操作规程,防止自身被感染。②尽量减少不必要的输血并逐步推广自体输血。③静脉注射要使用一次性注射用具,有静脉吸毒行为的人不要与他人共用注射用具,以降低感染 HIV 的风险。目前,在我国一些地区开展的"针具市场营销"项目及美沙酮替代的试点工作,达到了预期的效果。④不与他人共用刮脸刀、剃须刀、牙刷等,不在消毒不严格的理发店和美容店等处刮胡子、修鬓角、美容、穿耳洞、文身、修脚等。

(3) 母婴传播:①加强对妇女有关 AIDS 知识的健康教育,增强她们的自我保护能力,及时治疗各种妇科疾病。对于有高危行为的妇女,在妊娠前建议做 HIV 检测。②劝告 HIV 阳性妇女使用高效的避孕措施,如绝育术,坚持要求男方使用优质的安全套,以降低性伴侣感染以及妊娠的机会。一旦怀孕最好终止妊娠。③对于坚持妊娠者应加强监护,并进行药物阻断,如给孕妇使用齐多夫啶;分娩时建议采用剖宫产,以减少新生儿通过产道时感染 HIV 的危险性;分娩后应实施人工喂养,避免母乳喂养,以防止 HIV 通过乳汁感染婴儿。当这些措施联合使用时,能显著降低婴儿感染的风险。

3. 关爱和消除歧视　关爱和消除对 HIV 感染者和 AIDS 患者的歧视是预防与控制 AIDS 的主要策略。目前,对 HIV 感染者和 AIDS 患者的歧视,部分原因是由于对 HIV 传播知识的缺乏和对 AIDS 患者的恐惧,另一部分原因是社会规范和道德判断的原因,很多人认为 AIDS 与某些受他人羞辱与歧视的行为有关,如男男性行为、吸毒、性服务等,或者认为 AIDS 是道德败坏的结果(如男女乱交和越轨行为等),理应受到惩罚和报应。社会歧视是 AIDS 流行的一种社会危险因素,HIV 感染者和 AIDS 患者由于害怕受到羞辱与歧视,可能会采取过激行为或隐匿病情,增大了 AIDS 防治的难度,还会成为社会的不稳定因素。

WHO 和 AIDS 联合规划署将每年的 12 月 1 日定为世界艾滋病日,旨在唤起民众对 AIDS 患者的认识和关心。1995 年的世界艾滋病日提出"权力共享,责任共担"的口号,强调 HIV 感染者和 AIDS 患者与正常人一样,都应享有同等的医疗、教育、就业、组建家庭及寻求庇护的权利;同时任何人都有义务保护自己和他人免受感染,家庭和社会团体有义务对其成员提供预防 AIDS 的教育,并有义务照顾成员中的 HIV 感染者和 AIDS 患者。2002~2003 年的世界艾滋病日又提出"相互关爱,共享生命"的主题,进一步强调了对 HIV 感染者和 AIDS 患者关爱和消除歧视的重要性。我国政府 2004 年出台了"四免一关怀"政策,"四免"是农村居民和城镇未参加基本医疗保险等医疗保障制度的经济困难人员中的 AIDS 患者免费提供抗病毒药物治疗;为所有自愿接受 AIDS 咨询和病毒检测的人员提供免费咨询和 HIV 抗体初筛检测;对已感染 AIDS 病毒的孕妇,免费提供母婴阻断药物和婴儿检测试剂;对 AIDS 遗孤提供免费义务教育。"一关怀"指的是将经济困难的 AIDS 患者及其家属,纳入政府补助范围,按有关社会救济政策的规定给予生活补助;扶助有生产能力的 HIV 感染者和 AIDS 患者从事力所能及的生产活动,增加其收入。这是我国政府对 HIV 感染者和 AIDS 患者的救助政策,也是避免对他们歧视的政策,体现了对他们的人文关怀。

有关歧视的行为包括:①拒绝为 HIV 感染者、AIDS 患者提供治疗;②拒绝为 HIV 感染者、AIDS 患者提供就业、教育、住房、医疗保险、社会福利及其他社会服务;③剥夺 HIV 感染者为求学深造或寻求庇护而旅行或移民的自由;④对 HIV 感染者强行隔离或拘留;⑤有意泄密或无意泄密,如知情者不经感染者本人同意,将病情告知他人,或由于病案管理不严而导致的泄密；⑥强迫感染 HIV 的孕妇流产。

4. 自愿性 HIV 咨询和检测 自愿性 HIV 咨询和检测（voluntary counseling testing，VCT）包括检测前咨询、自愿性检测、检测后咨询、检测后医疗服务及精神关怀和社会支持服务。1995 年，WHO 提出"HIV 咨询就是咨询对象和咨询者之间的谈话，目的是使咨询对象能够应对 HIV 感染带来的紧张压力和做出自己的决定"。咨询的内容包括评价个人感染的危险性大小和帮助其实施预防行为。咨询的对象是全体有咨询要求的公众，但重点对象是具有 AIDS 高危行为的人、HIV 感染者及 AIDS 患者和家属。通过咨询为不同的咨询对象提供预防知识，增强他们的自我保护能力，帮助他们自主选择解决问题的方法、发挥潜能和激发责任感，促进行为改变，以及提供心理支持和社会支持，应对各种危机。

在咨询时要注意和遵循以下几个原则：

（1）保密的原则：保密是咨询对象和咨询者建立信任关系的必要条件，也是咨询者应该遵循的职业道德。咨询对象的身份、交谈的内容、检测的结果都属于保密的范围。在没有实验室确诊结果和百分之百的把握之前，咨询者不能轻易和武断地给咨询对象做出诊断结论，尤其是对于初筛实验阳性者。为咨询对象保密可以增加其改变危险行为的可能性，避免给他们增加心理压力或造成不必要的伤害，避免造成社会歧视。

（2）尊重的原则：维护咨询对象人格和自尊，以平等态度看待对方，尊重咨询对象的文化、传统习惯和价值观，不对咨询对象进行道德评判。

（3）不评判的原则：无论咨询对象的身份和高危行为如何，作为咨询者都不能对他们有任何偏见和歧视。不应该以自己的价值观去评判咨询对象，更不能把自己的价值观强加于对方，咨询时应针对咨询对象的需求提出相应的意见和建议。

（4）知情选择的原则：咨询者要给咨询对象提供有关 HIV 防治信息，如检测、治疗、预防感染和传播、改变危险行为、促进安全套使用等正确和足量的信息，使咨询对象在知情的情况下做出对 AIDS 相关问题的自我决策，它集中体现了对患者的尊严、人格和自由的尊重。

（5）理解、关怀与支持的原则：给予咨询对象充分的理解、关怀与支持是取得预期咨询效果的基础。在进行咨询时要体谅他们的处境和所承受的心理压力，对他们表现出关怀和鼓励，让他们感受到来自他人和社会的理解。

三、AIDS 健康促进的策略

（一）加强政府领导与协调

AIDS 的防治是一项艰巨、复杂、长期的社会系统工程，涉及卫生、公安、财政、教育、计划生育、民政等相关部门和领域。因此，必须建立政府领导、多部门合作和全社会参与的防控体系。政府的领导应充分体现在组织协调、政策制定和资源分配上。政府各部门和非政府组织应该分工明确，各司其职，并动员和支持社团组织、城乡社区组织以及多学科、多领域的积极参与，及时有效地落实各项防治措施。

我国政府在 1996 年就形成了"国务院防治 AIDS/性病协调会议制度"，协调会议包括来自34 个部委和有关部门的副部级领导，研究和协调解决防治工作中的问题。2002 年，我国成立了"中国艾滋病防治协调委员会"，该委员会的组成除了政府部门以外，还包括部分国际组织、非政府政治、感染者代表、学术机构及制药公司等。近年来，非政府组织和社会团体逐步壮大，工作领域也从早期的培训、宣传教育活动深入到社区参与、高危人群干预、HIV 感染者和 AIDS 患者的关怀与护理等方面。我国在 AIDS 预防控制领域与各国际组织和友好国家进行了积极的合作,在资金和技术上都得到了大力支持和帮助。

(二) 完善 AIDS 防治的法律、法规和政策

法律法规具有国家赋予的强制力和普遍适用性、可操作性及不可通融性,而且具有调控和引导的作用。因此在 AIDS 防制中,立法具有不可替代的地位。在 AIDS 流行的第一个 10 年内(1981～1990 年)全世界就有 104 个国家制定了有关 AIDS 防制法律法规。

20 多年来,中国政府高度重视 AIDS 的防治工作,早在 1988 年经国务院批准,卫生部、外交部等 7 个部委就联合发布实施了《艾滋病监测管理的若干规定》,就 HIV 感染者和 AIDS 患者的出入境、组织器官捐献、疫情报告、社会歧视等问题作了明确规定。1989 年制定的《中华人民共和国传染病防治法》中将 AIDS 列为乙类传染病,依法实行监测管理。同年发布的《中华人民共和国国境卫生检疫法》中,把 AIDS 列为国境卫生监测传染病之一,要求出入境者必须出具 HIV 检测证明或接受检查。1995 年,由卫生部下发的《关于加强预防和控制艾滋病工作的意见》中明确了我国 AIDS 防治的方针和原则:预防为主,宣传教育为主,标本兼治,综合治理。在 1998 年由国务院下发的《中国预防与控制艾滋病中长期规划(1998～2010 年)》、2001 年下发的《中国遏制与防治艾滋病行动计划(2001～2005 年)》和 2006 年下发的《中国遏制与防治艾滋病行动计划(2006～2010 年)》分别提出了 2002 年、2005 年和 2010 年的防治工作目标。政府还出台了"四免一关怀"、《全国免费抗艾滋病病毒治疗实施办法》和《全国免费 HIV 抗体检测实施办法》、《艾滋病防治条例》等一系列政策法规,在特定的历史时期发挥了重要的积极作用,为我国 AIDS 的预防和控制提供了强有力的法律保障。

但是,随着 AIDS 防治实践的不断深入和人们对 AIDS 认知的逐渐深化,曾经发挥过重要作用的某些政策法规已经不再适应当前的需要,或与当前 AIDS 防治策略发生冲突,妨碍了防治工作的开展。例如,1989 年制定的《中华人民共和国传染病防治法》中将 AIDS 列为乙类传染病,要求限时实名报告疫情并进行检疫,这一规定引起了公众对 AIDS 的恐慌和其实,影响了 HIV 感染者和 AIDS 患者对防治工作的接受性,给 AIDS 的防治工作带来负面影响。卫生部下发的《关于艾滋病病毒感染者和艾滋病患者的管理意见》与《中华人民共和国母婴保健法》中关于 HIV 感染者在工作、上学、获得医学治疗及参与社会活动的权利的规定不一致。因此,国家相关部门应结合与艾滋病相关的热点问题,就 AIDS 相关的政策、法律进行研究,在广泛征求社会各界和政府多部门意见的基础上,积极稳妥地推进相关方面的法制化建设,对一些法律、法规进行修订和完善。

(三) 加强健康教育和综合干预

AIDS 的本质是一种"行为病",健康教育和行为干预是世界公认的防治 AIDS 的最有效措施。因此,要大力开展面向大众群体的宣传和教育,综合运用大众传播、群体传播和人际传播的健康传播方法,唤起全社会的采纳与意识,使全社会各阶层人群提高对 AIDS 防治相关知识的知晓水平,特别注重知晓率低的农村、偏远地区和少数民族地区;同时将工作的重点从大面积的宣传教育转向针对重点人群的行为干预,促进"百分百安全套"、"美沙酮替代治疗"、"免费清洁针具交换"等项目的开展;公安部门要依法严厉打击吸贩毒、卖淫嫖娼、非法采供血等违法犯罪行为。

近年来,一种新的健康教育模式——"同伴教育"愈来愈受到人们的青睐。所谓同伴教育就是有年龄相仿,知识背景和兴趣爱好相近的人在一起分享信息、观念或者行为技能,以实现某种教育目标的一种教育方式。同伴教育起源于澳大利亚,流行于西方国家。经过近十几年的发展,已经成为一种在社会发展领域内广泛采用的健康教育方法。在我国一些地区也已经开展了

大量的同伴教育活动,如在吸毒人员、娱乐场所性服务人员、同性恋人群中挑选有影响力的个体(志愿者)进行有目的的培训,然后这些志愿者对其同伴开展有关预防性病和艾滋病等方面的知识宣传,提高他们自我保护的技能,以促使高危人群对艾滋病相关知识、态度和行为转变。

(四) 完善监测系统

通过完善的监测和检测系统可以及时、准确、全面地了解一个国家和地区 AIDS 流行的现状,以便及时地采取相应的对策。HIV/AIDS 监测包括病例报告、哨点监测、专题调查、血清流行病学调查、分子流行病学研究等。我国于 1986 年开始进行 HIV/AIDS 监测工作,1989 年以后 AIDS 作为法定传染病上报。1995 年在 WHO 的支持下,卫生部和 AIDS 预防控制中心在 23 个省、自治区、直辖市建立了 42 个国家监测哨点,至 2002 年国家级哨点达 158 个,覆盖 31 个省、自治区、直辖市。各省、自治区、直辖市也分别设立了数量不等的省级 AIDS 监测哨点。2001 年,部分省份开展了以 AIDS 与性病监测相结合、血清学与行为学相结合为主要特点的综合检测工作。2002 年,卫生部与中国疾病预防控制中心分别下发了《艾滋病监测工作规范》和《艾滋病性病综合监测指南及方案(试行)》作为指导全国开展 AIDS/性病综合监测的技术指导性文件。至此,我国已初步形成了一个覆盖内地 31 个省、自治区、直辖市的监测网络,建立了一支监测及监测专业技术队伍,获得了大量的流行病学和行为学方面的信息,促进了我国 AIDS 预防控制工作的开展。

(五) 综合关怀与治疗

给予 HIV 感染者和 AIDS 患者以充分的关怀与积极的治疗,不仅是人道主义的集中体现,而且对控制 AIDS 的流行、维护社会的长治久安具有深远意义。近年来,有关机构和组织在我国部分 AIDS 高流行地区开展了一些针对 HIV 感染者和 AIDS 患者的社区发展项目,包括援助贫困者,提供教育、营养、谋生和健康方面的支持等。例如,在联合国儿童基金会的支持下,河南、贵州、山西、吉林等省开展了"希望与帮助"项目,在帮助 HIV 感染者自强自立,动员其家庭和亲属参与、减少 AIDS 对家庭和儿童的影响等方面取得了成功的经验;2000 年,山西闻喜县建立了"温馨家园",通过 HIV 感染者和志愿者参与,开展咨询培训等活动,创造对 HIV 感染者和 AIDS 患者的社会支持氛围,使他们获得生产自救能力;"红树林支持组织"是一个由 HIV 感染者创立的网络组织,其主要目的是通过生活技能培训改善 HIV 感染者和 AIDS 患者的生活质量,参与 AIDS 防治宣传活动。2003 年,我国在全国范围内选择疫情较为严重的地区,以县为单位建立了第一批共 51 个 AIDS 综合防治示范区,开展以国产药物为主的治疗、关怀、健康教育、干预、阻断母婴传播、自愿咨询检测等综合防治活动,并且在 1 年内将试点扩大到 127 个。在 WHO 协助下,卫生部已经制订了 AIDS 治疗方案和针对 HIV/AIDS 的关怀策略框架,并在抗病毒治疗方面开展了一些工作,具备了在一定范围内进行抗病毒治疗的条件和能力,同时积极探索适合我国国情的中西医结合 AIDS 治疗方案和关怀模式。

四、AIDS 健康促进计划的设计、实施与评价

(一) AIDS 健康促进计划的设计

1. 社会诊断 了解 AIDS 作为一个健康和社会问题对人群健康、人们的生活质量有哪些影响;在社会范围内有关 AIDS 预防的健康教育是否已经开展,都做了哪些工作;与 HIV/AIDS 有关的医疗保健服务、政策法规、社会福利如何;在 AIDS 预防与控制中,什么问题在社区应当优先解决。在社会诊断过程中,应邀请社区领导、有关写作部门、社区公众代表等共同参与,以使社会诊断的结果更能反映目标人群的需求。

2. 流行病学诊断　　通过流行病学诊断,明确 AIDS、HIV 感染的流行情况,确定不同年龄、性别、职业、种族的流行情况;明确 HIV/AIDS 流行的一些因素,如流动人口情况、人们的 AIDS 知识、性观念等。

3. 行为诊断　　确定影响 AIDS 流行的行为危险因素,这些行为可以分为两类:预防行为和感染后的有关行为。预防行为包括目标人群的性行为、同性性行为、多性伴、安全套使用行为、吸毒行为、性病早期治疗行为及其他与 HIV/AIDS 预防有关的行为。感染后行为包括求医行为、咨询行为、性行为、家庭与社会支持等。明确这些行为,有利于制定有针对性的干预策略和措施。

4. 环境因素诊断　　确定与 HIV/AIDS 流行和感染有关的环境因素状况,如卫生服务提供情况、安全套的市场供应、有关法律法规和政策的制定、财政、教育、社会福利等所能提供的支持,从而明确 AIDS 健康促进的促成因素,为 AIDS 健康促进的顺利实施奠定基础。

5. 制定健康促进计划的目标与策略　　在进行上述一系列诊断的基础上,制定切实可行的 AIDS 健康促进目标,并将目标分解为不同层次的操作性分目标。然后明确达到各个分目标的策略与手段,以保障健康促进总目标的实现。

(二) AIDS 健康促进计划的实施与监测

依据所制订的 AIDS 健康促进计划,逐渐开展具体的健康促进干预活动。在计划实施的过程中,加强检测与过程评价,一方面保证规划实施的速度和质量,另一方面通过检测和过程评价,即使发现计划实施中存在的问题,取得反馈信息,即使修正规划,确保计划实施顺利进行。

为了及时、准确地获取检测和过程评价信息,有必要建立由健康教育者、专家、协作部门、目标人群共同组成的检测与评价体系。

(三) AIDS 健康促进计划的评价

进行评价的目的在于明确 AIDS 健康促进的效果,确定项目的成效大小。

1. 过程评价　　过程评价的目的是确保计划目标的真正实现,着重关注项目是否按计划的预期进度实施,更为关键的是在评价的同时,要不断地修正项目计划,使之更符合实际情况。通过查阅档案资料、目标人群调查、现场观察等方法,了解目标人群的参与程度、满意度,以及项目活动覆盖率、有效指数、经费使用情况等。

2. 效应评价　　有称为近中期评价,是在项目结束后的近期内对 AIDS 及其相关行为的倾向因素、促成因素、强化因素的评价。常用的评价指标主要有 AIDS 相关知识的知晓率、合格率、信念持有率及 AIDS 相关行为,如共用针具注射吸毒、不安全性行为等的流行率及改变率,还包括环境、卫生服务、条件、公众舆论等方面的改变,如 HIV 感染者和 AIDS 患者的治疗率、社会歧视率等。

3. 结局评价　　健康促进的最终目的是通过改变人们的行为来影响健康,提高生活质量。结局评价正是着眼于评价健康促进项目实施后导致的目标人群的健康状况乃至生活质量的变化。对于不同的健康问题,从行为改变到出现健康状况改善所需的时间长短不一,但都是在行为改变后出现,因此结局评价也叫远期效果评价。对于 AIDS 的健康促进,可以通过 AIDS 的感染率、患病率、死亡率、减寿人年数等指标来反映由 AIDS 造成的疾病与死亡。通过生活质量指数、生活满意度指数等指标来反映人们的生活质量。还可以从社区参与、公众舆论、法律法规、财政资源配置、卫生设施、卫生服务等方面来评价 AIDS 健康促进的远期效果。

4. 总结评价　　是对形成评价、过程评价、效应评价和结局评价的综合,以及对各方面资料做出的总结性概括,能够全面地反映健康促进项目的成功之处与存在的不足,为以后的计划制订和项目决策提供依据。

（许洁霜）

思考题

1. 防治高血压病的重要意义有哪些?
2. 如何解决高血压病药物治疗的依从性问题?
3. 防治高血压病的策略是什么?
4. 简述 AIDS 健康教育的目标和主要内容。
5. 如何对 HIV/AIDS 开展社会防治?

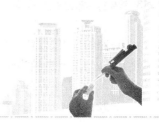

第十四章

健 康 传 播
Health Communication

第一节　健康传播的发展历程和基本概念

一、健康传播的发展历程

传播，源自英文"communication"，其意为"共有的"、"公共的"和"共用的"。传播是人类生存与发展的一种基本方式，是人类社会古老的行为。传播学的巨擘施拉姆曾说："在人类社会中，传播是最繁忙的交叉口，但许多人只是路过而不逗留。"随着传播学，尤其是大众传播学的迅猛发展，医学、社会学等学科在路过传播学这个交叉口时作了"逗留"，并逐渐产生了"健康传播"。

随着 18 世纪资产阶级工业革命的兴起，人类社会进入了一个高速发展的时期，社会各个领域、各个系统都在发生着巨大的变化，健康传播逐渐向现代健康传播演变，在传播模式、传播策略、传播内容、传播媒介和传播人才上都与时俱进，开始步入系统化、专业化和多样化的发展之路。

从传播模式上来看，"生物—心理—社会"健康模式的确立使得健康传播的模式得以更新。健康传播的模式不再局限于健康知识和健康信息的单纯传递，而逐渐向健康素养的提升、健康观念的培育和健康行动的倡导等领域拓展。如"中国公民健康素养促进行动"的实施，通过《中国公民健康素养基本知识与技能》的发布，对公民健康素养的 25 项知识和理念、34 项健康生活方式与行为、7 项基本技能广为传播。

从传播策略来看，健康传播模式的变化也带来健康传播策略的革新，诸如社会营销策略、公共关系策略、名人效应策略等各种策略逐渐应用于健康传播领域，并取得了良好的效果。如在无烟社区、无烟医院的创建活动中，全国各地因地制宜，通过各类社会营销策略进行传播，对创建活动起到了很好的推动和促进作用。又如卫生部聘请著名演员濮存昕担任"预防 AIDS 宣传员"之后，吸引了一批知名演员、著名节目主持人加入到预防 AIDS 的宣传员的队伍中来，对预防 AIDS 的宣传活动起到了良好的促进作用。

从传播内容来看，随着通过行为改变可以预防的各类慢性非传染性疾病逐渐成为威胁人类健康的主要疾病，以及现代社会中新科技、新环境所产生的各类新的健康问题的出现，健康传播内容上呈现出由原先的"提供生物医学知识"为主日益转为"促进行为改变"。像在高血压病、糖尿病、心血管疾病等慢性病防治的健康传播中，行为方式的指导成为最重要的传播内容。

从传播媒介来看，不仅像报纸、广播、电视等各类传统媒体近年来在数量和规模上都得到了快速的发展,以传播健康信息和知识为主的健康专业类媒介也日趋增多。同时,手机、网络等新媒体的发展也相当迅速,给健康传播带来了巨大的机遇和挑战。而如何掌握利用网络等新媒体技术,取得更好的健康传播效果,也是诸多健康传播的研究者和实践者当前思索和探讨的一个命题。

二、健康传播的基本概念

何谓健康传播,理论研究界迄今为止依旧缺乏一个较为全面、完善并得到广泛认可的一个概念。中外学者分别从各自的研究视角出发,从不同学科领域对健康传播的定义作过很多的界定。

美国学者 Rogers 在 1994 年提出的定义为:"健康传播是一种将医学研究成果转化为大众的健康知识,并通过态度和行为的改变,以降低疾病的患病率和死亡率,有效提高一个社区或国家生活质量和健康水准为目的的行为。"1996 年,Rogers 又在另一篇文章中对健康传播做了定义上的修正:"凡是人类传播的类型涉及健康的内容就是健康传播。"这一定义因其简洁明了、易于理解,是迄今为止被广泛引用的一个定义。

美国疾病预防控制中心(CDC)作为全美疾病预防与控制的专业机构,从 20 世纪 90 年代起便很注重健康传播的研究和实践,并根据相关研究和实践对健康传播的概念作过界定。美国CDC 提出:"健康传播是指在受众研究的基础上,制作和传递健康信息与策略,以促进个人和公众健康的行为。"美国 CDC 的这一定义突出强调了受众需求、受众研究和受众调研在健康传播的重要作用。

健康传播作为传播的一个分支,Rogers 认为其同样具有传播的多层次性。因此,从传播学的视角来解读,Rogers 也把健康传播被定义为"以传播为主轴,通过 4 个不同的传递层次,即自我个体传播层次、人际传播层次、组织传播层次和大众传播层次,将健康相关内容散发出去的行为"。学者徐美苓在《健康传播研究的回顾与展望》一文中指出:"这 4 个不同的传播层次对健康传播的内容各有不同的侧重点,如人际传播层次则强调健康传播定义的核心在于'关系',包括医患之间的沟通面谈,患者满意度和依从性等;大众传播层次则关注健康与大众传媒之间的关系,强调如何通过有效的大众传媒健康信息传递,促进公众健康行为的改变等。"而在这 4 个传播层次中,人际传播层次和大众传播层次尤其受到研究者的关注。例如,美国学者 Burgoon 从人际传播的角度提出:"健康传播是患者和医疗提供者之间的互动关系,以及诊疗室里无数的人际传播活动。"而另一位学者 Jackson 在 1992 年则从大众传播的层次出发对健康传播下过定义:"健康传播是以大众传媒为信道来传递健康相关信息,从而预防疾病、促进健康,包括健康社会营销和健康政策的制定等。"

国内出版的相关健康传播教材和专著中对健康传播也下过不少定义,如 1993 年北京医科大学主编的《健康传播学》一书中提出:"健康传播是健康信息传输、流动的过程,是一个社会组织、群体或个体运用传播手段,针对目标人群或个体的健康行为问题,进行适宜的信息传播。"1996 年,由米光明和王官仁主编的《健康传播原理与实践》一书对健康传播的定义则更为简洁:"健康传播是指通过各种渠道,运用各种传播媒介和传播方法,为维护和促进人类健康而制作、传递、分享健康信息的过程。"这些定义更多的是注重健康传播的功能和作用,把健康传播看作为健康信息传递中的策略和技巧,凸显其工具化的特性。学者张自力在其主编的《健康传播学——身与心的交融》一书中提出:"应将健康传播放在一个宽广的社会环境和历史环境下进行考察,关注的不仅是健康传播活动本身,还包括健康传播活动与社会环境和历史环境之间的相互作用。"据此,学者张自力在其主编的《健康传播与社会》一书中对健康传播的定义为:"健康传播是一种在特定的社会和历史环境下,以传递健康信息、普及健康知识为目的的社会实践活动。"

从上述中外学者关于健康传播的不同定义可以看出,不同的研究者根据自己的研究取向和关注点,从不同的研究视角和学科背景,都试图勾勒出健康传播的蓝图。虽然迄今为止尚未有比较全面而又完整的定义,但有一点可以肯定的是,健康传播作为医学与传播学的交叉学科,对于任何一个健康传播的问题,单一视角、单一学科、单一取向的研究都是不完备、不全面的。

第二节 健康传播研究和实践中的常用理论

健康传播是传播学的一个重要分支,因而健康传播学的研究与一般传播学的研究在理论上一脉相承,很自然地沿用了公共传播学的相关理论和研究方法。同时,健康传播也是一门实践性很强的学科,在其不断的实践探索中也借鉴了其他学科的相关理论,日益丰富着健康传播学的相关理论体系。

健康传播理论关注和强调健康传播对人们的认知、态度和行为的具体改变。同时,不同理论都各有侧重点,在 Rogers 对健康传播 4 个层次的定义中,自我个体传播在现实的健康传播中较为少见,相关研究理论多集中在人际传播层次、组织传播层次和大众传播层次。下面我们将就这 3 个层次的理论各选一个典型理论进行分析。

一、健康传播与人际沟通:说服理论

在关于态度改变的理论中,耶鲁大学心理学教授、著名传播学家霍夫兰的说服模型享有盛誉。霍夫兰把说服看作一个信息交流的过程,通过信息交互式的传递,促使人们主动地转变观点、改变相关行为。

对于说服理论的研究始于第二次世界大战时期,霍夫兰早期研究兴趣在实验心理学,但第二次世界大战的爆发改变了他的研究方向。1942 年,由霍夫兰等心理学家组成的专家小组接受美国陆军部的委托,赶赴华盛顿,在美国陆军军部新闻及教育署研究战争宣传与美军士气的问题。霍夫兰通过对观摩的影片内容、影片形式和设计变化等来测量和分析传播来源的可信度、恐惧诉求的程度、问题提出的先后效用、论辩时是讲一面之词还是两面都说、结论是明示好还是暗示好等说服传播问题,提出了信息源条件、说服者条件、信息本身的条件和说服过程等诸多观点,并构建了说服模型。说服模型重点分析和探讨了影响态度改变的 4 大关键因素:沟通者(communicator)、信息(message)、受众(audience)和沟通情境(situation)。

(一)沟通者——信息源

沟通者是最主要的信息源,因此,沟通者本身的专业性、权威性、可靠性、吸引力等因素都会影响接受者态度改变的效果。信息源的权威性更高、可信度更高,其说服传播的效果就越好,就越能够更有效地改变信息接收者的态度。霍夫兰等人在实验中也发现,随着时间的推移,高可信度信源的传播效果会出现衰减,而低可信度信源的传播效果则呈现上升趋势。这就是所谓的"休眠效应"。这一现象说明,随着时间的流逝,信源可信性的影响会趋于减弱。郭庆光在《传播学教程》一书中提出:"信源的可信度、权威性对信息的短期效果具有极为重要的影响,但从长期效果来看,最终起决定作用的还是内容本身的说服力。"

(二) 信息

在说服过程中,信息的安排与选择、信息的情绪特征(恐惧唤起)、信息的单方面呈现或双方面呈现、信息传递途径等都影响着说服的效果。单方面信息传播与双方面信息传播对受众的态度改变都产生了一定的效果,并且效果的产生程度受相关因素的影响和制约。

(三) 目标对象——受众

受众属性同样也会影响说服的效果。首先,受众的个性特征(包括个体的易受暗示性、智力和自尊等)与说服效果有关联。其次,受众的心境与说服效果亦有关联。在健康传播实践中,研究者们还常常以"疾病"为标准,将受众分为健康人群和非健康人群。马原在《解析健康传播中的说服》中指出:"与健康人群相比,非健康人群往往会形成更为密切的群体关系,他们拥有明显的群体特征,获得更强烈的群体认同感。"

(四) 沟通情境

除了信息源、信息传递方式和受众三者对说服效果产生影响之外,我们还需注意的是,说服过程并非是在沟通者和受众之间各自孤立地单一地进行的,而通常是在一定的情境中进行的。这些情境因素,对态度改变也产生着重要的影响。同一种信息源,以同样的信息传递方式,面对同样的受众,当处于不同的情境下,往往产生不一样的说服效果。

二、健康传播与群体:知沟理论

知沟理论(knowledge gap theory)是关于大众传播活动带来的社会分化后果的一种理论假说,其代表学者是美国传播学者 P. J. 蒂奇诺(P. J. Tichenor)等。20 世纪 60 年代,美国政府力图通过《芝麻街》等电视片来缩小贫富儿童受教育机会不平等的差距,结果却没能达到预期的效果,贫富儿童之间在学习能力和学习成绩上的差距非但没有缩小,反而进一步扩大了。美国传播学者 P. J. 蒂奇诺等人对此现象进行了研究,1970 年,其在《舆论季刊》上提出了"知沟理论"。

知沟理论的基本观点是:"由于社会经济地位高者通常能比社会经济地位低者更快地获得信息。因此,大众传媒传送的信息越多,这两者之间的知识鸿沟也就越有扩大的趋势。也就是说,在现代信息社会里,经济结构上的贫富分化导致了信息社会的两个阶层:信息富有阶层和信息贫困阶层。经济贫困者在已有知识的储备、新传播技术的获得等方面相比于经济富有者都处于劣势,随着时间的推移,贫困者与富有者的信息格差必然日趋扩大,而信息格差又导致了知识格差。信息格差和经济格差理论认为,现代大众传播的形式和内容都更有利于富有阶层。因此,随着大众传播的普及,传播的信息越多,这两者之间的知识鸿沟也就越大,而非缩小。"

知沟理论自其诞生起,其在医疗健康领域的应用一直伴随着知沟理论的发展而进行,如美国著名的"明尼苏达心脏健康"项目。在国外,研究者对不同社会地位群体对吸烟有害健康的认知差异、对乳房摄片以筛查乳腺癌行为的认知差异等现象都做了深入的研究。在我国,曾有学者综合运用定性与定量结合的实证研究方法,分析了不同知识程度的人群在癌症预防相关健康知识掌握程度上的差异,验证了"知沟假设"在我国城乡癌症预防知识传播中的切实存在。

在现代信息社会,随着大众传媒向社会传播的信息越多,社会经济状况好的人群与社会经济状况差的人群之间的知识鸿沟越来越呈扩大之势。这也揭示了现代信息社会的一个主要矛盾,并且成为各国关心、社会关注的一个焦点问题。

三、健康传播与大众媒介:议程设置理论

议程设置(the agenda-setting function)是传播效果研究领域的重要理论,由美国传播学者

M. E. 麦库姆斯和 D. L. 肖率先提出。据郭庆光在《传播学概论》中所述:"1968 年,M. E. 麦库姆斯和 D. L. 肖在当年的美国总统选举期间,发现在选民对当前重要问题的判断和大众媒体反复报道及强调的问题之间存在着高度的对应关系。"诚如阿特休尔在《权力的媒介》一书中所述:"美国政治学家伯纳德·科恩(Bernard Cohen)在《报纸与外交政策》一书中提出,媒介在告诉读者'怎样想'这方面大多不怎么成功,但在告诉读者'想什么'方面却异常有效。"M. L. 德弗勒和 E. D. 丹尼斯在《大众传播通论》一书中指出:"议程设置是大众传播媒介影响社会的重要方式,议程设置理论的前提假设是:受到媒介某种议程影响的受众成员会按照媒介对这些议题的重视程度来调整自己对议题重要性的看法。"

议程设置理论的主要观点有 4 点:①大众媒介往往不能决定大众对某一事件或问题的具体看法,但是可以通过媒介内容的报道来有效地左右人们关注某些事实和问题,以及大众对事件或问题重要性的先后次序,大众媒介提供给公众的是他们通过媒介报道而预设的议程;②大众传媒对某一事件和问题的强调程度与大众对该事件或问题的重视程度成正相关,即大众会因为媒介提供议题的重要性而改变对事件或问题重要性的认识,对于媒介认为重要的事件或问题而首先采取措施或行动;③媒介议程与公众议程对事件或问题重要性的认识并非是简单的吻合,这与媒介接触率等变量相关,媒介接触量越多,接触率越高,其个人对于事件或问题的个人议程与大众传媒设置的议程则具有更高的一致性;④大众不仅关心大众传媒强调了哪些议题,并且关注媒介是如何表达这些议题的,因此,议程设置能否对受众取得良好的效果,除了媒介强调的议题本身外,还受其他多因素的影响。

研究表明,大众传媒对重要议题的议程设置与公共舆论关注的重要议题之间即使没有直接的关系,也具有高度的关联。在过去的 20 多年中,大众传媒通过强大的"议程设置"功能,成功地把 AIDS 设置成为健康传播领域最重要的"议程"之一。西方学者集中考量了大众媒体对 AIDS 的报道,考察大众传媒如何呈现和表达 AIDS 议题,以及大众传媒关于 AIDS 议题报道的传播效果。学者张自力在《新闻大学》上发表的《论健康传播兼及对中国健康传播的展望》一文中指出:"根据美国疾病控制中心的相关统计,大众传媒关于 AIDS 报道的数量,从 1985~1991 年报道数量增长快速,1985 年仅为 5 007 篇,到 1991 年多达 13 209 篇,尤其是在 1987 年和 1991 年报道数量出现了两个高峰。其中,1987 年报道篇数为 11 852 篇,而与大众媒介的报道相对应,对预防 AIDS 有良好效果的安全套的销售情况也出现了激增的变化。1986 年,安全套销售为 24 050 个,到 1987 年安全套销售数则增加到 28 900 个。AIDS 对于绝大多数受众来说,属于一个直接经验以外的议题,而大众传媒通过有效的议程设置,把这一议题纳入了公众视野,并引起了公众足够的重视和充分的讨论,最终创造出强大的公众舆论,对相关政策的制定起着直接或间接的影响。由此可见大众传媒在健康传播中作用的重要性,而议程设置也成了大众传媒发挥健康传播作用的主要机制。"

然而,大众传媒的议程设置效果也并非是万能的,媒介的议程设置效果的发挥首先受到议程性质的影响。学者朱克(Zuker)把媒介设置的议程分为两类:强制性接触议题和非强制性接触议题。强制性接触议题主要指受众能够直接亲身体验的议题,如交通、税收等,受众可以从每天的生活或亲身经历中可以得到充分的信息和经验,就没有必要依赖媒介提供更多的信息。而非强制性接触议题,如突如其来的严重呼吸窘迫综合征(SARS)、H1N1 型流感等新型传染病,重要的国际问题等,受众的直接经验很少,各种媒体的报道则成了受众了解这些事件或问题的重要渠道和窗口。

第三节 健康传播实践中的营销策略

在西方,传统的商业营销理念一度向社会公共活动领域拓展,逐渐出现了社会营销的概念,而健康传播研究也适时地与社会营销观念相结合,并将其引入到健康传播活动中去,成为普及健康知识、推动民众健康的重要手段。

一、从营销到社会营销

社会营销理论是市场营销理论深度发展的产物。早在 50 多年前,Wiebe(1951)在《舆论季刊》杂志上发表文章 *Merchandising Commodities and Citizenship on Television*,提出了他著名的问题:"为什么你不能像卖肥皂一样出售友谊?"这是对社会营销相关范畴最早的涉及,之后系统地提出社会营销概念的是现代营销学之父 Philip Kotler。从理论的源头到研究的先行者,社会营销都和市场营销有着千丝万缕的关系,因此,在理解社会营销之前,我们首先要界定一下市场营销的相关概念。

什么是市场营销? 概括地说,市场营销(marketing)简称"营销",这是一个在经济、管理学范畴讨论的话题,关于营销的概念,不同的学者或机构,从不同的角度给出解读。

1967 年,美国著名市场营销学教授 Philip Kotler(1967)出版了《市场营销管理:分析、计划与控制》一书,他对营销下了自己的定义:"市场营销是个人和群体通过创造及同其他个人和群体交换产品和价值而满足需求和欲求的一种社会的和管理的过程。"E. J. McCarthy(1960)在《基础市场营销》一书中也对微观市场营销下了定义:"市场营销是企业经营活动的职责,它将产品及劳务从生产者直接引向消费者或使用者以便满足顾客需求及实现公司利润,同时也是一种社会经济活动过程,其目的在于满足社会或人类需要,实现社会目标。"到目前为止,学术领域广泛使用的定义是 Philip Kotler(2003)在《市场营销》一书中强调营销价值导向的定义:"市场营销是个人和集体通过创造并同他人交换产品和价值以满足需求和欲望的一种社会和管理过程。"

二、社会营销的构成要素、基本原则和意义

(一) 社会营销的构成要素

社会营销脱胎于市场营销,它的身上可见很多市场营销的影子,市场营销的 4P 营销组合策略也能够借鉴应用于社会营销范畴,所不同的是,4P 的 4 个要素,即产品(product)、价格(price)、地点(place)和促销(promotion)在社会营销里被赋予了新的内涵。

1. 产品(product) 传统的市场营销的产品主要是实体产品和服务,如消费品公司出售的香皂、饮料,职业培训班提供的各种职业培训课程等。而社会营销的产品,除了传统的实体产品(如安全套)和服务(如健身培训)以外,更重要的是一种"虚"的理念和态度方面的产品,如清华大学推崇的"八减一大于八"理念,对于大学生来说,每天 8 个小时的学习,如果拿出 1 个小时用于体育锻炼,其效率要超过 8 个小时的学习。在这个案例中,"八减一大于八"就是健康社会营销的产品。对于产品的提供方来说,一个好的产品不只是确实有用,更要为消费者所能接受,所以,产品的"包装"非常重要。

2. 价格(price) 传统的市场营销中的价格,主要是购买产品付出的价钱,如消费者为买一个苹果而付出的 2 元钱,这是市场营销的价格。而社会营销的价格,是指消费者为了得到产品

付出的代价,这个代价,有时是金钱,但更多的是交换的习惯、情感和心理的代价。社会营销的价格还包括"不购买"的危险。从价格的角度衡量,社会营销比传统营销更难,因为有的时候理念和观念是很难用金钱来衡量的,每个消费者对于危险的判断也是不一致的,而消费者一旦预测使用该产品的价格过高(需要放弃的代价过大),则会选择不去购买该产品,因此社会营销中价格的制定需要对受众的分析和划分更加具体。

3. 地点(place) 传统的市场营销中的地点,主要是消费者能够购买到产品的场地,如购买衣服的百货公司、吃饭的饭店等厅堂会所。而社会营销的地点,是指产品、服务或理念传达的地点,这就要求社会营销人员对于受众要有具体的细分。例如,在 24 小时便利店(方便购买)、宾馆(经常使用)或娱乐场所(可能使用),是安全套比较合适的销售地点,因为以上场地或多或少都会有人们购买安全套的需要。值得一提的是,随着互联网的发展,网络商城成为社会营销的有效场所,网络海量的信息提供给消费者无穷的虚拟地点购买产品,显著扩大了营销地点的选择范围。

4. 促销(promotion) 传统的市场营销中的促销,主要是企业利用各种信息载体与目标市场进行沟通的传播活动,如商业广告、人员推销、营业推广与公共关系等。而社会营销中的促销,则是通过各种传播手段和传播渠道,促使产品的理念更容易被消费者接受。例如,在大学的校医院里,我们经常会看到结核病防治、乙肝疫苗等的卫生宣传画,这些宣传画提醒同学们注意抵御传染病,拥有良好身体才能更好地成长和学习,这是正面的促销。从反面的促销手段来看,在公交车、地铁等交通工具上的移动电视会有控烟的宣传广告片,有的广告里表达的是吸烟会导致女性牙齿变黄、皮肤黯淡,直击女性爱美的软肋。这些促销的手段使得社会营销的产品对于健康生活的理念更容易被受众接受。

(二) 社会营销的基本原则

作为一种有效的改变社会理念的方法,社会营销需要遵循 3 个原则:关注行为结果原则、消费者利益优先原则、遵循市场规律原则(Storey JD, Saffitz GB, Rimon JG, 2008)。

1. 关注行为结果原则 在社会营销的理论体系中,社会产品被广泛定义为包括理念想法、态度、服务和行为,社会营销的合理目标是影响行为。

在商业化的世界里,产品制造商不能仅仅把商业目标定为提升消费者对产品的意识或者正面的态度,制造商需要消费者购买产品。但事实上只要不影响未来的销售,销售商们并不关心消费者如何使用产品,甚至产品是否被使用,销售商最为关注的只是"卖出去"这个过程;而在社会营销中,产品的用途意义重大,因为这关系到社会效益。

2. 消费者利益优先原则 对一般商业营销来说,营销的目的是考虑产品制造商的利益,满足消费者的利益只是实现这一目的的手段。社会营销则不同,它的出发点在于消费者的利益,它更关注受众或消费者群体,社会营销遵循消费者利益优先原则。例如,在公共场所的吸烟区张贴劝阻吸烟的广告,目的是改变烟民的吸烟习惯,对于烟民自己和更广大民众来说都是有好处的,但是这项健康项目的策划者卫生管理系统能得到的直接利益将是很少的,烟草企业包括政府的直接税收还可能下降。然而,如果从长期的效果来看,严格地实施控烟能够提高公众健康水平,能够降低医疗负担和减少公共卫生资源,在政府的角度长远来看,控烟的收益是要大于控烟的支出(包括执行项目的费用和隐形的损失,如烟税、国有烟草公司的利润上缴等)的。

3. 遵循市场规律原则 社会营销区别于其他形式交流的另一个特点是关注市场本身。首先,市场观点意味着以顾客为导向,所有的决策都是为了满足顾客的需求。其次,市场是一个遵循自愿交易原则的地方,社会营销的产品要让受众自愿而不是被迫的变革行为,它不能是强制性措施。最后,市场是一个充满竞争的场所,只有在竞争中,好的产品、服务和理念才能够脱颖而出。

(三) 社会营销的意义

社会营销是对传统营销理论的创新,它具有广泛的社会性特点,特别重视个人或群体的行为改变,可以有效地提高行为改变的效率和效果,有效地解决多种社会问题。社会营销随着理论的逐渐成熟,向越来越广阔的社会领域扩展,而公共健康领域将成为社会营销的主要发展阵地。

三、社会营销与公共健康领域研究的结合

随着全球化的发展,公共健康领域的问题越来越成为一个世界的整体问题,当中国爆发SARS的时候,日本、欧洲和美国也不能幸免;当美洲出现 H1N1 型流感的时候,中国也无法逃脱。国门敞开,我国民众的安危与世界同步。因此,对于公共健康领域的研究和发展,应该成为全球共同的话题。

随着社会营销理论在社会各个领域的发展,欧美等发达国家日益将这一理论运用到公共健康领域,营销健康,成为一个热门的话题。与此同时,我国的研究者也不乏相关的论述。现有的研究主要是从宏观和微观的角度来探讨的。

1. 宏观的角度　J. French(2009)在文章 *The nature，development and contribution of social marketing to public health practice since 2004 in England* 中回顾了社会营销的关键概念和规律、近来在英格兰地区的飞速发展情况,讨论了社会营销对公共卫生实践将产生的影响。J. Griffiths(2009)等在 *The integration of health promotion and social marketing* 中认为现代健康面临多种挑战,社会营销因其关注行为及规律而具有健康促进的巨大潜力。D. Evans(2008)等在 *Applying social marketing in health care：communicating evidence to change consumer behavior* 中介绍了社会营销用商业营销手段改变个人和团体的行为与政策,在公共健康领域发挥了广泛作用。我国的研究人员在宏观上也颇多论述,王学海(2001)在《社会营销及其在我国的应用前景》一文中分析了社会营销的起源、特点、构成和意义,探讨了社会营销在我国的计划生育、疾病控制营养和健康促进方面的应用。张霓和王希华(2007)在《社会营销模式在健康促进活动中的应用》一文中更为直接的点出了社会营销模式和健康促进活动的结合,探讨社会营销模式在我国的应用前景。马瞧勤和杨介者(2004)在《社会营销——解决社会与公共卫生问题的一个新途径》文章中详细阐述了社会营销的相关概念,指出社会营销将成为解决公共卫生问题的新途径。潘习龙等(2007)在《社会营销在医院中的应用》文中则分析了医院应用社会营销的关键和策略。以上的这些研究,都是从宏观角度来分析社会营销在公共健康领域的应用和影响,国内外研究的领域有颇多重合点,表明了这一研究是全球共同的热点问题。

2. 微观的角度　除了以上宏观角度,社会营销在健康领域微观方面的研究也层出不穷,这个微观的含义是针对某一种疾病或社会运动的社会营销活动。T. Edgarl(2009)等在 *Sustainability for behavior change in the fight against antibiotic resistance：a social marketing framework* 一文中建议通过社会营销的方式改变公众滥用抗生素、造成严重抗药性的问题。Rosemary Thackeray 和 B. L. Neiger(2003)在 *Use of social marketing to develop culturally innovative diabetes interventions* 一文中阐述了如何运用社会营销手段进行文化层面上的相关干预,以期为今后糖尿病干预提供参考。D. J. Opel(2009)等在 *Social marketing as a strategy to increase immunization rates* 一文中认为社会营销可以提高公众疫苗接种的参

与率和改善公众对疫苗接种的认知,以期增加公众对免疫行为的信任程度。我国学者王春(2003)等在《安全套营销人员艾滋病/性病健康教育效果分析》一文中对云南思茅安全套社会营销人员进行预防 AIDS/性病健康教育培训与知识普及,实证研究证明了社会营销对安全套使用率的提升和对 AIDS 预防的有效帮助。朱建林和傅华(2006)《关节炎自我管理项目中国化策略探索》一文中认为利用社会营销的手段和方法,可以有效促进我国关节炎患者的自我管理。张清、周延风和高东英(2007)在《献血者招募:从社会营销中获益》一文中认为社会营销理论也可以使我国无偿献血理论和实践工作者受益匪浅,并有望取得更大成效。

无论是宏观还是微观,目前国内外的一系列研究已经证实,社会营销理论和公共健康领域结合的研究已逐渐深入,对于健康的营销,已经并将继续成为学术研究的热点。

四、健康社会营销的内容

社会营销的对象一般是无形的概念或行为,那么对于公共健康领域的社会营销是否可以称为"健康社会营销"? 有学者对此研究领域给出了"健康社会营销"或"健康营销"的定义(张自力,2009),由于"健康营销"在营销学中另有"对营销对象进行精准定位,采取无'污染'的营销方法,避免营销中的资源浪费及对无关客户的骚扰以及不负责任采用搜索引擎作弊的方式进行推广营销"之意,为区隔这两种不同领域的命题,本章中关于社会营销在健康领域内的研究冠以"健康社会营销"之名。

那么,健康社会营销的内容是什么呢? 健康社会营销的内容包含着健康生活的社会理念,有学者从社会营销的 4 个阶段来解释健康社会营销的内容,这 4 个阶段为:认知改变(cognitive change)、行动改变(action change)、行为改变(behavioral change)和价值观改变(outlook switch)(吕春成,2002)。这 4 个阶段是人对于新事物从认识到接受的基本环节。

1. 促进受众健康认知的改变　在健康社会营销中,营销主体有时只是想要传播某种健康知识或促成某种健康认知的形成,从而促进受众健康认知的改变。例如,向青年人群传播糖尿病的发病机制、发病特征和严重后果的相关知识,帮助青年人了解糖尿病有可能随时发生在身边的事实,从而改变青年人认为糖尿病只发生在中年以后的错误认识,唤起青年人对于糖尿病的关注。促进受众认知的改变,是健康社会营销最简单的方式,在这种方式中,受众接受知识并不需要付出相应的劳动,所以相对其他环节,认知的改变要容易一些。

2. 促进受众健康行动的改变　在有些健康社会营销中,营销的目的是造成目标人群某一特定行动的改变,这种行动的改变是短期的或暂时的。例如,在学校里设置宣传点,招募大学生去参加城市马拉松长跑(有相应案例分析),或在人群稠密的地方设置流动采血点,号召普通民众踊跃献血等。促进受众健康行动的改变,要比促进认识的改变更加困难,因为认识的改变一般不需要代价,但是行动的改变则需要受众付出相应的时间、金钱和关注度等成本,这种成本代价和获得的利益有一个比较和权衡关系,如果受众觉得收益大于代价,这种健康行动的改变也就更容易实行。例如,如果某大学生认为参加马拉松能够锻炼身体、结交友人,这种收益大于准备和参赛所耗费的时间成本、机会成本,那么他就会更愿意去参加马拉松赛。

3. 促进受众健康行为的改变　促进受众健康行为的改变和促进健康行动的改变是一对时间上长短的相对概念,行动的改变往往是短期的、暂时的,而行为的改变则是一种长期的、习惯的改变,往往和生活习惯、生活方式有关。例如,控烟运动就是力图促进受众健康行为改变的典型事例,而控烟和献血则不同。献血是发生频率非常小的行为,而烟民对于烟草的依赖,则贯穿于生活习惯之中,通过各种健康社会营销的手段来劝阻吸烟的行为,实际上是一种对于不良生活习惯的干预。从常理就可以推断出,一次行动的改变容易,持续行为的改变难,改变长期的习惯,受众需要付出更多的时间和精力,尤其需要付出更多的心理成本(如戒烟必须克服心瘾),需要一个长期的过程,这对健康社会营销者来说是一个不小的挑战。

4. 促进受众健康价值观的改变　价值观是一个人对周围的客观事物的意义、重要性的总评价和总看法。价值观具有稳定性的特点,一经形成,很难改变,所以是健康社会营销促进受众改变中最为困难的。而这里的受众,不像行为改变只是一个特定人群,而是有相同文化意识的一大群人,文化族群和民族的影子隐现其中。价值观的改变阻力极大,所谓"移风易俗"的困难就在于此,如老一辈人对于小男孩健康的看法,就多停留在"胖乎乎"的小胖墩就一定身体好的概念。所以在中国农村的大多数家庭中,祖父辈的亲人抚养孙子的时候,都会以胖为荣,要求小男孩要多吃,长得壮实,这种价值观的形成,多因为祖父辈经历了太多的饥饿,所以对于食物的作用过度放大,认为只要胖就是身体好,殊不知,我国肥胖儿童的数量逐年递增,成为今后患糖尿病、心脑血管疾病的极大隐患,这些都与不健康饮食有关。这种价值观需要改变,平衡饮食和经常运动的健康生活习惯应该得到提倡。当然,这种价值观的改变不是一蹴而就的事情,尤其是对特定人群(如老年人)不能着急,应当循序渐进、循循善诱,随着社会经济的提高,一些落后的健康价值观自然会被摒弃,随着社会营销手段的创新,健康价值观正在悄然形成,当然,这是一个缓慢而长期的过程。

五、健康社会营销的策略和方法

健康社会营销是将社会营销和公共健康领域结合起来的产物,作为一种较新的概念,健康社会营销的策略和方法主要是从社会营销和公共健康促进这两方面原有的理论中引申出来的。所以,研究的切入点还是要从各自的策略和方法着手。

(一) 社会营销策略框架

在社会营销领域的策略框架中,我们可以选择的策略有:产品导向策略、消费者(需求)导向策略和市场导向策略。

1. 产品导向策略　在健康社会营销中,产品导向策略关注的是产品,目标是提升它的吸引力和竞争力,使之能够脱颖而出,产生更好的销售额。这种导向策略非常关注品牌的力量,如红丝带作为防治 AIDS 行动的象征,现已成为健康社会营销的品牌,它更好地表达了关心 AIDS 患者、预防 AIDS 传播的含义。对于受众来说,看到红丝带出现在某种健康社会营销的活动中,会更信任、也更乐于接受。因此,产品导向策略应当侧重于塑造健康社会营销的品牌,增加品牌的知名度和美誉度,从而推进健康社会营销的发展。

2. 顾客导向策略　顾客导向策略使健康社会营销从推销产品本身发展到制造产品需求,这种策略可以通过告知正常的行为习惯,对不良的行为习惯制造明显的社会压力,或推广一种新的行为习惯,提高潜在的社会支持。如果一个青年人觉得他周围的人都在吸烟,那么他有可能会尝试一下,但事实是目前受教育的青年人吸烟的比例越来越小,如果这个青年人知道这样一个事实的话,他可能会减少或停止吸烟,顾客导向策略就是要通过各种手段把这种理念"卖"给顾客。

顾客导向型的销售策略比产品导向策略更持久,但这种健康社会营销往往是有资助或是免费的,相关的活动越多,产品卖得越多,营销主体付出的成本也就越多。

3. 市场导向策略　市场导向策略是顾客导向策略的延伸,市场导向策略需要把健康社会营销的项目,在市场中打造成富有竞争力的产品,使受众在日常生活中用对健康"好"的活动或项目取代对健康"坏"的活动或项目。当然,这些项目和活动必须是遵循自愿原则,在市场中让消费者充分自主选择。

(二)公共健康促进理论框架

在健康促进理论中,至少有 4 种常见的健康行为理论及概念构件应用在社会营销中:计划行为理论侧重于决策形成的认知和推理过程(Kasprzyk D, Montano D, Fishbein, 2001);情感应付反应侧重于情感反应尤其是恐惧反应在动机和行为中的作用(Witte, 1994);观察学习侧重于讲述一种自主的观察和学习的过程(Bandura, 1986);创新扩散理论关注的是产品如何在社会环境中的传播过程,以及这种传播如何影响人们获取到信息及他们对信息的反应(Rogers, 2003)。以上的健康行为理论及概念构件在本书的其他章节有所涉及,本章案例分析中也会应用到相关理论,在此就不一一赘述了。

案例 上海国际马拉松赛

上海国际马拉松赛是由中国田径协会和上海市体育总会主办的一项体育赛事,比赛项目设有男女马拉松、男女半程马拉松及男女健身跑 6 个项目,于每年 11 月底举行。上海国际马拉松赛同时也是上海市全民健身节的一项重大活动,并与上海旅游节相辅相成。活动主办方旨在通过该项赛事向人们传播"享受生活,挑战自我"及"我运动、我健康"的生活理念和态度。该项赛事起始于 1996 年,已连续举行了 14 届。此项活动连续多年得到了某世界 500 强企业的大力支持,并将其冠名。通过十几年的发展,该比赛规模也在逐年扩大,从最初的 6 000 人参与,发展到 2008 年的超过 2 万人,2009 年的全程马拉松、半程马拉松报名人数都较 2008 年再增长 10%。参赛者为来自世界五大洲 42 个国家和地区及中国国内 29 个省市、自治区的马拉松选手和路跑爱好者。在参赛者中,不但有专业运动员,还有社会各个行业、各个阶层的市民,包括在校学生、外企白领、高管、政府机关人群、新闻记者、行业体协等,正如一位参赛者在 2006 年比赛前夕在自己博客中写到的"在这之前一直认为马拉松比赛对于我来说是件遥不可及的事情,与哥们一番详谈后才知道,原来上海国际马拉松赛还有个 4.5 千米健身跑,而且可以在 1 个小时内完成赛跑,不禁心中荡起一片涟漪。"

比赛报名采用现场报名和网上报名两种方式,现场报名也设立多个报名点,方便不同区域的选手就近报名。比赛同时也设立奖励机制,对于取得前 8 名的选手、在一定时间段内完成比赛的选手及破赛会纪录的选手给予证书、奖牌和现金奖励,从 100～100 000 美元不等。对于参加健身跑的运动员,不计取成绩和名次,凡事参加者均发给"参赛纪念证书"。

通过近几年的发展,上海国际马拉松赛已经成为了上海传统的重大体育赛事,也是上海城市景观体育之一,是上海市民健身的一道亮丽风景线,同时它也成功打造出了市民健身的一个品牌,正逐渐发展成为与这座城市交相辉映的赛事。

(本案例事件的来源是综合新闻报道而成)

分析上述案例体现了创新扩散理论(diffusion of innovations)中的相关原理。创新扩散理论,主要是指新事物或新概念透过传播管道,在某个社会环境里寻求社会成员接受的一种过程,通常需要一段相当长的适应时间。在参与的过程中,参与者相互提供资讯、分享资讯,以达到某种程度的共识。这主要针对的就是"新"的传播。马拉松赛在普通市民的固有意识中,一直是一项专业运动员、体力耐力均过于常人的比赛项目,一直是远离普通市民的非大众化体育运动。然而,上海国际马拉松赛就提出了一个不同于以往的新理念,设立了只有正规马拉松 1/10 路程的健身跑,将马拉松与大众的距离一下子拉近了。正是由于理念创新,传播起来就具有难度、更是需要时间的。上海国际马拉松赛通过近15年的漫长发展,从最初的普通人少有问津、以专业选手为主的格局,慢慢转变为人民大众广泛参与,真正达到了旨在传播"享受生活,挑战自我"及"我运动、我健康"的生活理念和态度的目的,也更贴合了上海市全民健身节"健身"而非"比赛"的节日宗旨。

在这一传播过程中,我们也不难发现,人际沟通传播起了很大的作用。这也是创新扩散理论的一个重要标志,即在说服他人方面,人际沟通较之大众传播媒体更为有效。大多数正在考虑采用新事物的人,其评估或判断依据主要来源于那些曾经采用新事物的亲朋好友的切身体会和感受,而非根据专家的研究。例如,上述案例中参赛者赛前的感言,就提到了"与哥们的一番详谈后",其知道了马拉松赛中健身跑项目,改变了对马拉松赛固有的看法,产生了参与其中的想法,这就是典型的人际沟通传播的效果。而这也表明上海马拉松赛在不断完善自己,提升品质,提高自身在参与者圈中的口碑,以期达到人际沟通传播,最终完成这一社会营销的目的,使全上海包括全中国慢慢接受了"享受生活,挑战自我"及"我运动、我健康"的理念,为提高整个社会的全民身体素质,身心健康起到了推动作用。

在这一案例中,我们还不得不提到其中的企业赞助行为。对于这家企业来说,这是他们市场营销的一部分,企业的最终目的应该说都是为了自身利益的增加。但在这一赞助过程中,上海马拉松赛得到了资金上的支持,为高质量地办好活动、提升品质与口碑奠定了基础,为活动本身旨在引领健康生活、传播健康理念的社会营销目的起到了推动作用。而企业本身也在这一行动中,将社会营销与市场营销结合到了一起,既为推动社会健康理念发展做了贡献,同时也提升了企业品牌形象,扩大了知名度,达到间接增加自身利益的目的。

（钱海红　王　帆）

思考题

1. 现代健康传播出现了哪些新的特征?请从不同视角阐述健康传播的概念界定。
2. 什么叫议程设置理论?试述知沟理论的定义。请阐释说服理论的概念,阐述影响说服模型影响态度改变的四大关键因素。
3. 什么是社会营销?它的构成因素有哪些?它需要遵循哪些原则?
4. 健康社会营销的内容分为几个阶段?都有哪些策略和方法?
5. 谈谈你对健康社会营销未来发展趋势的理解。

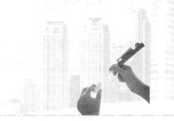

第十五章

健 康 素 养
Health Literacy

健康素养是健康教育与健康促进的重要组成部分,健康素养不但影响个体对健康信息的理解,而且对个体的健康行为具有重要影响,低健康素养往往会给人民整体健康状况和国家卫生系统带来负面影响,这也使健康素养问题逐渐受到了广大研究者和各国政府的重视。2005 年,在曼谷召开的第六届世界健康促进大会通过了《全球健康促进曼谷宪章》,把提高人们的健康素养作为健康促进的重要行动和目标,美国政府把提高公众的健康素养作为政府的卫生目标之一。我国卫生部于 2008 年颁布了世界上第一份界定公民健康素养的政府文件,即《中国公民健康素养——基本知识与技能(试行)》,目的是普及现阶段健康生活方式和行为应具备的基本知识与技能。

第一节　健康素养的定义与内涵

一、健康素养的定义

健康素养一词最早出现在 1974 年发表的一篇题为《健康教育和社会政策》(*Health education as social policy*)的论文中,用于描述个体所具有的健康相关知识和技能,并提出应为学生制定健康素养最低标准。此后,健康素养的概念虽然在一些研究和论文中被引用,但直到 20 世纪 90 年代中期,尚无关于健康素养的明确定义。1995 年,美国《国家健康教育标准》(*The National Health Education Standards*)对健康素养的定义为:"个体获得、解释和理解基本健康信息与服务,并能运用信息和服务来促进个体健康的能力水平。"美国国家医学图书馆和美国 2010 年健康国民的目标提出的健康素养概念为"个体获得、理解和处理基本健康信息或服务并做出正确的健康相关决策的能力"。WHO 认为"健康素养是一种认知和社会技能,即个体获取、理解和利用信息去促进和维持健康的能力"。

目前,普遍认为健康素养不仅是指识字能力、计算能力。健康素养除了使个体在医疗环境中有效地应对所需的读、写能力之外,还应该包括获取信息能力、交流能力、理解能力等技能以及对待健康的态度等。而且这一系列的技能和态度是健康素养的核心。因此,健康素养是指"个体获取、理解和处理健康信息或服务并做出正确的健康相关决策的能力"。

二、健康素养的内涵

由上可知,健康素养是一种能力,是在卫生保健环境下完成基本的阅读和计算任务的能力,是个人获取和理解健康信息,并运用这些信息维护和促进自身健康的能力。从这个角度讲,健康素养包含两个方面的含义：第一，健康认知元素、认知结构与认知过程等健康认知能力；第二，获得和适应社会支持的能力等维护健康的能力。

有些学者认为健康素养包括 3 个方面的内涵：①健康知识、技能等健康认知元素；②处理健康问题的科学态度，包括对健康的理解、健康观、健康价值观、健康相关态度；③运用科学方法处理健康问题的过程，包括正确理解并且处理健康问题和健康危险因素，正确理解与处理个人健康和公共健康，适应并且积极谋求社会支持（包括社会环境与自然环境的支持）等。

由此可见，健康素养的内涵并不只是单纯的知识和技能，而是一个多层次、融合多种素养的内涵体系。健康素养可以分为：功能性健康素养、互动性健康素养、评判性健康素养 3 个层次。这种划分不是依据一般的读写能力，而是依据个体的自主性大小及参与到对健康及其决定因素的行动的范围和程度。

（一）功能性健康素养

美国科学事务委员会更具体地把"成功地执行患者的角色功能而阅读和理解处方药瓶、预约单和其他基本的健康相关信息材料的能力"定义为功能性健康素养（functional health literacy）。是指日常生活中生存所需的基本的读写能力，这些能力与临床视角所定义的狭义的健康素养相吻合。功能性健康素养主要是让个体具备一定的卫生学知识、安全知识、营养知识、药物知识、急救知识等。这些日常生活中需要的基础阅读、写作和计算能力，反映了传统健康教育的结果。功能性健康素养把目标定位在避免健康风险和改善健康服务的知识掌握上。强调的是个体改善健康的知识、危险认知水平、响应公共卫生行动及倡导的健康行为。

（二）互动性健康素养

互动性健康素养（interactive health literacy）是一种更先进的认知能力，重点不仅在于基本知识的传授，而重在培养个体的技能素养。这些技能素养包括：问题解决能力、沟通能力、作出健康决定的能力等。互动性健康素养侧重于在日常活动中发展个人技能，在不断变化的情况下运用新信息。不同于功能性健康素养的是个体的互动性健康素养水平在一定时间内是稳定的，不可能有很大的提升，而个体的功能性健康素养则可以通过短时间的健康教育得到提高。

互动性健康素养定位在个人处理知识的能力，特别是改变动机和对所获信息的运用。较高健康素养的个体通常具有独立获取、交流与使用信息的能力，并能激励自己产生有利于健康的行动的动机及信心，这一素养会影响健康行为的形成。在这个层次上教育应该提高个体独立地获取知识的能力，提高个体根据各种建议行动的动机和行动的自信心。

（三）评判性健康素养

评判性健康素养（critical health literacy）是最高级别的认知技能，是健康素养连续统一体的最后一个阶段。评判性健康素养侧重在批判性地分析信息，相比前两个阶段能更好地利用信息及对生活事件和健康状况拥有更大的控制力。评判性健康素养旨在改变公共政策及社区行动等，旨在支持有效的社会和政治行为，而不仅是个人行为。因此，评判性的健康素养定位在提高个体和社区的能力，从而在社会和经济等健康决定因素上作出行动。

这 3 个层次的划分是随着个体在作出决定时的自主性及个体增权的程度的增加而逐级增加的。从功能性健康素养到评判性健康素养，所强调的范围也是从个体逐渐扩展到群体。不同层次的健康素养的划分没有明显的界线，每个个体都或多或少具备不同层次的健康素养。3 个层次健康素养的区别如表 15 - 1 所示。

表 15 - 1　3 种健康素养的区别

项 目	功能性健康素养	互动性健康素养	评判性健康素养
内容	医学知识、安全知识、营养知识、药物知识、急救知识等	问题解决能力、沟通能力、做出健康决定的能力	批判性分析的能力
健康信息	被动接受	主动获取	选择性接受
行动范围	个体	个体	社会、社区
对健康影响因素的控制力	较小	中等	较大
健康行动的自主性	较小	中等	较大
定位	知识掌握	能力增强	集体的行动能力

三、健康素养的两大视角

导致对健康素养定义上的不同表述是因为各派的学者从不同的视角来理解健康素养。关于健康素养的争论有两个不同的起源：一种是基于成年人学习模型的社区发展方式；另一种是源于美国医疗环境下对大量的低健康素养人群的关注而提出的方式。从两个视角来论证健康素养：公共卫生视角将健康素养视为一种资产，临床视角将健康素养视为一种应当识别的危险因素。尽管有些研究者试图从健康信息传播等其他视角去研究健康素养，但是目前针对健康素养的研究大都从临床和公共卫生两个视角进行研究的。

（一）临床视角

临床视角的健康素养研究主要在美国，最初是为了让医生能够更好地开处方，从而帮助患者理解和执行治疗方案。临床视角是在医疗环境下，把健康素养作为影响疾病结局的因素之一，认为健康素养水平是应该被识别的"风险因素"。这些研究最早认为健康素养是个体的读、写、听、说及计算能力。因此，最先的研究是针对医疗材料的可读性开展的。随着临床视角研究的进一步深入，现在更多的人认为健康素养应该包括：患者的知识、态度和基本保健素养、疾病预防与控制素养、安全与急救素养等。

临床视角的研究很大一部分是关于健康素养与健康结局之间的关系，一般认为较低的健康素养通常与以下情况相关联，如不良健康结局、治疗依从性差、不能早期发现疾病、较高的住院率和住院花费等。临床视角倾向于认为健康素养的高低是患者自身的问题，而识别患者健康素养的水平是医生的问题，强调医生需要意识到患者健康素养不足及因此产生的不良影响，并将提高医患交流的质量看成是一个非常重要的环节，提倡以患者为中心，鼓励患者和医生之间的对话和交流，一方面旨在提高患者的知识素养，另一方面是为了识别低健康素养的患者，使进一步的治疗更具针对性。

（二）公共卫生视角

以瑞士、澳大利亚、加拿大学者为代表的健康素养研究侧重于公共卫生导向，他们根据本国语言、文化、医疗体系等特点制定各自的监测指标，进行全国范围的公众健康素养调查。公共卫生视角倾向于把健康素养视为健康教育和专业信息交流的产物。研究者把健康素养视为一种"资产"，具备这种素养的个体能更好地获取信息，更好地控制自身健康。从这个角度讲健康素养是理念、认知、技能的综合反映而不仅是个体的识字能力、健康知识和健康态度。这个视角普遍认为健康素养应该包括个体的理解能力、交流能力、获取健康信息和健康服务需求的能力、批判性接受能力、对待健康的态度等。而且公共卫生视角强调将健康素养与教育和增权

(empowerment)联系起来,认为教育和增权不仅是为了提升知识素养,而应该提高个体的自我效能,教会患者学会互动和批判性思维。其目标是提升个体更好控制影响健康因素的能力,从而促使个体采取有益健康的个体及社会行动,促进群体健康水平的提高,从而达到改善公共卫生干预与医疗服务预期效果的目的。公共卫生视角强调的不是个体的防病知识的多少,而是个体的防病意识、防病意愿、防病能力、防病的自我效能的大小。另一方面,公共卫生视角倾向于把健康素养放在社会大环境中,认为健康素养是个人、社会、环境的综合作用的结果。以公共卫生为导向的研究将健康素养的含义拓展到互动性和评判性素养,而且这方面的研究非常切合WHO对健康素养的定义。健康素养不仅是阅读理解,还包含主动获取和有效利用信息,实现患者增权和自治。但是公共卫生视角的研究更多地停留在理论方面的研究,当前仍然缺乏普遍认可的测评工具。

临床视角和公共卫生视角是从两个不同的侧面对健康素养进行研究的。尽管两个视角在定义以及概念模型方面有所不同,但是两个视角有共同的地方,比如都认为目前患者或大众的健康素养水平普遍不容乐观,健康教育在临床以及社区有重要的作用等。

第二节　健康素养与健康

一、健康素养与健康的关系

健康素养与健康结局及卫生支出之间有着显著的相关性,大量的研究显示低健康素养给人民整体健康状况和国家卫生系统带来负面影响。健康素养低的结局包括:不良的健康状况、缺乏卫生服务知识、对医疗信息理解有偏差、卫生系统知识缺乏、对疾病预防缺乏理解、依从性低下、住院率较高、卫生服务花费高等。但是,健康素养并不是健康结局的独立危险因素,而是通过一系列的中间变量影响人们的健康的。这些中间变量包括:疾病知识、健康行为、预防保健和依从性。

(一) 疾病知识

健康素养高的人一般都拥有比较充足的健康知识和自我管理能力。这些健康素养包括:认识烟草的危害,积极参与糖尿病、高血压病、慢性心力衰竭、哮喘、HIV/AIDS、前列腺癌的筛检和管理,乳房摄影检查和子宫颈癌的预防等。

(二) 健康行为

健康素养越低的人越容易养成消极的健康行为,如吸烟、饮酒、滥用不合法物质、养成静坐的生活方式。这些部分归因于他们理解健康和医疗信息的途径和能力的有限。

(三) 预防保健

对于疾病早期发现、早期治疗的重要性和方法等信息的理解和应用能力的欠缺可能导致预防护理利用率的低下,也有人证明了健康素养的水平同预防保

(四) 依从性

1993年开展的一项研究旨在了解影响用药依从性的因素证明了影响药物依从性的7个因素中,有5个与患者的健康素养相关:对治疗方案准确的理解、按照规定服药的信念、对疾病较少的恐慌、阅读瓶子上标签的能力和对医嘱的理解。

(五) 医患交流

不能与医生进行有效的交流以获得足够的信息是影响健康素养低的患者的健康的一个重

要因素。

二、健康素养的影响因素

尽管健康素养是一种个人能力,但是影响一个人健康素养的因素却是多方面的。个体因素和环境因素均可影响一个人的健康素养。有研究表明,健康素养最低的群体是非工业化的非洲国家布基纳法索和尼日尔的妇女;在工业化国家,穷人、少数民族、失业者、缺乏教育者及其他社会经济方面的弱势群体中普遍表现出较低的健康素养及能力。

(一) 个体文化程度

文化程度是影响健康的一个重要因素。在医疗环境中,低文化程度会妨碍患者与医生的交流,使患者往往不能正确理解医生的指令,从而影响医生的诊断。文化程度还会影响个体获取关于自身健康相关的权利和护理方面的关键信息,如低文化程度的慢性病患者不能很好理解关于自己所患疾病治疗和管理的基本信息。文化程度高的人在阅读理解水平、知识面、分析能力和筛选信息的能力等方面优于文化程度低的人,从而可能更准确有效地理解相同的信息。文化程度高者易于采取主动寻求健康知识的行为,并且对自己的健康不良行为产生较强的约束力,对健康行为通过动力定型产生良好的行为习惯。低文化程度的个体往往具有较低健康素养。但并不是具有高文化程度的个体就一定具有较高的健康素养。

(二) 信息可读性

无论是在医疗场所,还是在公共卫生领域,许多普及性的健康相关信息都是以直观、生动的视听材料及书面的形式传递给患者和大众的,如患者手册、出院指南、知情同意书等。但是,医学上往往会有很多的专业术语。面对陌生的词汇和概念组成的复杂信息,即使有很高的文化程度,但没有医学背景的人可能难以理解。例如,一个外科医生在帮助家人参加医疗保险时也可能感到困扰,即使是大学教师有时也可能不明白医生的处方或诊断结果,而一个会计师可能不知道应该什么时候去进行健康检查。这些情况的存在并不仅是看不懂文字的问题,而是对于健康领域内某些内容缺乏理解。

(三) 社会文化

不同的社会文化对健康的理解不同,从而影响人们的求医行为及治疗的依存性。例如,中国唐朝和现代社会对肥胖的看法截然不同,人们对肥胖也会采取不同措施。不同的社会文化对健康信息的传播和理解不尽相同。例如,在一个团结友好的群体中,人们更愿意分享各种信息,从而提高个人的健康知识水平。

(四) 交流的环境

医患交流具有环境特异性。患者在医疗场所往往比较紧张,特别是在患者生理和心理受损的情况下,往往很难表达自己实际情况和感受,从而影响信息的传递。

此外,医生的交流能力、卫生服务的可及性、社会制度、公共卫生体制等也对人们的健康素养有一定影响。

第三节 健康素养的测量

目前,国外常用的健康素养评价体系主要包含四大类别:视读类健康素养测试、理解类健康素养测试、理解运用类健康素养测试和健康素养快速甄别测试。

一、成人医学素养快速评估

成人医学素养快速评估(rapid estimate of adult literacy in medicine，REALM)是一种通过测验视读能力评估成人阅读和拼读能力的筛选工具。它的原始模型是以前在教学环境中用于儿童阅读认知能力测试的评估工具——全面成绩测试(the wide range achievement test，WRAT)。REALM 包含 66 项常见医学术语和表达身体部位或疾病的名词，评估中参与者大声朗读难度逐渐增大的单词表，根据受试者发音正确与否，给出一定分数并转换成一个相应的等级，该评估把素养水平分为 4 个等级。REALM 可以帮助医护人员估计患者的文化知识水平并据此为其提供合适的教育材料或指导。REALM 通常花费 2～3 分钟，已在国外公共卫生界、医学研究和临床领域成功应用。REALM 的优点在于操作简单和节省时间，而且所测试的内容是在现实中确实给低健康素养的患者带来困难的词汇。REALM 的缺点在于不能测定理解能力，而只能简单测定认知能力。

二、成人功能性健康素养测试

成人功能性健康素养测试(test of functional health literacy in adults，TOFHLA)有英语和西班牙语两个版本，该工具主要是通过测量患者在医疗环境中的计算和阅读能力来评估健康素养，属于理解类健康素养测试。这个测试包括 17 项计算能力测试，36 项完形填空形式的阅读能力测试，采用真实医疗环境中的阅读材料，如医疗方案中患者的权利和义务部分、标准的医院知情同意书、手术准备的指令和药品瓶上的标签等。完成 TOFHLA 约需要花费 22 分钟，可以把患者划分为 3 个等级，研究人员在 1998 年开发的简化版 TOFHLA 只需不超过 12 分钟即可完成。

三、健康素养评估分量表

健康素养评估分量表(health literacy component，HLC)属于理解运用类健康素养测试。研究者在 2003 年的美国全国素养评估(national assessment of adult literacy，NAAL)的基础上开发出健康素养评估分量表，作为健康素养的评价工具。这也是世界范围内第一种用于全国性大样本的健康素养评估工具，测量的是成人对健康相关材料的阅读理解和计算等素养水平。评估问卷中使用的 28 项与健康相关的信息(包括药品说明、医疗指令、健康保险、疾病预防和卫生福利等)，考察了语言(prose literacy)、文件(document literacy)及计算(quantitative literacy)素养技能；健康素养快速甄别测试则使用一组快速甄别问题在短时间内了解患者的健康素养，优点是答题时间短，并且不会让患者感到尴尬，如"你会经常让别人帮你看从医院获取的材料吗"、"填写医院表格时你自信吗"、"你能看懂从医院获取的表格或其他文字材料吗"。

国外对健康素养的评估方法侧重于对患者健康信息的视读能力、理解能力、运用能力及计算能力等功能性健康素养的评估。在测试中讲求健康情境的设置，进而更加有效地评估人们对于情境的理解及对所传递信息的运用。但国外大部分健康素养评估体系是基于临床医学环境建立的，所涉及的测评内容与临床环境有着密切的联系，缺乏对日常生活中健康素养的测试，并且没有考虑到社会、文化等因素对健康素养的影响。

健康素养实践在我国正处于起步阶段。2008 年，中国健康教育中心受卫生部委托组织实施了首次中国居民健康素养调查。调查采用全国统一的《中国公民健康素养调查问卷》，目前的测评内容基于我国发布的健康素养 66 条的要点，包含了现阶段我国城乡居民必须理解或掌握的最基本的健康相关信息。有别于国外健康素养的定义和测量指标,本次调查依据《中国公民健康素养基本知识与技能(试行)》公告的内容,将健康素养划分为基本知识和理念、健康生活方式与行为及基本健康技能3个方面,界定了健康素养的内涵,符合健康行为的形成与发展需要,以健康知识普及和信念形成为基础,以技能掌握为支撑的行为改变模式。此外,根据我国当前存在的主要健康问题,将健康素养分为科学的健康观、传染病预防素养、慢性病预防素养、安全与急救素养及基本医疗素养五类。这种划分紧密结合了影响健康的主要因素,抓住居民普遍关注的健康问题,切合今后一段时期内卫生工作的重点和任务,为健康素养的促进和干预明确了工作重点和方向。

国内健康素养评估体系是基于公共卫生的视角,侧重于日常生活中人们对健康信息的认知和运用能力的测试。缺乏对信息理解能力及计算能力的测试,并且测试时间较长,加之缺少临床环境下医学健康知识的内容,使之不适于在临床医学环境下较为快速地对患者的健康素养进行测评。同样,国内健康素养评估体系也主要集中在功能性健康素养上,同样没有考虑社会大环境对健康素养的影响。

第四节 提高健康素养的策略

从20世纪90年代初开始至今这20余年时间里,对健康素养的研究取得了较大的成就,但是各国居民健康素养具备率并不高。在最早开展健康素养研究的美国,调查结果显示仅有12%的成年人具备充分的健康素养。我国2009年首次公布《中国居民健康素养调查报告》,结果显示:中国居民具备健康素养的总体水平为6.5%。从健康素养的3个方面上看,具备基本知识和理念素养、健康生活方式与行为素养、基本技能素养的人口比例分别是15.0%、6.9%和20.4%。因此,研究如何提高居民的健康素养是各国健康素养研究的当务之急。

一、提高健康素养的方法

(一) 健康教育是提高健康素养的有效手段

通过系统的学校教育、社区教育、医患教育和大众媒体传播等措施,提高人们的健康常识,促使人们形成良好的生活方式。患者的主动参与将提高教育的效果,采取措施使患者、家属主动地参加到决策及教育和信息的提供过程中,如开展个体和医护人员之间的书面和口头交流、网络互动、使患者获得健康档案信息等,可以提高干预措施的效果;慢性病自我管理的成功经验证明,患者在健康传播中有重要作用。应当充分发挥志愿者的潜在作用。这些志愿者可以是患者本人,他们经过培训可以在提高人群健康素养方面发挥重要作用。另一方面,健康素养的提高是一个终身的、渐进的过程,必须从青少年做起,形成系统的、可行的学校健康课程体系,才是治本之策。因此,健康教育也要从青少年做起,开展健康教育,鼓励青少年参与健康知识传播。

(二) 加强现代通讯和信息技术在健康教育领域的应用

研究表明,公众对信息的接受,不仅受到个人接受程度、判断信息能力的影响,更取决于信息本身的难易程度、表达的方式和传播技巧。我国通讯技术发展迅速,移动电话、掌上计算机、卫星通讯等在信息传播方面起着越来越重要的作用。通过发达的传媒技术,以视听的形式形象、生动地广泛传播,有助于提高健康教育的效果和健康知识的普及范围,如互联网的使用、多媒体教学、短信息和网络化社区的建设等。尽管这些技术在提高个体健康素养方面的有效性和可靠性尚不清楚,但是随着通讯技术与健康知识的有效融合,将来一定会在提高人群健康素养方面起到重要作用。

（三）建立我国国民健康素养的监测网络

定期开展人群健康素养监测建立调查网络的意义在于可以动态地了解我国国民的健康素养变化，找出影响健康素养的因素，检验健康促进和健康教育措施的效果，同时可以充分利用各地的健康教育机构，降低调查成本，并有利于调查队伍的建设和培养。

（四）提高决策者对健康素养的重视

健康素养对健康有深远的影响，健康素养应该成为有关健康问题中优先考虑的方面。政府有关部门应将健康素养纳入其日常例行的工作中，切实发挥健康教育专业机构的作用，建立良好的体制和机制，切实发挥医院、社区卫生服务中心、妇幼保健院、疾病预防控制中心等机构专业人员在开展健康咨询、行为指导、健康管理、健康传播和健康教育方面的作用。

二、健康素养研究的挑战与未来

近年来，健康素养内涵的研究不仅局限于定义研究，而更加注重体系研究。纵向上，多层次社会化的健康素养内涵体系逐渐建立，并且还在不断完善中。横向上，健康素养的内涵也变得愈加多元、具体。随着"健康"这一概念的内涵不断丰富，互联网的发展，电子健康素养也渐渐走进人们的视野，但关于健康素养的新兴研究还处于起步阶段，健康素养的内涵和评估体系等方面的研究还比较弱。

有关健康素养的研究对象逐渐从整个社会向细分群体延伸。尤其是针对不同患病群体健康素养的研究逐渐增多。目前的研究以糖尿病、心脏病等慢性疾病及 AIDS 为主，探讨不同患病群体的健康素养对其健康状况的影响。同时，健康素养水平较低的群体成为主要研究群体之一，研究对象以老年人为主，涉及其他低水平健康素养人群的研究较少。由于不同国家、地区之间的社会和经济发展差异导致了健康不平等（health inequity）问题，产生出更多类别的细分群体。在开展健康素养研究时，群体类别也需进一步细分。

健康素养作为健康促进领域的重要研究议题，研究成果进一步证实了加强开展健康促进工作的必要性，也为更加有效地开展健康促进工作提供了指南。而基于健康促进工作的思考也会为健康素养研究提供新思路，两者的相互作用对于实践的探索和理论的升华有着非常积极的意义。我国健康素养研究刚刚起步，应在学习国外研究成果的同时，根据自身情况更加全面、系统地开展健康素养研究工作，兼具临床医学和公共健康研究取向，重视健康不平等问题。健康素养研究在健康素养的内涵结构的本土化探索、健康素养评估体系的建立、健康素养的个体、媒体环境、社会文化等影响因素的探索研究，如何提高公众健康素养等方面还有待深入探讨。

（桂立辉　高俊岭）

思考题

1. 健康素养的内涵包括哪些方面？
2. 健康素养对个体和人群健康有何影响？
3. 结合我国现状，提高居民健康素养有何重要性？主要策略和措施有哪些？

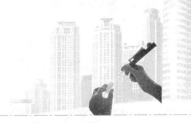

第十六章

突发公共卫生事件的健康教育与健康促进
Health Education and Health Promotion for Public Health Emergencies

第一节　突发公共卫生事件的定义和特征

一、突发公共卫生事件的定义

突发公共卫生事件的健康教育与健康促进是突发公共卫生事件应急体系中不可缺少的组成部分。在突发公共卫生事件应急处理过程中,健康教育能非常及时有效地预防突发事件的传播和蔓延,快速提高公众处理突发公共卫生事件的应急能力,并减轻其带来的损失和不利影响,是预防与控制事件发展的重要策略和方法。其在应对突发性公共卫生事件中发挥着极其重要的作用。

2003 年 5 月由国务院颁布的《突发公共卫生事件应急条例》将突发公共卫生事件定义为"突然发生、造成或可能造成社会公众健康严重损害的重大传染疫情、群体性不明原因疾病、重大食物和职业中毒及其他影响公众健康的事件"。

二、突发公共卫生事件的特征

1. **突发性**　突发公共卫生事件都是突然发生、突如其来的。一般来讲,突发公共卫生事件的发生是不易预测的,但突发公共卫生事件的发生和转归也具有一定的规律性。

2. **公共属性**　突发公共卫生事件所危及的对象,不是特定的人,而是不特定的社会群体。所有事件发生时在事件影响范围内的人都有可能受到伤害。

3. **危害的严重性**　突发公共卫生事件可能对公众健康和生命安全、社会经济发展、生态环境等造成不同程度的危害,这种危害既可以是对社会造成的即时性严重损害,从发展趋势看也可以是对社会造成严重影响的事件。

4. **处理的综合性和系统性**　许多突发公共卫生事件不仅是一个公共卫生问题,还是一个社会问题,需要各有关部门共同努力,甚至全社会都要动员起来参与这项工作。突发公共卫生事件的处理涉及多系统、多部门,政策性很强,因此,必须在政府的领导下,才能最终恰当应对,将其危害降低到最低程度。

突发公共卫生事件对公众健康的影响表现为两类:①直接危害一般为事件直接导致的即时性损害。②间接危害一般为事件的继发性损害或危害。例如,事件引发公众恐惧、焦虑情绪等对社会、政治、经济产生影响。

第二节　突发公共卫生事件的分类和分级

一、突发公共卫生事件的分类

（一）按事件的表现形式分类

根据事件的表现形式可将突发公共卫生事件分为以下两类。

1. 在一定时间、一定范围、一定人群中　指当病例数累计达到规定预警值时所形成的事件。例如，传染病、不明原因疾病、中毒（食物中毒、职业中毒）、预防接种反应、菌种、毒株丢失等，以及县以上卫生行政部门认定的其他突发公共卫生事件。

2. 在一定时间、一定范围　指当环境危害因素达到规定预警值时形成的事件，病例为事后发生，也可能无病例。例如，生物、化学、核和辐射事件（发生事件时尚未出现病例），包括：传染病菌种、毒株丢失；病媒、生物、宿主相关事件；化学物泄漏事件、放射源丢失、受照、核污染辐射及其他严重影响公众健康事件（尚未出现病例或病例事后发生）。

（二）按事件的成因和性质分类

根据事件的成因和性质，突发公共卫生事件可分为以下几种。

1. 重大传染病疫情　是指传染病在集中的时间、地点发生，导致大量的传染病患者出现，其发病率远远超过平常的发病水平。这些传染病包括《传染病防治法》规定的三类37种法定传染病；卫生部根据需要决定并公布列入乙类、丙类传染病的其他传染病；省、自治区、直辖市人民政府决定并公布的按照乙类、丙类传染病管理的其他传染病。例如，1988年，在上海发生的甲型肝炎暴发；2004年，青海鼠疫疫情等。

2. 群体性不明原因的疾病　是指在一定时间内，某个相对集中的区域内同时或者相继出现多个共同临床表现患者，又暂时不能明确诊断的疾病。这种疾病可能是传染病，可能是群体性癔症，也可能是某种中毒。例如，SARS疫情发生之初，虽然知道这是一组同一症状的疾病，但对其病源方面、发病机制、诊断标准、流行途径等认识不清，这便是群体性不明原因疾病的典型案例。随着科学研究的深入，才逐步认识到其病原体是冠状病毒的一种变种。

3. 重大食物和职业中毒　是指由于食物和职业的原因而发生的人数众多或者伤亡较重的中毒事件。例如，2002年9月14日，南京市汤山镇发生一起特大投毒案，造成395人因食用有毒食品而中毒，死亡42人。2002年初，保定市白沟镇发生苯中毒事件，箱包生产企业数名外来务工人员陆续出现中毒症状，并有6名工人死亡。

4. 新发传染性疾病　狭义是指全球首次发现的传染病。广义是指一个国家或地区新发生的、新变异的或新传入的传染病。世界上新发现的32种新传染病中，有半数左右已经在我国出现，新出现的肠道传染病对人类健康构成的潜在危险十分严重，处理的难度及复杂程度进一步加大。

5. 群体性预防接种反应和群体性药物反应　是指在实施疾病预防控制时，出现疫苗接种人群或预防性服药人群的异常反应。这类反应原因较为复杂，可以是心因性的，也可以是其他异常反应。

6. 重大环境污染事故　是指在化学品的生产、运输、储存、使用和废弃处置过程中，由于各种原因引起化学品从其包装容器、运送管道、生产和使用环节中泄漏，造成空气、水源和土壤等周围环境的污染、严重危害或影响公众健康的事件。例如，2004年4月，发生在重庆江北区某企业的氯气储气罐泄漏事件,造成 7 人死亡,15 万人疏散的严重后果。

7. 核事故和放射事故 是指由于放射性物质或其他放射源造成或可能造成公众健康严重影响或严重损害的突发事件。例如,1992 年,山西沂州钴-60 放射源丢失,不仅造成 3 人死亡,数人住院治疗,还造成了百余人受到过量辐射的严重后果。

8. 生物、化学、核辐射恐怖事件 是指恐怖组织或恐怖分子为了达到其政治、经济、宗教、民族等目的,通过实际使用或威胁使用放射性物质、化学毒剂或生物战剂,或通过袭击或威胁袭击化工(核)设施(包括化工厂、核设施、化学品仓库、实验室、运输槽车等)引起有毒有害物质或致病性生物释放,导致人员伤亡,或造成公众心理恐慌,从而破坏国家和谐安定,妨碍经济发展的事件。例如,1995 年,发生在日本东京地铁的沙林毒气事件,造成 5 510 人中毒,12 人死亡。

9. 自然灾害 是指自然力引起的设施破坏、经济严重损失、人员伤亡、人的健康状况及社会卫生服务条件恶化超过了所发生地区的所能承受能力的状况,主要有水灾、旱灾、地震、火灾等。例如,1976 年,唐山地震造成 24.2 万人死亡。

10. 其他严重影响公众健康的事件 是指针对不特定的社会群体,造成或可能造成社会公众健康严重损害,影响正常社会秩序的重大事件。

其他一些影响公众健康的事件,可能会因认识水平、时间和重视程度等的不同,而未被列为突发公共卫生事件,使事件未能得到及时处置,从而使事件对公众健康的影响进一步扩大。因此,在重视重大急性传染病、重大食物和职业中毒事件的同时,也应充分重视其他影响公众健康的相关事件。

二、突发公共卫生事件分级

根据突发公共卫生事件的性质、危害程度、涉及范围,突发事件划分为特别重大(Ⅰ级)、重大(Ⅱ级)、较大(Ⅲ级)和一般(Ⅳ级)4 级,依次用红色、橙色、黄色、蓝色进行预警标志。

(一)特别重大突发公共卫生事件(Ⅰ级)

有下列情形之一的为特别重大突发公共卫生事件(Ⅰ级)。

(1)肺鼠疫、肺炭疽疫情在大、中城市发生并有扩散趋势,或波及两个以上省份,并有进一步扩散趋势。

(2)发生 SARS、人感染高致病性禽流感病例,并有扩散趋势。

(3)涉及多个省份的群体性不明原因疾病,并有扩散趋势。

(4)发生新传染病或我国尚未发现的传染病发生或传入,并有扩散趋势,或发现我国已消灭的传染病重新流行。

(5)发生烈性病菌株、毒株、致病因子等丢失事件。

(6)周边及与我国通航的国家和地区发生特大传染病疫情,并出现输入性病例,严重危及我国公共卫生安全的事件。

(7)国务院卫生行政部门认定的其他特别重大突发公共卫生事件。

(二)重大突发公共卫生事件(Ⅱ级)

有下列情形之一的为重大突发公共卫生事件(Ⅱ级)。

(1)在 1 个县(市)行政区域内,1 个平均潜伏期内(6 d)发生 5 例以上肺鼠疫、肺炭疽病例,或者相关联的疫情波及 2 个以上县(市)。

(2)发生传染性非典型肺炎、人感染高致病性禽流感疑似病例。

(3)腺鼠疫发生流行,在 1 个市(地)行政区域内,1 个平均潜伏期内多点连续发病 20 例以上,或流行范围波及2个以上市(地)。

(4) 霍乱在1个市(地)行政区域内流行,1周内发病30例以上,或波及2个以上市(地),有扩散趋势。

(5) 乙类、丙类传染病波及2个以上县(市),1周内发病水平超过前5年同期平均发病水平2倍以上。

(6) 我国尚未发现的传染病发生或传入,尚未造成扩散。

(7) 发生群体性不明原因疾病,扩散到县(市)以外的地区。

(8) 发生重大医源性感染事件。

(9) 预防接种或群体预防性服药出现人员死亡。

(10) 一次食物中毒人数超过100人并出现死亡病例,或出现10例以上死亡病例。

(11) 一次性发生急性职业中毒50人以上,或死亡5人以上。

(12) 境内外隐匿运输、邮寄烈性生物病原体、生物毒素造成我境内人员感染或死亡的。

(13) 省级以上人民政府卫生行政部门认定的其他重大突发公共卫生事件。

(三) 较大突发公共卫生事件(Ⅲ级)

有下列情形之一的为较大突发公共卫生事件(Ⅲ级)。

(1) 发生肺鼠疫、肺炭疽病例,1个平均潜伏期内病例数未超过5例,流行范围在一个县(市)行政区域内。

(2) 腺鼠疫发生流行,在1个县(市)行政区域内,1个平均潜伏期内连续发病10例以上或波及2个以上县(市)。

(3) 霍乱在1个县(市)行政区域内1周内发病10～29例。或波及2个以上县(市)或市(地)级以上城市的市区首次发生。

(4) 1周内在1个县(市)行政区域内,乙、丙类传染病发病水平超过前5年同期平均发病水平1倍以上。

(5) 1个县(市)行政区域内发现群体性不明原因疾病。

(6) 一次性食物中毒100人,或出现死亡病例。

(7) 预防接种或群体预防性服药出现群体心因性反应或不良反应。

(8) 一次发生急性职业中毒10～49人,或死亡4人以下。

(9) 市(地)级以上人民政府卫生行政部门认定的其他较大突发公共卫生事件。

(四) 一般突发公共卫生事件(Ⅳ级)

有下列情形之一的为一般突发公共卫生事件(Ⅳ级)。

(1) 肺鼠疫在1个县(市)行政区域内发生,1个平均潜伏期内病例数未超过10例。

(2) 霍乱在1个县(市)行政区域内,1周内发病9例以下。

(3) 一次食物中毒人数30～99人,未出现死亡病例。

(4) 一次性发生急性职业中毒9人以下,未出现死亡病例。

(5) 县级以上人民政府卫生行政部门认定的其他一般突发公共卫生事件。

一般突发公共卫生事件由地市级卫生行政部门会同县级卫生行政部门组织突发公共卫生事件专家咨询委员会进行评估判定;较大突发公共卫生事件由省级卫生行政部门会同地市级卫生行政部门组织突发公共卫生事件专家咨询委员会进行评估判定;重大突发公共卫生事件由国务院卫生行政部门会同省级卫生行政部门组织突发公共卫生事件专家咨询委员会进行评估判定;特别重大突发公共卫生事件由国务院卫生行政部门组织国家级突发公共卫生事件专家咨询

委员会进行评估判定。

　　为及时、有效预警,应对突发公共卫生事件,各省、自治区、直辖市人民政府行政部门可结合本行政区域突发公共卫生事件实际情况、应对能力等,对较大和一般突发公共卫生事件的分级标准进行补充和调整,各地区修改后的分级标准要报本省、自治区、直辖市人民政府和国务院卫生行政部门备案。

第三节　突发公共卫生事件中的健康教育

一、突发公共卫生事件应急中开展健康教育的政策依据和需求

　　近年来,国家出台了许多关于突发公共卫生事件应急工作的管理与规划文件,如《突发公共卫生事件应急条例》、《国家突发公共卫生事件应急预案》、《全国健康教育与健康促进工作规划纲要(2005～2010 年)》、《应对流感大流行准备计划与应急预案》、《全国破坏性地震医疗救护卫生防疫防病应急预案》等均对卫生宣传和健康教育工作做出了明确的要求。重大突发公共卫生事件一旦发生,就会迅速成为人们关注的焦点和媒体报道的热点。调查显示公众在 SARS 事件中不同阶段的信息需求情况:在流行初期,人们主要关注三类信息,即 SARS 暴发是否存在(真实性)、预防知识和措施、流行病学知识(病原体、传播途径)。在暴发期,人们更为关注的信息是最新疫情数据、各级政府采取的应对措施、所在地区的信息。当危机基本得到控制,人们关注的信息是各行各业抗击 SARS 的人和事、科研进展(疫苗、药物开发)及最新疫情数据等。政府部门、健康教育专业机构应该根据公众在不同时期的信息需求和内容,充分利用权威媒体主渠道的作用,有针对性地将群众所需要的核心信息及时、准确、适度地提供给公众,以满足公众对信息的需求。这样有助于使公众了解事实真相,减少各种猜测、传言和谣言,稳定公众情绪,并且使人们了解与事件有关的防治知识,提高自我保护意识和能力。同时还要针对不同人群的特点,采取不同的栏目形式进行健康教育,以满足不同人群的需求,提高健康教育的效果。

二、健康教育在应对突发公共卫生事件中的作用

　　在经历 SARS、水灾、地震之后,我国的公共卫生应急能力得到很大提高,2008 年第二十九届奥运会安全保障工作对于我国突发公共卫生事件应急处置能力的建设是一个很好的机会和考验。通过多种渠道、多种方式普及应急健康知识,可以提高公众应对突发公共卫生事件能力和自我保护能力,引导公众树立正确的健康观念,消除不必要的恐慌和因心里失衡造成的自我伤害。健康教育在突发公共卫生事件处置过程中能起到投入少、见效快、效益好的作用。

　　1. 把握舆论导向,维护社会稳定　突发公共卫生事件具有突发性和新闻性,可以迅速成为新闻媒介和社会舆论关注的焦点。在此过程中,如果信息发布、卫生宣传等不能及时到位,没有确立对社会舆论的主导地位,其后果是极为严重的。因此,在处理突发公共卫生事件过程中,开展科学、系统的健康教育,及时、准确、科学、透明地进行信息发布,直接面对公众传播卫生知识和防治技能,占据着主导社会舆论、传递知识和信息、平稳公众心态、稳定社会的重要地位,让社会舆论成为一种无形的、强大的精神力量,达到形成社会共识、消除虚假信息、维护社会稳定、发挥积极导向和引领的作用。

　　2. 有效缓解社会群众的紧张心理　健康教育的基本功能是通过知识的传播和信息的传

递,指导、帮助群众建立正确的认识和正确的行为。及时将信息和相关科学防护知识传达给公众,大量防病教育工作做在可能发生某些疾病之前,同时采取一系列预防措施,可以有效预防和缓解公众的紧张和恐惧心理。在2005年的松花江水污染事件中,松花江水被硝基苯污染的消息一公布,由于人们对硝基苯这一化学物质认识不足,许多人产生了恐惧心理。这时,人们对健康教育的需求表现得非常突出。在水污染期间,各相关部门及时通过宣传单、大众传媒等形式向公众传播硝基苯的有关知识,并及时通报有关部门的检测水质报告,通过宣传教育,广大群众迅速了解硝基苯的相关知识及水质的不断改善情况,减轻了心理压力,积极配合有关突发事件处置措施的落实,有效预防了如食用污染河水中的鱼虾导致疾病等现象的发生。

3. 强化群众依法防病的意识　通过对群众讲解国家的相关法律法规,教育广大群众提高法制知识水平,并以实际行动承担社会责任、严格履行法律义务,自觉参与和积极配合政府部门的有关行动,形成全社会参与,群防群治的良好局面,建立起应对突发公共卫生事件最广泛最坚强的统一战线。

4. 普及健康知识,形成健康的生活方式　针对性地开展卫生知识宣传教育,倡导健康观念,进而养成健康行为和生活方式,是让全民拥有健康身心的有效途径。山西省晋城市城区SARS期间开展历时近半个月的宣传普及教育,人群SARS防治知识正确率由接受健康教育前的31.1%上升到教育后的85.2%。

5. 提高专业人员的防范意识和应对技能　突发公共卫生事件的发生均存在从出现、了解到有效应对的过程。这个过程越短,造成的损失就会越小。SARS流行期间不少医护人员受感染,其中一个重要原因就是缺乏基本的传染病防治知识,对新出现的传染病危害认识不足。为了缩短这个过程,医疗卫生人员需要具有防范意识,掌握传染病流行病学知识和基本控制措施,做到早发现、早诊断、早治疗,才能将突发公共卫生事件造成的损失和危害减到最低。

三、突发公共卫生事件应急健康教育要点

1. 政府要向公众传达重要的信息　在突发公共卫生危机发生时,应当按照《突发公共卫生事件应急条例》的要求,迅速制定宣传教育应急方案。其中政府部门应建立公共信息披露制度,及时发布权威信息,向社会公众传达事件原因、应对处理措施等。只有这样才能展示政府处理危机的信心和能力,满足民众知情权,减小不必要的社会恐慌,起到稳定民心、稳定社会的作用。

2. 做好突发公共卫生事件的信息发布　突发性事件信息发布的关键环节是要及时主动,在第一时间作出反应。事件发生后,有关部门要按照有关规定做好信息发布,信息发布要准确把握,实事求是,正确引导舆论,注重社会效果。信息发布应指定发言人,或由具有公信度的医生和科学家面对媒体发表意见,信息的内容应当清晰,保证信息发布的权威性、连续性、一致性。在抗击SARS疫情中的政府新闻发布会制度,使广大公民对政府SARS信息的信任显著提高。调查显示,2003年4月21日政府召开新闻发布会后,公民不相信非官方消息的比例从21日之前的36%,上升到22日以后的46%,提高了10%;而相信非官方消息的比例从31%下降到19%,跌落了12%。

3. 充分发挥大众媒体在健康教育中的作用　在当今的信息时代,大众媒体是健康教育的最佳手段。调查显示城市居民在SARS期间获取信息的主要渠道排在前5位的依次为:电视(79.2%)、报纸(59.1%)、人际交流(56.1%)、广播(36.2%)、会议传达(21.2%);公众愿意接受的健康教育方式前3位的是:电视专家讲座(80.2%)、报纸专栏(57.1%)、广播(31.1%)。

人们普遍偏好传统的三大媒体作为健康知识的获取渠道。在突发公共卫生事件中，健康教育工作者应充分利用电视、广播、报纸、互联网等大众媒体对社会公众广泛开展宣传教育，普及公共卫生应急、灾害自救知识，指导群众以科学的态度对待突发事件，提高自我防范能力，这不仅可以减少突发公共卫生事件的发生或发展，提醒广大民众严防重大疫情暴发，而且可以最大限度地减少突发公共卫生事件对人类和社会造成的影响和危害。

　　4. 心理干预　心理干预是用心理科学理论和健康教育的手段帮助个体和群体掌握心理保健知识，树立心理健康观念，自觉采纳有益于心理健康的行为和生活方式，其目的是减轻或消除影响心理健康的危险因素，增进健康，提高生活质量。突发公共卫生事件对人们的心理影响不容忽视，而这种对公众心理造成的影响将会进一步恶化。突发事件对于人们造成的伤害有时是毁灭性的，它除了给事件当事人带来身体上的伤害，更重要的是会给当事人心理和精神上带来更大、更严重的伤害，以及由此造成当事人的思维方式、情感表达、价值取向、生活信念、对生命价值观等许多人格上远期的变化。研究显示，在SARS期间由于在事件中所处的角色及受事件的影响程度不同，不同群体会产生各种各样的心理反应和心理问题。在患者或幸存者中，当个体得知患病和疑似患病需要进行医疗处置时，可能出现否认、愤怒、恐惧、抱怨、焦虑等情绪反应。当最终确认患病后，会感到沮丧、孤独、无助、绝望，出现抑郁情绪，最突出的情绪表现是害怕、孤独感、厌倦和愤怒。在医务人员及救援人员中，最常见的反应是害怕、焦虑、愤怒、沮丧、挫败感等。许多一线医务人员都经历过职业道德及责任感，与害怕被感染的矛盾心理。这样的心理影响并不是短时间内就能消除的。而社会公众在SARS疫情开始阶段不了解疾病的严重性，忽视个人防护，随着事态的发展，出现普遍的恐慌心理，不敢出门、盲目消毒、过分关注，以至恐惧，甚至易怒、有攻击行为或有报复想法，少数人也出现精神障碍。因此，在处理突发重大灾害的同时，应当建立和完善突发公共事件社会心理干预机制，这是应对危机、尽快控制局势的重要手段。心理援助和干预可以减轻急性应激反应的程度，对那些比较严重的受害者进行早期的心理干预能够阻止或减轻远期心理伤害和心理障碍的发生率，对已经出现远期严重心理障碍的人员进行心理治疗可以减轻他们的痛苦水平，帮助他们适应社会和工作环境。对于可能产生的突发事件和在突发性事件发生时和发生后，有组织、有计划地为受害人提供心理援助和干预是非常必要的。

（侯培森）

思考题

1. 健康教育在突发公共卫生事件发生前、事件中、事件后的侧重点有何不同？
2. 突发公共卫生事件中的健康教育活动的实施与其他常规健康教育活动的实施有何不同？

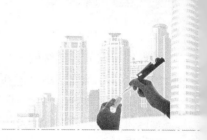

第十七章

健 康 城 市
Healthy City

第一节　建设健康城市的理论基础

一、健康城市的始由

　　健康城市作为一个概念,形成于 1984 年 10 月,在加拿大多伦多市召开的"2000 年健康多伦多"(The Health Toronto 2000)大会上首次提出。WHO 欧洲办事处在 1985~1986 间发起了一场称为"健康城市规划"(healthy city project,HCP)的运动,其目的在于建立一整套方法以便在城市通过地方政府的努力,使所有人能够应用健康的理念和策略,在多部门、多学科广泛合作的基础上,重点解决城市健康及其相关的问题。为进一步推动健康城市的发展,1995 年,WHO 西太平洋地区办事处发表了政策性文件——《健康新地平线》,其政策基于健康促进与健康保护的基本概念,探讨以最好的方法去鼓励、促成和帮助人们避免疾病与残疾,以及保持良好的生活方式、环境,维护自身的健康;并提出了以健康城市、健康岛屿、健康场所作为 21 世纪健康的战略目标。1995 年 3 月,17 个太平洋岛国的卫生部长在斐济亚努卡岛召开会议,赞同《健康新地平线》的理念,采用"健康岛屿"的理念,把健康促进和健康教育作为太平洋岛国面对 21世纪健康的主题,发表了《亚努卡岛宣言》。

　　健康城市强调政府的承诺,强化社区行动和多部门、多学科的合作及群众的参与。目前,全球已有 4 000 多座城市加入了健康城市的行列。我国从 1989 开始创建国家卫生城市,对于改善城市卫生面貌,促进城市居民健康产生了积极的影响。从某种意义上讲,这项活动为我国建设健康城市奠定了坚实的基础。建设健康城市并不要求某城市必须达到"特定的标准",只要市政府对健康的承诺和为实现健康承诺建立相应的组织机构和采取有效的行动,都可以加入建设健康城市的行列。这个概念提示健康城市更重视的是过程而不是结果。建设健康城市是"有始无终"的过程。

二、健康的特征及建设健康城市的意义

　　健康城市的概念是由 WHO 最先倡导的。WHO 在《2000 年全民健康的全球策略》一书指出:"健康并不是一个单一的目标,它是领导人们迈向进步发展的过程。健康的人有工作能力,能参与所在社区的事物;而健康系统则指在家庭、教育机构、工作地点、公共场合、社区及健康相关机构都处于健康状态。它也包含个人和家庭应采取主动态度去参与和解决他们自己的健康问题。"1986 年,里斯本会议明确了健康的特征:①健康是社会事物,而不只是医疗事物;②健康是城市中所有部门的责任;③健康应受自然科学、社会科学、美学和环境专业领域的人所监

督；④健康是社区居民参与及公私部门合作的表现。

这里的健康概念重视的是自主权及合作。自主权是指居民对于影响生活的事务有控制权；合作意味着健康不只是政府部门的责任，应是政府部门、民间组织及社区居民的共同责任。

此外，Duhl(1995)也指出对于健康城市的意义在个人、团体与社区、全球等不同层次而有不同的解释。

(1) 个人层次：居民有成长及发展的权利，也有接受和平及免于恐惧的自由，对于影响生活的事务有控制权。

(2) 团体与社区层次：个人在团体中工作时，可免于被剥削、工作有意义并能产生信赖及合作。

(3) 全球层次：关注世界资源的公平分配等。

实施建设健康城市首先需要城市政府对改善居民的健康做出承诺，通过统一的行动计划、社区参与、跨部门合作，以集体的努力和通过组织网络进行的人力、物力、科技及信息交流，以达到建设健康城市的目标。国际健康城市网络已经形成。该网络以世界卫生组织与联合国其他组织的合作为主，包括联合国人民安置中心(UN Center for Human Settlements)、国际劳工组织(International Labor Organization)及世界银行(World Bank)等。

为达到全民健康的目的，WHO欧洲办事处于1986年选择了11个城市推动健康城市示范(WHO, 1996)工作，以作为落实公共卫生的新策略。于是健康城市口号及推行变成世界上的一种趋势，逐渐在美国、加拿大、澳大利亚形成了一种区域的网络组织，进而扩展至一些发展中国家。

健康城市计划即是将全民健康的6个原则及《渥太华宪章》在国家和地区实现的一种行动策略，以达到全民健康的目的。而健康城市的主要特征在于促进城市达到下列目标：①干净、安全的环境(clean, safe physical environment)；②满足居民的基本需要(basic needs met for all people)；③相互支持、整体合一的社区(strong, mutually supportive, integrated and non-exploitative community)；④居民对地方政务的高度的参与(high degree of public experiences, interaction and communication)；⑤对历史和文化遗迹的保护(promotion and celebration of historical and cultural heritage)。

三、健康城市的含义

WHO在1994年给健康城市的定义是："健康城市应该是一个不断开发、发展自然和社会环境，并不断扩大社会资源，使人们在享受生命和充分发挥潜能方面能够互相支持的城市。"

全民健康的原则与《渥太华宪章》的引导，给健康城市的建设提供了计划架构，而健康城市计划即是将这些原则、策略落实至地方行动的一种项目。这是一项新的公共卫生促进策略，地方政府的行动需有政治上的支持与承诺，通过地方政府的行动将健康平等性与健康促进、疾病预防、加强沟通联系与跨部门合作及社区团体组织的参与以共同创造一个更健康的居住都市。在WHO欧洲地区的健康城市运动中，主要有3个目的在引导着此计划发展：①加强地方领导人对全民健康的支持；②加速健康的公共政策的发展；③扩展新的健康促进模式的全面推行。

一个重要的概念贯穿于这个项目的发展，那就是"我们城市的真正面貌是什么样的？我们希望变成怎样的健康城市"(What a city is and a vision of what a healthy city can become)。一个城市通常被描述为有生命的、能呼吸、不断的生长与改变的复杂有机体，所谓健康城市并非指该城市居民一定达到某一特定的健康状况，而是将居民健康视为城市施政的一个重要议题。因此，建设健康城市是过程，而不是结果。

四、健康城市的指标

根据上述理念,WHO 认为理想的健康城市应该具有下列 11 项功能:①干净、安全、高质量的生活环境;②稳定且持续发展的生态系统;③强而有力且相互支持的社区;④具有高度参与影响生活和福利的决策的社区;⑤能满足城市居民的基本需求;⑥市民能借多元渠道获得不同的经验和资源;⑦多元化且具活力及创新力的城市经济活动;⑧能保留历史古迹并尊重地方文化;⑨有城市远景计划,是一个有特色的城市;⑩能给市民提供有高质量的卫生与医疗服务;⑪市民有良好的健康状况。

1996 年,WHO 进一步整理、公布了健康城市的 10 项具体指标及内容:①为市民提供清洁安全的环境;②为市民提供可靠和持久的食物、饮水和能源供应,并具有有效的清除垃圾系统;③运用富有活力和创造性的各种经济手段,保证市民在营养、饮水、住房、收入、安全和工作方面达到基本要求;④拥有强有力、相互帮助的市民群体,各种不同的组织能够为改善城市的健康而协调工作;⑤使市民能一道参与制定涉及他们日常生活,特别是健康和福利的政策;⑥提供各种娱乐和休闲活动场所,以方便市民的沟通和联系;⑦保护文化遗产并尊重所有居民(不分种族或宗教信仰)的文化和生活特征;⑧把保护健康视为公众政策,赋予市民选择利于健康行为的权利;⑨努力不懈地争取改善健康服务的质和量,并能使更多市民享受健康服务;⑩能使人们更健康长久地生活、少患疾病。此乃 WHO 根据世界各国开展健康城市活动的经验,对健康城市提出的要求,各国可根据本国国情作相应的调整。

最早推动健康城市计划的多伦多会议提出了"Healthy Toronto 2000"特有的 14 项健康城市特征:①高度的市民意识与社区参与;②有医疗保健制度,包括促进健康的常识与意识,乡镇社区有高质量的医疗;③社区居民有荣辱与共的意识;④治安良好;⑤住屋合宜,且价格合宜,居民住得起;⑥交通四通八达,且符合居民需求;⑦有充分的就业机会;⑧健康、均衡的生活方式;⑨充足供应健康食物;⑩有终身且全方位发展个人潜能的学习机会;⑪工作的工时有弹性,能兼顾健康,工作内容有意义,工作、生活与工作环境有质量;⑫有休闲娱乐活动,有绿色空间与自然美景可去休假;⑬邻里之间有人情味、互相往来;⑭有正确适当的科技与制度(如垃圾回收、生物科技做堆肥)来保护生态环境。

现在健康城市的指标除了健康及医疗服务层面之外,还包含了社会层面、文化层面及环境层面,如市民的生活环境、城市生态、文化生活、社会生活、市民社会参与及市民对城市自觉等指标。

第二节　建设健康城市的要素与基本步骤

一、健康城市计划的要素

根据 WHO 西太平洋地区办事处的建议,健康城市计划应具备 7 项要素。

(1) 城市的政治领导人应向市民承诺通过公众参与决策的过程,致力于达成建设健康城市的目标。

(2) 将计划的目标确定为改善城市内所有市民的健康及生活质量,并按照该共识为城市制定各个社区的社会及文化价值均受尊重的未来发展方向。

(3) 设立机制以鼓励公众参与有关健康的决策工作。

(4) 决定计划活动的优先次序时所考虑的事宜,包括以下两类需求评估:

1) 生活条件与健康状况之间的关系:由流行病学分析和(或)公共卫生专业人员的评估予以确定。

2) 市民对健康至上的概念及生活质量的问题所持的观点:通过相关各方共同参与的过程来决定优先推行的活动。

(5) 优先活动将由多个专业队伍推行,其中涉及大规模的公众参与,而且通常不会只由单一政府机关负责。

(6) 所推行的计划活动会受监督,其成效也会被评估。

(7) 组织单位同意有兴趣者,如计划所涉人员、一般市民及其他相关单位分享情况分析、计划活动及计划进展等资料。

二、整合行动的重要性

人类的健康受到各种社会决定因素的影响,而许多因素均超出卫生的专业范畴。因此,健康城市计划中可能需提供协助的主要参与者包括:①人民代表大会;②政府部门(宣传、卫生、教育、环保、农业、建设、警察、统计、文化、劳动等部门);③非政府机构;④商业/私人公司;⑤学术及教育机构;⑥相关社区组织;⑦大众传媒;⑧社会团体。

以整合行动改善健康城市是健康城市方案的基本条件。通过整合不但可以避免工作重复,而且可以使参与各方加强彼此的合作和协调,从而产生具有成本效益的解决对策,在各活动之间产生协同效应并在资源分享方面取得显著效益。整合工作也可以在学校、工作场所、市场及医院等重要环境中取得理想成效,因为这些环境中的人拥有相同的价值观,并对一致行动持有共同目标。

三、健康城市建设步骤

为协助各国推动建设健康城市工作,WHO(1997)研拟了"发展健康城市计划的 20 个步骤",将发展健康城市计划分为 3 个阶段:启动期、组织期及行动期(表 17-1)。

表 17-1 发展健康城市计划的 20 个步骤(WHO,1997)

阶段	步骤
启动期	(1) 建立支持团队 (building a support group) (2) 了解健康城市的概念和原则 (understanding healthy cities ideas) (3) 认识你的城市 (getting to know your city) (4) 筹措计划经费 (finding project funds) (5) 确定计划在地区组织架构内的定位 (deciding organizational location) (6) 准备计划方案 (preparing a project proposal) (7) 获得政府批准 (getting city council approval)
组织期	(8) 成立督导委员会 (appointing the steering committee) (9) 分析计划的执行环境 (analyzing the project environment) (10) 确定计划的工作 (defining project work) (11) 设立计划办公室 (setting up the project office) (12) 制定计划策略 (planning project strategy) (13) 建立计划执行能力 (building project capacity) (14) 设立问责机制 (establishing accountability mechanisms)

续 表

阶 段	步 骤
行动期	（15）提高健康意识（increasing health awareness） （16）提倡为计划制定策略方案（advocating strategic planning） （17）动员跨部门行动（mobilizing intersectoral action） （18）鼓励社区参与（encouraging community participation） （19）推动创新（promoting innovation） （20）争取落实健康的公共政策（securing healthy public policy）

（一）启动期

启动期是健康城市计划的开始，此期主要特征是对健康理念的了解与认同，并将这些理念付诸于计划呈现，从而获得政治上的支持，主要包含下列 7 个步骤。

1. 建立支持团队　寻找支持的个人或团体以协助计划的发展为启动期第一步。这些个人或团体来自社会的各行各业，主要是他们对社会议题、公共卫生及创新政策有强烈兴趣者即可，如地方的民意代表、政府官员（主要负责环境、城市计划、教育、社会服务、医疗卫生等）、医疗卫生专业人员、学者专家、民间机构人员等，这些网络组织人员必须能奉献时间及精力在计划的初期拟定上，以集体的力量共同草创健康城市计划。

2. 了解健康城市的概念和原则　支持团队人员必须了解健康的意义、健康的影响因素、促进健康的策略与实施方法、健康城市的概念和含义，以达事半功倍的效果，主要依据的策略与原则是"全民都能达到健康（Health for All）"与《渥太华宪章》中有关健康促进的理论与方法。

3. 认识你的城市　根据城市性质的不同，必须采取不同的干预方式，所以必须先了解自己城市的特征，以寻求适合自己城市需求的计划。例如，本城市重要的健康问题是什么？经济及社会状况如何影响健康？谁是计划成功的关键？城市内的政体如何运作？政府行政功能如何？健康服务系统主要关注的焦点有哪些？市民（组织）在城市生活中的角色？计划发展的资料来源？国内或区域其他城市对计划有何影响？企事业单位和社会团体是否支持此计划？

4. 筹措计划经费　支持团队负责动员财政和非财政资源。该团队必需预估计划的花费及相关所需资源的种类，如短期的立项费用与长期实施的经费概况等。资源的来源可以是多样的，如来自政府部门的预算支持，工商企业团体的资助或其他机构的人力、物力支持等。

5. 确定计划在地区组织架构内的定位　决定计划在地区组织架构内的定位是个重要的步骤，因为这个定位不但大大影响计划的组织结构和行政机制，也能决定计划与政府、伙伴机构及其他社区组织之间的关系。计划的定位可能包括以下内容：

（1）计划类型为非营利组织、自治团体，并有自己的运作方式与独立委员会。

（2）计划是依附在政府的最高行政组织内。

（3）计划是依附在政府组织内的健康部门内。

（4）计划是多部门共同组成的合作关系。

地方政府必须依据自己的性质而选择不同的组织运作模式，尤其是根据地方的政治与行政的状况而定。

6. 准备计划方案　计划方案必须包含下列项目：计划是否依据全民健康（health for all）的原则、计划的目的、健康的效益、主要实施的策略方法、组织架构、主要支持者与组织、资源、经费预算与来源等。另外还应包括：这个计划如何解决城市的问题？有何特色？与政府行政部门的运作如何协调？实施的可见成果如何？城市内不同团体的反应如何？

7. 得到政府批准 这阶段最重要的工作就是最后能获得政府部门的批准。计划经过各相关人员与组织的充分讨论，最后取得共识，才能往下一阶段推进。健康是关乎每个人的权益，因此计划必需跨越任何地方利益团体，即使各利益团体诉求不同，但是健康城市理念与实施策略应该是给所有部门和个人带来健康利益的。

（二）组织期

此阶段最重要的工作仍在于组织方案所需的人力、经费及信息，主要项目包括下列 7 个。

1. 成立督导委员会（steering committee） 这个委员会必需对其代表委员、工作责任、组织结构及工作流程等详加界定。

2. 分析计划的执行环境 主要目的仍在于确定工作环境的性质与相关组织之关联，以能顺利推行工作计划，通过政治决策系统、健康城市计划系统与计划机关单位的双向互动，而且详尽地分析计划推行的环境（图 17 - 1）。

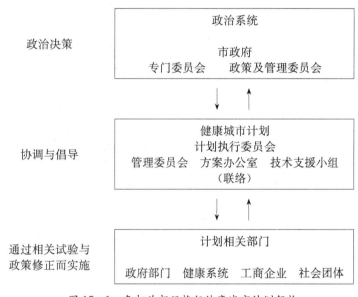

图 17 - 1 各相关部门推行健康城市计划架构

3. 确定计划的工作 计划督导委员会必需清楚地订立项目的角色与功能，如收集有关公共卫生的主要问题与改善方式；唤起城市居民与团体对健康议题的关注；建立新的公共卫生介入模式的政策支持系统；跨部门整合工作的推进；创造民众参与的机会；促进长期的健康促进策略；促进创新与健康的公共政策的实施，以及加入健康城市网络的活动等。

4. 设立计划办公室 此单位为健康城市实际执行与沟通联络的中心。计划办公室会支援督导委员会的工作，也是计划的执行单位。所有健康城市成功的例证中，此单位皆有独立的人员与财务的编制，其工作内容、人员编制、地点，皆要详尽确定，以利于计划的推动。

5. 制订计划策略 策略的制定能使地方政府行政人员有执行的依据，以及明确如何通过跨部门的合作达到计划的目的。计划主要包括下列项目：计划的理念与强调的问题，跨部门合作的机制与计划预计达到的目标（短期与中、长期）。

6. 建立计划执行能力 为了确保计划能可持续的实施，充足的资源与适宜的人员是必要条件，以下 3 点是建立有效能力的步骤：①预估计划所需的资源；②预估经费；③所需经费的筹措计划。

7. 设立问责机制　问责是公共卫生范畴的重要一环。问责制度的原则仍在于政府机构对于健康促进方面所造成影响的责任,因此在实际操作机制内,重点在于影响评估以及如何将此结果呈现给决策者与大众,而跨部门的健康责任制度在健康城市计划中更应被强调。以下有 4 种方式来加强计划对公共卫生的责任制度:①建立报告系统,以清楚明列各种策略与活动、结果;②出版城市健康年鉴;③促进及支持影响评估;④提供综合性的责任制度。

(三) 行动期

在行动期内,最主要要落实下列 6 个项目。各个项目皆扮演重要的角色,缺一不可,行动执行的程度依赖于各个计划项目的共同努力。

1. 提高健康意识　成功的健康城市计划要能提高全民健康的理念,因此必须有综合性、创新、一致及持续的努力才能达到这个目的。一般而言,可以通过下列方式以提高民众的健康意识:提高服务和信息的可及性,倡导活动的实施,健康监测的建立,邻里活动的推行以及增进与媒体的关系等。

2. 提倡为计划制定策略方案　促使政府门采取更积极的方式以形成健康的公共政策,如实施环境评估、项目计划示范、健康影响研究等。策略方案就未来 3～5 年拟取得的成果订立目标,并概述达到目标的方法。如果准备得当,策略方案可为长远行动定下方向,同时也可因不断变化的环境而灵活变通。

3. 动员跨部门行动　通过跨部门合作的实施能影响健康部门以外的部门修正他们的政策或方案以增加他们对健康的贡献。在此项目中,强调跨部门合作的机制设计,具体方式为:①相关部门人员纳入执行委员名单中;②各部门的经验分享;③健康影响评估的教育;④跨部门的规划合作;⑤增进跨部门合作的动机;⑥推动社区参与以提高跨部门合作;⑦责任制度的建立等。

4. 鼓励社区参与　市民通过对自身生活方式的改变及对医疗服务的利用而参与到健康事务中。他们通过自己意见的表达,参与志愿者组织、自助群体、邻里组织,进而影响政策制定。健康城市计划承诺利用各种方式加强社区民众的参与,而计划组织体系的设计也应该鼓励及支持社区参与活动,主要方式包括:提高参与的可及性;社区代表被包括在督导委员会的名单内;信息的普及;实际的支持策略,如经费、技术、资源与网络建立等;社区需求评估的实行及社区发展的推动等。

5. 推动创新　创新活动的推动是健康的公共政策成功的重要方法,而组织更应创造及支持创新的环境,主要方式有:开放的胸襟,接纳各种新的方式与策略;分享各部门不同的经验成果,如网络中的成功经验等;短期策略的试验,进而推进和展开成功的方式;社区参与的推动,利用较小的非政府组织对社区密切关系推动新的方式,以收事半功倍之效;创造新的动机及不断的评价等。

6. 争取落实健康的公共政策　健康的公共政策是健康城市计划成功的关键,利用政府的领导与资源以创造更佳的健康环境,如家庭、学校、工作场所、医疗单位等,经过上述 5 个项目的有力整合与通过政府各部门的通力合作而达到实施健康城市计划的目的。

四、监察及评估

为健康城市计划制定行动方案的过程应该灵活可变,并可根据评估所得的意见和社区需求及环境的变化加以修订。因此,对所订活动的推行成果加强监察和评估是必不可少的程序,能为持续推进健康城市计划提供足够的证据及充分的理据。

按计划推行所订活动时,应按定量和定质的准则记录投放资源、推行过程及所得成果的指标,以使投入健康城市计划的资源的问责性得以确保。

第三节　健康城市的指标及项目发展

一、地区健康概览与健康城市指标

健康城市计划能够改善居民的健康和生活质量。在推动过程中,建立稳固的实证基础、采用协商一致的方式设定目的和目标,以及定期检视和更新目标和指标,都是计划能否成功落实的关键所在。

地区健康概览是描述人口健康状况的总体报告,不仅为健康城市计划应如何评估人口所面临的健康问题提供指引,也为社区的健康需要提供资料,该健康需要也有助于计划制订专项。计划专项可包括:推动控烟、健康饮食、运动等健康生活方式,推动高血压检查和控制、癌症筛查等相关的疾病控制计划。另外,也可把预防犯罪、自杀、意外伤害及其他社区关注的专题纳入计划。

地区健康概览可包括多元化的资料,包括人口特征、健康服务数据、环境及社会特质等,其中的内容也可对居民关注的事宜做出修订。此外,首份概览的资料应尽量全面,尤其应包括与居民息息相关或备受重视的健康事宜。

为协助各国建立可量化评估的健康城市指标,WHO 首先与 47 个欧洲城市初步研拟出 53 个健康城市指标,进一步讨论可行性后修订为 32 个可具体量化的健康城市指标,作为各城市建立自己城市健康资料的基础,并作为评价推动成效的参考(详见附表1)。

苏州市爱国卫生运动委员会办公室前主任、苏州市健康促进会常务副会长兼秘书长邢育健教授于 2011 年拟订了适合我国健康城市建设发展的健康城市评估指标体系。此体系已在河北省迁安市建设健康城市 3 年行动计划(2011~2013)项目中作为城市综合评价指标体系使用(详见附表2)。在经过专家评估后,形成了能体现规范性、科学性、指导性的“河北省迁安市建设健康城市年度评估意见书”。

二、健康城市项目的发展

自从 WHO 欧洲办事处发起“健康城市项目”(HCP)以来,健康城市运动就如火如荼地在世界各地逐渐蓬勃开展,并掀起了热潮。到 1996 年的世界卫生日(4 月 7 日),全球约有 3 000 个城市通过各种途径加入了国际健康城市协作网络。截至 2005 年,达到约 4 000 个。全球范围内,大量令人鼓舞的城市健康活动的范例不断涌现。

(一)健康城市运动在欧洲的发展

1985~1986 年,WHO 原本希望能有一些欧洲城市自愿地作为其“城市健康促进计划”的试点,目的只是尝试这项创新性的卫生举措,因为没有人能够预测或保证其结果究竟会如何。但出乎 WHO 的预料,在第一次欧洲大会(里斯本,1986)上,很多城市志愿要求参加试点,约有 30 个城市承诺要达到 WHO 的上述目标。这就远远超出了 WHO 基层组织机构所能应付的能力。于是,“欧洲健康城市的资格认定过程”和一系列的健康城市必须为之努力的具体标准相继建立。WHO 为那些在健康城市建设方面高度投入的城市进行正式认定和命名。WHO 健康城市的主旨被设定为"在社会和政治事务中优先考虑健康议题"。

欧洲地区健康城市发展至今已经历了 4 个时期。

1. 第一期(1987~1992 年)　这一时期的工作着重点在于:引入城市健康发展的新理念和新途径(即健康城市模式);建立新的行动组织以推动健康城市的实践。当时共有 35 个欧洲城市被纳入 WHO 健康城市试点。

2. 第二期(1993~1997 年)　经过 5 年的探索和实践,WHO 健康城市项目办公室确定了新一轮的工作重点,即着重于健康公共政策的制定和实施,以及综合性的城市健康规划,使健康城市运动变得更加以行动为导向。当时共有 48 个城市纳入欧洲健康城市协作网,其中 13 个是新加入的。

3. 第三期(1998~2002 年)　1988 年,来自 110 个欧洲城市的市长和高层政治家聚雅典,共同发表《健康城市宣言》,简称《雅典宣言》。这一政治声明的发表,标志着欧洲健康城市进入第三阶段。高度的政治承诺为实现这一时期的重点目标提供了保障,即制定具有广泛合作基础的政策和健康发展规划,尤其重视改善健康的社会决定因素,实施"21 世纪议程",以减少健康不平等,注重社区发展与重建。当时共有 55 个城市纳入欧洲健康城市协作网。

4. 第四期(2003~2008 年)　2003 年 10 月,WHO 为祝贺欧洲健康城市项目进入第 15 周年,在英国德贝尔福斯特召开了健康城市国际会议,通过了《贝尔福斯特宣言》,同时宣布欧洲进入健康城市第四阶段的建设。这一时期的健康城市建设工作有 3 个主题,即健康的老年期、健康的城市规划、健康影响评估。并且,非常鼓励各会员城市实施控制肥胖和促进体力活动的行动。

(二) 健康城市运动在西太平洋地区的发展

1. 初期发展　20 世纪 80 年代末和 90 年代初,随着欧美等发达国家启动健康城市项目,地处西太区的澳大利亚、日本和新西兰也加入了这一运动的行列。

在澳大利亚,1987~1990 年的 3 个健康城市试点分别为首都堪培拉(Canberra)、位于东南沿海新南威尔士省的伊拉瓦拉(Ii lawarra)及位于南澳大利亚省的诺伦佳(Noarlunga)。

在日本,1991 年东京都正式启动健康城市项目,成立了东京健康促进市民委员会,以协调市民、私人组织、东京都政府、各地方政府和专家学者一起开展健康促进活动。1993 年,日本卫生和福利省启动了一个名为"健康文化城市"的全国性创建项目。

在新西兰,健康城市理念于 1988 年被运用于首个健康社区的建设计划中。

同时,WHO 西太平洋地区办事处开始与来自各会员国家的专家商讨城市健康议题。仅 1991 年,WHO 西太平洋地区办事处就组织了 4 次地区性会议,除了讨论发达国家面临的城市健康问题,更把讨论的话题扩大到了本地区广大发展中国家所面临的环境保护和市民健康增进问题,因为快速工业化和城市化是该时期亚太区的重要特征。

2. 在发展中国家的发展情况　1993 年,WHO 西太平洋地区办事处决定与地区内部分发展中国家的卫生部合作,推行健康城市项目试点工作。通过与中国、马来西亚和越南政府部门的商榷,"健康城市中国项目"和"健康城市马来西亚项目"分别于 1994 年启动。稍后,越南卫生部也启动了试点项目。当时所有的试点项目都着重于"将健康和环境因素纳入社会持续发展战略计划中"。

在此基础上,西太平洋地区办事处通过组织研讨会和经验交流会,鼓励其他亚洲国家和西太平洋地区的参与。1996 年,柬埔寨、老挝、蒙古、菲律宾和韩国开始 WHO 健康城市项目;1999 年,斐济和巴布亚新几内亚开始 WHO 健康城市项目。

为了加强交流与合作、增强试点健康城市的项目开展能力,WHO 西太平洋地区办事处致力于以下工作和活动以推进健康城市项目。

(1) 建立研究中心。1997 年,在日本东京医科齿科大学公共卫生与环境科学部设立"健康城市和城市政策研究合作中心(WHO Coll Aborating Centre for Healthy Cities and Urban Policy Research)"。

(2) 培训健康城市项目实践者。先后通过设在日本东京医科齿科大学、澳大利亚悉尼大学的 WHO 合作中心及其他大学、机构和组织,举办了一系列的短期培训班和访问见习,让很多来自发展中国家的实践者系统学习健康城市项目的工作方法,并亲身感受日本和澳大利亚的做法。

(3) 组织地区性会议进行经验交流和研讨。WHO 西太平洋地区举办地区会议,让试点城市互相交流经验并研究讨论。1996 年 10 月,第一次地区性健康城市咨询会议在北京召开,会上交流了在试点地区开展工作的一些早期经验。1999 年 9 月,WHO 与中国爱国卫生运动委员会合作,在江苏苏州市举办"健康城市讲习班",讲习班在苏州吴江开展了为期 7 天的活动。WHO 健康城市和城市政策研究合作中心主任高野健人教授详细讲授了健康城市概念、指标体系、实施行动、分析评估等最新的知识和国际动态,为我国全面启动健康城市提供了有益的帮助。1999 年 10 月,西太平洋地区办事处在马来西亚马六甲市(Malacca)举办了健康城市地区讲习班,主题是"为 21 世纪做准备",与会国家提出了"2001～2003 年地区行动计划",该讲习班基本上确定了《健康城市地区指导纲要》的很多重要内容。2000 年 5 月,WHO 西太平洋地区办事处官员 Ogava 先生等到中国苏州了解健康城市建设前期工作情况,支持全国爱国卫生运动委员会率先申报苏州市为健康城市试点市。

3. 健康城市协作网络　随着健康城市项目的蓬勃开展,区域内建立健康城市协作网络势在必行。2003 年开始筹划、2004 年正式成立的健康城市联盟就是目前西太平洋地区办事处最大的一个健康城市协作网络。

健康城市联盟(The Alliance For Healthy Cities,AFHC) 由支持健康城市行动的城市政府、国家管理机构、非政府组织、私人组织、学术组织和国际机构等组成,是在与 WHO 西太平洋地区办事处(WPRO) 密切合作的基础上建立的。

AFHC 旨在保护并促进城市居民健康;并通过联盟的网络,使城市和有关组织取得的经验能够共享。如果所有成员的经验汇集起来,这将是改善这些成员城市市民健康的强大武器。就结果来看,联盟促进了成员交流合作、分享健康城市经验、推动研究发展和项目能力建设,使健康城市行动取得了较好的效果。另外,为有效促进各成员实施健康城市计划,联盟也致力于提升联盟成员以及成员以外的公众对健康城市的知晓率。

案例 1

2003 年 10 月 15～17 日,WHO 西太平洋地区办事处在菲律宾首都马尼拉召开"健康城市地区网络咨询"会议,我国卫生部指派 5 人团组出席会议。苏州市爱国卫生运动委员会公室原主任邢育健作为 WHO 西太平洋地区办事处临时顾问在会上作了"健康城市建设进展和项目标准制定"的大会交流。会议经充分协商,决定成立"健康城市联盟"(AFHC),一致推举中国苏州、菲律宾马尼拉、马来西亚古晋、日本平良、蒙古乌兰巴托为联盟首批理事城市,将 12 个共同的公共卫生问题纳入健康城市指标,由联盟各城市可根据实际选择。并决定 2004 年联盟第一次国际大会在马来西亚举行,2006 年联盟第二次国际大会在中国举行。

2004 年 10 月 11～14 日,WHO 健康城市联盟成员大会在马来西亚古晋市召开。来自亚洲 13 个国家和地区的 25 个城市、8 所大学及其他非政府组织、专家、教授等近 400 人出席了会议。这是 AFHC 经过 1 年过渡时期后正式成立并召开的第一次国际大会,除了组织学术交流、展览和现场参观等活动,联盟理事成员还选举了第一届健康城市联盟执委会和秘书长,就健康城市在西太平洋地区的发展、健康城市联盟章程、2005～2006 年健康城市工作重点、健康城市联盟第二次国际大会举办城市等重要议题进行了磋商和表决。

2005 年 5 月,苏州市与香港中文大学医学院健康教育与促进健康中心、澳门建设健康城市委员会合作,在中国苏州举行了"苏港澳"健康城市论坛。来自北京、上海、大连、海口、青岛、南京、无锡、通州等 15 个城市的爱国卫生运动委员会负责人参会。这次论坛为 2006 年在苏州举行的联盟第二次国际大会奠定了基础。

2006 年 10 月 28～30 日,WHO 健康城市联盟第二次国际大会在中国苏州市召开。本届大会以"健康城市——全球共同的追求"为主题,就健康城市的新理念、新策略、环境和场景建设、评价方法和指标等内容展开讨论,有来自 20 多个国家和地区的 400 多名代表参加。市长高峰会上,40 个中外城市的市长共同签署《健康城市市长苏州宣言》,呼吁更多城市参与健康城市建设,提高公众生活质量。

至 2006 年 10 月 27 日,AFHC 共有 50 个正式会员(full membership)和 14 个准会员(associate membership)。

WHO 为了支持西太平洋地区健康城市联盟开展工作,自 AFHC 正式成立后,每年在一些特定的领域设立最佳范例奖(best practice awards)和最佳提案奖(best proposal awards),以认可和鼓励 AFHC 成员在健康城市建设中所取得的卓著成绩。

2008 年 10 月 23～26 日,世界卫生组织健康城市联盟第三次国际大会在日本市川市召开,120 个城市(团体)参会。苏州市谭颖副市长代表第二届理事会理事长、苏州市市长阎立在开幕式上作了工作报告;苏州市健康促进会邢育健和黄敬亨教授在学术交流会上发表了题为"健康城市场景评估程序和方法"的演讲。会议发表了《健康城市市长市川宣言》,确定以"健康安全保障"为主题推进健康城市发展,并定于 2010 年在韩国举办健康城市联盟第四次国际大会。

2010 年 10 月 26～29 日,健康城市联盟第四次国际大会在韩国首尔江南区召开。会议交流了两年来健康城市的建设和发展成果,江南区以"健康城市建设无处不在"为指导,展示了开展朴实化、社会化、科学化的健康城市项目、信息技术政策应用、泛载化远程医疗等现场。会议发表了"江南宣言——健康城市的全面发展",作出了坚定信念的 6 条承诺,提出了健康城市的 6 项重点内容,并决定 2012 年在澳大利亚悉尼召开第五次国际大会。

(三) 健康城市运动在中国的发展

我国的健康城市项目是从 20 世纪 90 年代开始逐步发展起来的,其发展基本上可以分成两个阶段:试点探索阶段和试点发展阶段。

1. **试点探索阶段** 1993 年以前,主要是处于一种探索和试点阶段,包括引入健康城市的概念,与 WHO 合作开展相关的培训等。

案例 2

1994 年初,WHO 官员对我国进行了考察,认为我国完全有必要也有条件开展健康城市规划运动。于是,我国卫生部与 WHO 合作,从 1994 年 8 月开始在北京市东城区、上海市嘉定区启动健康城市项目试点工作。这标志着我国正式加入世界性的健康城市规划运动。当时,东城区和嘉定区根据各自城区的特点,结合本地的社会发展总体规划,制定了《健康城市发展规划》。嘉定区的重点放在了垃圾无害化处理上;东城区的重点放在健康教育、污水处理和绿化上。

1995 年 6 月,海口市和重庆市渝中区也成为 WHO 健康城市项目试点城市。其中,海口市成立了以市长为组长的健康城市规划协调小组,在该小组的领导协调下,对海口市的城市状况进行了分析,对开展健康城市运动的有利因素和不利因素作了客观评价,立足于海口市的现状和特点,制定了海口市健康城市规划目标以及实现这一目标的措施和实施方法。海口市将建设健康城市与创建生态城市、旅游城市、卫生城市相结合,提出了"健康为人人,人人为健康"的口号。海口市还创办了《健康城市》杂志,得到了世界卫生组织的高度评价。

2. 试点发展阶段 SARS 以后,健康城市建设试点进入实质性发展阶段。在卫生部的鼓励和倡导下,许多城市为了进一步改善城市环境,提高市民健康和生活质量,纷纷自觉自愿地开展健康城市的创建。其中苏州市和上海市的工作颇具典型。

案例 3
....

苏州市从 20 世纪 90 年代末积极引入健康城市的理念。2001 年 6 月 12 日,全国爱国卫生运动委员会将苏州作为我国第一个"健康城市"项目试点城市,向世界卫生组织正式申报。经过近 5 年的努力,苏州市健康城市建设取得明显成效,具体表现为健康服务不断优化、健康环境日趋完善、健康单位不断涌现、健康人群逐渐培育、健康氛围日益浓厚、健康社会逐步构筑、国际影响不断扩大。

上海市政府于 2003 年底启动《上海市建设健康城市 3 年行动计划(2003～2005)》,建设内容包括 8 大任务(营造健康环境、提供健康食品、追求健康生活、倡导健康婚育、普及健康锻炼、建设健康校园、发展健康社区、创建精神文明),涵盖 104 项指标,并作为上海市政府的重点工作来抓。中期评估和终末评估分别在 2004 年和 2005 年完成。通过实施首轮 3 年行动计划,上海市的各项生态环境指标和总体环境质量处于全国大城市先进水平,市容环境和居住环境质量、市民综合素质和城市文明程度显著提高。为了进一步激励全社会持续参与健康城市建设,健全促进全民健康的社会支持系统,提升整个城市的人群健康素养、环境健康水准和社会健康水平,实施了新一轮健康城市 3 年行动计划(2006～2008 年),作为我国第一个开展建设健康城市项目的特大型城市,上海为我国其他特大型、大型城市提供了宝贵的经验和实践基础。

2004 年 5 月和 8 月,全国爱国卫生运动委员会分别在上海、海南省海口市召开建设健康城市研讨会,20 多个城市派员参加研讨,建设健康城市引起了各地的关注和重视。2007 年 12 月 28 日,全国爱国卫生运动委员会在上海召开会议,提出了建设健康城市工作的指导思想,明确了以人为本、和谐发展,政府引导、社会参与,突出重点、整体推进的工作原则,规定了参与健康城市建设的 6 项基本条件和申报程序,确定了上海市、杭州市、大连市、苏州市、张家港市、克拉玛依市、北京东城区、西城区及上海闵行区七宝镇、金山区张堰镇等 10 个市(区、镇)为第一批健康城市试点。

2010 年 9 月,卫生部、全国爱国卫生运动委员会、WHO 联合在大连召开国际健康城市市长论坛,就建设健康城市与经济社会发展、建设健康城市与深化医药卫生体制改革等议题开展研讨,并交流和分享彼此经验。卫生部、全国爱国卫生运动委员会与 WHO 取得共识,联合开展中国健康城市的评选,已制定有关的评价指标体系。

三、健康城市计划面临的挑战

公共卫生是一种通过健康促进、预防疾病及其他介入方式去改善国民健康、延长寿命及提升生活质量的社会与政治概念。新公共卫生强调综合分析影响健康的生活形态及生活环境因素，以及进一步确认资源的重要性，设计良好的政策、方案及服务，以支持健康的生活形态和健康环境，来创造、维持及保护健康。新公共卫生在影响健康因素的分析方式与描述方式，以及解决健康问题的方式方面，和传统的公共卫生有区别。而生态公共卫生（ecological public health）概念的兴起，则在于本质地改变健康议题及特别关注世界环境问题对健康的影响，这些新的问题包括臭氧层的破坏、空气及水污染等环境污染的控制失败，以及温室效应等；生态公共卫生的发展有助于发掘这些问题，而寻求有效的解决方式；另一方面生态性公共卫生健康强调促进健康与可持续发展的联系，着重在健康决定因素中的经济、社会与环境因素，通过实施健康的公共政策以增进国民健康、促进健康的平等性以及资源可持续使用等。

健康城市具有以下特点：

1. 政治的决策（political decision-making）　健康城市计划强调政治上对于公共卫生的决策能力，政府各部门的施政，包括教育、环保、建设、社会服务、卫生等，皆对健康有深远的影响，因此通过政治上的决策能影响政府各部门的行动以促进国民健康。

2. 跨部门的行动（intersectoral action）　前项说明，除了健康（卫生）部门之外，其他的政府部门对健康上皆有影响，因此健康城市的计划，提供了跨部门合作的机制，以共同解决健康上的问题。

3. 社区参与（community participation）　健康城市计划促进社区居民更积极地参与健康活动，如良好的健康生活方式、使用健康照护服务等。通过有计划的活动，民众对政府的施政更有影响力，以实际解决他们的问题。

4. 创新（innovation）　每一个城市皆有其独特之处，因此该城市跨部门的合作与社区参与需有新的方法与模式才能成功，因此健康城市是不断地寻找更新的概念与方法，创造更有吸引力的合作动机，以形成新的策略与方案来实施此计划。

5. 健康的公共政策（healthy public policy）　健康城市计划的成果即是健康的公共政策，健康城市计划是否成功，反应在通过政府施政能落实有利于健康场所的政策的程度，如创造更健康的社区、学校、医院、工作场所或其他机构，而且是通过上述各项特色的共同努力而达成的。

健康城市计划在地方政府政策实施上扮演了一个非常独特的角色，他提供了公共卫生促进策略上创新的健康政策模式，而且是能有效地推动全民健康的新方式，并于社区各种不同利益团体与机构间提供新的公共卫生的合作机制等。但在推动健康城市过程中常面临各种挑战。

（1）如何将健康议题及全民健康策略变成地区的主要议题，增加其可见度。

（2）如何将健康提升至社会及政治层面，进而促使健康的公共政策发展。

（3）如何启动创新的健康行动，以加强居民、环境、生活方式与健康的互动关系。

（4）如何促使相关组织与机构的改变，以鼓励跨部门间的合作及社区民众的参与。

政治上对健康的承诺是迈向健康城市成功的第一步（Signal, 1998）。在 WHO 推荐的健康城市计划中，政治承诺一直被列为重要的策略，而影响健康的多重因素更需要跨学科与部门的合作，如伙伴关系（partnership）的建立与可持续发展（sustainability）理念的贯彻。因此，如何设计与推动跨学科跨部门合作的机制与承诺是健康城市实施成功的重要基础与挑战。

（邢育健　王继伟）

思考题

1. 城市化对健康造成哪些挑战？
2. 健康城市必须都一样吗？
3. 健康城市计划有哪些主要特点？

附表1 WHO提出的健康城市量化指标

类　别	指　标
健康指标(health indicators)	A1 总死亡率:所有死因(mortality:all causes)
	A2 死因统计(cause of death)
	A3 低出生体重(low birth weight)
	B1 现行卫生教育计划数量(existence of a city health education program)
	B2 儿童完成预防接种的百分比(percentage of children fully immunized)
	B3 每位基层的健康照护者所服务的居民数(number of inhabitants per practicing primary health care practitioner)
健康服务指标(healthy service indicators)	B4 每位护理人员服务居民数(number of inhabitants per nurse)
	B5 健康保险的人口百分比(percentage of population covered by health insurance)
	B6 基层健康照护提供非官方语言服务便利性(availability of primary health care services in foreign languages)
	B7 市人大每年检视健康相关问题的数量(number of health related questions examined by the city council every year)
	C1 空气污染(atmospheric pollution)
	C2 水质(water quality)
	C3 污水处理率(percentage of water pollutants removed from total sewage produced)
	C4 家庭废弃物收集质量(household waste collection quality index)
	C5 家庭废弃物处理质量(household waste treatment quality index)
	C6 绿化率(relative surface area of green spaces in the city)
环境指标(environmental indicators)	C7 绿地可及性(public access to green spaces)
	C8 闲置工业用地(derelict industrial sites)
	C9 运动休闲设施(sport and leisure)
	C10 人行步道(徒步区)(pedestrian streets)
	C11 自行车专用道(cycling in city)
	C12 公共交通(public transport)
	C13 公共交通服务范围(public transport network cover)
	C14 生存空间(living space)
	D1 居民居住不合居住标准的比例(percentage of population living in substandard accommodation)
社会经济学指标(socio economic indicators)	D2 无家可归者的人数(estimated number of homeless people)
	D3 失业率(unemployment rate)

类　别	指　标
	D4 收入低于平均所得比例(percentage of people earning less than the mean per capita income)
	D5 可照顾学龄前儿童的机构百分比(percentage of child care places for pre-school children)
	D6 小于 20 周、20~34 周、35 周以上活产儿的百分比(percentage of all live births to mothers >20；20~34；35+)
	D7 堕胎率(相对于每一活产数)(abortion rate in relation to total number of live birth)
	D8 残疾人就业比例(percentage of disabled persons employed)

附表 2　河北省迁安市建设健康城市 3 年行动计划(2011~2013)评价指标

项目	评价指标	
核心指标	(1) 健康城市建设纳入政府经济社会发展规划	
	(2) 人口预期寿命(岁)	
	(3) 卫生支出占一般性财政支出的比例(%)	
	(4) 医疗保险覆盖率(%)	
	(5) 城镇居民人均可支配收入(元)	
基本指标		
健康服务	(1) 经费保障：	公共卫生经费占卫生事业费比例(%)
	(2) 社区卫生服务：	1) 社区卫生服务站机构设置(所)
		2) 人均社区公共卫生服务经费(元)
		3) 社区卫生服务中心标准化建设率(%)
		4) 孕产妇保健管理覆盖率(%)
		5) 0~3 岁儿童保健管理率(%)
		6) 65 岁以上老人免费体检和建档率(%)
		7) 城镇居民健康档案建档率(%)
		8) 社区工作人员培训率(%)
	(3) 疾病防治：	1) 传染性结合患者管理率(%)
		2) 重性精神疾病患者管理率(%)
		3) 新涂阳肺结核患者发现任务完成率(%)
		4) AIDS 防治知识知晓率(%)
		5) 社区慢性非传染性疾病管理率(%)
		6) 放射性个人剂量监测率(%)
		7) 从事有害作业人员职业健康监护率(%)
		8) 作业场所职业危害因素监测率(%)

续 表

项目		评价指标
健康环境	(1) 环境质量：	1) 城市环境空气主要污染物指标
		2) 全年空气质量优良天数百分比(%)
		3) 噪声达标区覆盖率(%)
		4) 工业废水排放达标率(%)
		5) 工业危险废弃物处置率(%)
		6) 集中式饮用水水源地水质达标率(%)
		7) 城市水环境主要污染物
		8) 人均公共(公园)绿地面积(m^2)
		9) 绿地率(%)
		10) 机动车尾气执法抽检合格率(%)
		11) 饮食业油烟污染源整治率(%)
		12) 城市三清(河道、社区、家庭)
		13) 实施工程渣土密闭运输(%)
	(2) 基础设施：	1) 区域供水普及率(%)
		2) 饮用水水质符合国家水卫生标准比例(%)
		3) 城市生活污水集中处理率(%)
		4) 普及二类以上公厕比例(%)
		5) 绿化合格单位(个)
		6) 花园式社区(个)
	(3) 城市交通：	1) 公交站点平均覆盖率(%,服务半径 500 m)
		2) 公交出行比例(%)
	(4) 市容管理：	1) 建成区"门前三包"落实达标率(%)
		2) 建成区流动摊点入室经营率(%)
		3) 城乡结合部综合整治(处)
	(5) 生活垃圾收集处理：	1) 医疗垃圾(废物)无害化处理率(%)
		2) 城市生活垃圾无害化处理率(%)
		3) 城市生活垃圾密闭运输比例(%)
		4) 道路机扫保洁率(%)
	(6) 卫生单位：	1) 市级卫生社区数(个)
		2) 国家卫生镇乡(个)
		3) 省级卫生镇乡(个)
		4) 省级卫生村(个)
		5) 省级卫生单位(个)
		6) 市级卫生村(个)
		7) 市级卫生单位(个)

项目	评价指标	
健康社会	（1）应对突发事件：	1）健全突发事件应对机制
		2）应急措施执行情况
	（2）社会保障：	1）养老保险覆盖率（%）
		2）工伤保险覆盖率（%）
		3）每千名老人拥有养老机构床位
		4）城市居民最低生活保障标准（%）
		5）低保人群医疗救助比例（%）
		6）达到社会救助条件的困难群众救助率（%）
		7）达到医疗救助条件的困难群众救助率（%）
	（3）社会安全：	1）实有人口犯罪率（1/万人）
		2）交通事故死亡率（1/万车）
		3）意外伤害死亡率（1/10万人）
		4）亿元GDP生产安全事故死亡率（%）
		5）公共场所消防设施达标率（%）
	（4）烟草控制：	1）公共场所控烟执行情况
		2）室内公共场所和工作场所全面禁止吸烟
		3）建立实施控烟学校（%）
健康人群	（1）健康行为：	1）公民健康素养基本知识知晓率（%）
		2）个人健康行为形成率（%）
		3）35岁以上人群血压知晓率（%）
		4）35岁以上人群血糖知晓率（%）
		5）中学生生理卫生知识知晓率（%）
		6）现场卫生应急救护知识培训人数
		7）人均体育场地面积（m²）
		8）人均体育设施用地面积（m²）
		9）经常参加体育锻炼人数占全市人口（%）
		10）每万人拥有社会体育指导员数
		11）无偿献血占临床用血比例（%）
		12）重点人群合理营养知识知晓率（%）
		13）采用合理膳食指导工具家庭（%）
	（2）健康水平：	1）婴儿死亡率（‰）
		2）孕产妇死亡率（‰）
		3）甲乙类传染病总发病率（1/10万）
		4）低出生体重婴儿比例（%）
		5）婴儿出生缺陷率（1/万）
		6）国民体质测试达标率（%）

续 表

项目	评价指标	
	(3) 妇幼保健与生殖健康：	1) 学龄前儿童计划免疫接种率(%)
		2) 外来流动人口子女纳入当地计划免疫规范化管理
		3) 母乳喂养率(%)
		4) 孕龄人群避孕措施落实知情选择率(%)
		5) 社区建立人口与计划生育综合服务站(个)
		6) 社区人口与计划生育综合服务站达到规范化(%)
		7) 青春期生殖健康知识普及率(%)
健康食品	(1) 健康食品：	1) 无公害、绿色、有机农产品面积(万亩)
		2) 果品农药残留快速检测推广率(%)
		3) 各类食用农产品监测合格率(%)
		4) 各类加工食品监测平均合格率(%)
		5) 各类餐饮单位食品监测平均合格率(%)
		6) 学生餐安全卫生状况
		7) 储备粮安全检测覆盖面(%)
		8) 农贸市场、超市无公害食品销售比例(%)
	(2) 药品安全管理：	1) 药品和医疗器械不良反应报告监测率(%)
		2) 药品抽验合格率(%)
细胞工程	(1) 健康社区(村)(%)	
	(2) 健康家庭(%)	
	(3) 健康机关(%)	
	(4) 健康厂企(%)	
	(5) 健康校园(%)	
	(6) 健康医院(%)	
	(7) 健康宾馆(%)	
	(8) 健康饭店(%)	
	(9) 健康洗浴(%)	
	(10) 社区健康城市志愿者数(名)	
城市满意度	(1) 市民对城市卫生满意度(%)	
	(2) 市民对环境质量满意度(%)	
	(3) 市民对交通状况满意度(%)	
	(4) 市民对社会治安满意度(%)	
	(5) 市民对城市管理满意度(%)	
	(6) 市民对食品安全满意度(%)	
	(7) 市民对社会保障满意度(%)	
	(8) 市民对建设健康城市满意度(%)	

项目	评价指标
	(9) 市民对卫生服务满意度(%)
特色指标	(1) 有关环境卫生、文体教育国家级荣誉称号(个)
	(2) 健康城市特色活动(项)
	(3) 集中宣传推广(省级以上宣传)(次)
政策指标	(1) 领导重视
	(2) 组织健全
	(3) 部门合作
	(4) 考核奖励

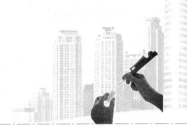

References

参 考 文 献

1. [美]艾尔·巴比著.邱泽奇译.社会研究方法.北京:华夏出版社,2005.
2. [澳]戴维·德沃斯著.郝大海译.社会研究中的研究设计.北京:中国人民大学出版社,2008.
3. 董奇著.心理与教育研究方法.北京:北京师范大学出版社,2004.
4. 傅华,李枫著.现代健康促进理论与实践.上海:复旦大学出版社,2003.
5. 龚幼龙主编.社会医学.北京:人民卫生出版社,2000.
6. 胡大一主编.心血管疾病防治指南和共识2007.北京:人民卫生出版社,2007.
7. 胡锦华主编.岁月如歌——中国健康教育发展侧记.北京:北京大学医学出版社,2006.
8. 胡俊峰,侯培森主编.当代健康教育与健康促进.北京:人民卫生出版社,2005.
9. 黄敬亨,邢育健主编.健康教育学.第5版.上海:复旦大学出版社,2011.
10. 姜庆五,陈启明,周艺彪编著.流行病学模型.复旦大学出版社,2012.
11. [美]科特勒著.俞利军译.社会营销:提高生活质量的方法.第2版.北京:中央编译出版社,2006.
12. [美]肯尼斯著.袁军译.研究设计与方法.上海:上海人民出版社,2008.
13. 李大拔主编.健康促进学校工作指引.香港:香港中文大学出版社,2003.
14. 李立明著.流行病学.北京:人民卫生出版社,2001.
15. 刘移民著.职业病防治理论与实践.北京:化学工业出版社,2010.
16. [美]罗杰斯.辛欣译.创新的扩散.第4版.北京:中央编译出版社,2002.
17. 吕姿芝主编.健康教育与健康促进.第2版.北京:北京医科大学出版社,2002.
18. 马骁主编.健康教育学.第2版.北京:人民卫生出版社,2012.
19. 史慧静主编.学校健康促进实用手册.上海:上海教育出版社,2011.
20. 田本淳主编.健康教育与健康促进实用方法.北京:北京大学医学出版社,2005.
21. 王陇德主编.学校健康促进工作指南.北京:北京大学医学出版社,2003.
22. 杨延忠著.健康行为理论与研究.北京:人民卫生出版社,2007.
23. 余金明,凌莉.医学统计学基础.第2版.上海:复旦大学出版社,2009.
24. 詹绍康著.现场调查技术.上海:复旦大学出版社,2003.
25. 张自力著.健康传播与社会.北京:北京大学医学出版社,2008.
26. 郑频频,史慧静主编.健康促进理论与实践.上海:复旦大学出版社,2011.
27. Acheson D. Public health in England, report of the Committee of Inquiry into the future development of the public health function. London:HMSO, 1988.
28. Adler MJ, Van DC. How to read a book:the classic guide to intelligent reading. New York:Simon and Schuster, 2011.
29. Andreasen A. Social marketing in the 21st century. Califonia:Sage, 2006.
30. Babbie ER. The practice of social research. 12th eds. Belmont:Wadsworth Publishing, 2009.
31. Baker S, Buckler K. Health promoting hospitals implementation manual. Brisbane:Queensland Health:1997.

32. Ville J. A reference manual for public involvement. Bromley: Bromley Health, 1997.

33. Bartholomew LK, Parcel GS, Gottlieb NH. Planning health promotion programs: an intervention mapping approach. San Francisco: Jossey-Bass, 2006.

34. Gielen AC, McDonald EM, Gary TL, et al. Using the PRECEDE/PROCEED model to apply health behavior theories. // Glanz K, Rimer BK, Viswanath K. Health behavior and health education: theory, research and practice. 4th eds. San Francisco: Jossey-Bass. 2008: 407~433.

35. Glanz K, Rimer BK, Viswanath K. Health behavior and health education: theory, research and practice. 4th eds. San Francisco: Jossey-Bass, 2008.

36. Peterson DJ, Alexander GR. Needs assessment in public health. A practical guide for students and professionals. New York: Kluwer Academic/Plenum Publishers, 2001.

37. Windsor R, Baranowski T, Clark N, et al. Evaluation of health promotion, health education and disease prevention programs. Califomia: Mayfield Publishing Company, 1994.

38. Satariano W. Epidemiology of aging: an ecological approach. Toronto: Jones & Bartlett Learning, 2006.

39. Storey JD, Saffitz GB, Rimon JG. Social marketing. // Glanz K, Rimer BK, Viswanath K. Health behavior and health education: theory, research and practice. 4th eds. San Francisco: Jossey-Bass, 2008.

40. U. S. Department of Health and Human Services. National Action Plan to improve health literacy. Washington: Office of Disease Prevention and Health Promotion, 2010.

图书在版编目(CIP)数据

健康行为与健康教育/余金明主编.—上海:复旦大学出版社,2013.9(2017.7 重印)
预防医学国家级教学团队教材
ISBN 978-7-309-09883-9

Ⅰ.健… Ⅱ.余… Ⅲ.健康教育-教材 Ⅳ.R193

中国版本图书馆 CIP 数据核字(2013)第 159104 号

健康行为与健康教育
余金明 主编
责任编辑/魏 岚

复旦大学出版社有限公司出版发行
上海市国权路 579 号 邮编:200433
网址:fupnet@ fudanpress.com http://www.fudanpress.com
门市零售:86-21-65642857 团体订购:86-21-65118853
外埠邮购:86-21-65109143 出版部电话:86-21-65642845
常熟市华顺印刷有限公司

开本 787×1092 1/16 印张 17.25 字数 419 千
2017 年 7 月第 1 版第 3 次印刷

ISBN 978-7-309-09883-9/R·1330
定价:45.00 元

复旦大学出版社向使用本社《健康教育与健康行为》作为教材进行教学的教师免费赠送多媒体课件，该课件有许多教学案例，以及教学PPT。欢迎完整填写下面表格来索取多媒体课件。

教师姓名：...

任课课程名称：...

任课课程学生人数：..

联系电话：(O)　　　　　　　(H)　　　　　　手机：.................

e-mail 地址：...

所在学校名称：...

邮政编码：...

所在学校地址：...

学校电话总机(带区号)：...

学校网址：...

系名称：...

系联系电话：...

每位教师限赠多媒体课件一份。

邮寄多媒体课件地址：...

邮政编码：...

请将本页完整填写后，剪下邮寄到上海市国权路 579 号

复旦大学出版社傅淑娟收

邮政编码：200433

联系电话：(021)65654719

e-mail：shujuanfu@163.com

复旦大学出版社将免费邮寄赠送教师所需要的多媒体课件。